AVALIAÇÃO FISIOTERAPÊUTICA DA MUSCULATURA DO ASSOALHO PÉLVICO FEMININO

Patricia Driusso
Ana Carolina Sartorato Beleza

AVALIAÇÃO FISIOTERAPÊUTICA DA MUSCULATURA DO ASSOALHO PÉLVICO FEMININO

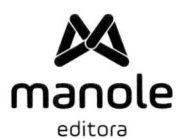

manole
editora

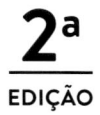

2ª
EDIÇÃO

Editora de produção: Eliane Otani
Projeto gráfico: Departamento Editorial da Editora Manole
Diagramação: Luargraf Serviços Editoriais e Eliane Otani
Capa: Plinio Ricca e Eliane Otani
Imagens do miolo: gentilmente cedidas pelo autor e pelas pessoas e empresas mencionadas.

Dados Internacionais de Catalogação na Publicação (CIP)
(Sindicato Nacional dos Editores de Livros, RJ, Brasil)

D843a
2. ed.

    Driusso, Patricia
       Avaliação fisioterapêutica da musculatura do assoalho pélvico feminino / Patricia Driusso, Ana Carolina Sartorato Beleza. - 2. ed. - Santana de Parnaíba [SP] : Manole, 2023.

       208 p. ; 23 cm.
       Inclui bibliografia
       ISBN 978-65-5576-416-1

       1. Fisioterapia. 2. Mulheres - Saúde e higiene. 3. Pelve - Fisiopatologia. 4. Ossos pélvicos - Exercícios terapêuticos. I. Beleza, Ana Carolina Sartorato. II. Título.

23-82893   CDD: 611.96
                       CDU: 618.132

Meri Gleice Rodrigues de Souza - Bibliotecária - CRB-7/6439

2ª edição – 2023

Editora Manole Ltda.
Alameda América, 876 – Polo Empresarial – Tamboré
Santana de Parnaíba – SP – Brasil – CEP: 06543-315
Tel.: (11) 4196-6000
www.manole.com.br – atendimento.manole.com.br

Impresso no Brasil | *Printed in Brazil*

São de responsabilidade das autoras as informações contidas nesta obra.

Ao Felipe e ao Gustavo, dedico meu amor incondicional.

Ao Alessandro, minha gratidão e meu amor eternos
pelo companheirismo nesta jornada.

Vocês são luz na minha vida.

Patricia

À Melissa e à Luísa, que me transformam todos os dias e me mostram
a necessidade de ter coragem para enfrentar a jornada.

Ao Jhony, meu companheiro, sempre tão presente e
compreensivo em todas as fases da minha vida.

Aos meus pais, Carmen e Esdras, que me permitiram percorrer
esta caminhada pessoal e profissional e que sempre estão
prontos para me apoiar em todas as etapas da minha vida.

Ana Carolina

Autoras

Patricia Driusso

Fisioterapeuta. Doutora em Ciências Fisiológicas pela Universidade Federal de São Carlos. Docente do Curso de Graduação em Fisioterapia e do Programa de Pós--graduação em Fisioterapia da Universidade Federal de São Carlos. Presidente da Associação Brasileira de Fisioterapia em Saúde da Mulher (ABRAFISM) – gestão 2014-2017.

Ana Carolina Sartorato Beleza

Fisioterapeuta. Doutora em Enfermagem em Saúde Pública pela Universidade de São Paulo. Docente do Curso de Graduação em Fisioterapia e do Programa de Pós-graduação em Fisioterapia da Universidade Federal de São Carlos. Membro da Diretoria da Associação Brasileira de Fisioterapia em Saúde da Mulher (ABRAFISM) – gestão 2018-2021.

Colaboradores

Alice Moralez de Figueiredo
Estudante de Graduação em Fisioterapia da Universidade Federal de São Carlos.

Amanda Magdalena Feroldi Fabricio
Fisioterapeuta. Doutoranda do Programa de Pós-graduação em Reabilitação e Desempenho Funcional da Faculdade de Medicina de Ribeirão Preto da Universidade de São Paulo. Diretora Cultural da Associação Brasileira de Fisioterapia em Saúde da Mulher (ABRAFISM) – gestão 2018-2021. Diretora Cultural da ABRAFISM – gestão 2022-2025.

Amanda Garcia de Godoy
Fisioterapeuta. Mestre em Fisioterapia pela Universidade Federal de São Carlos.

Ana Jéssica dos Santos Sousa
Fisioterapeuta. Doutora em Fisioterapia pela Universidade Federal de São Carlos.

Ana Paula Rodrigues Rocha
Fisioterapeuta. Doutora em Fisioterapia pela Universidade Federal de São Carlos.

Bianca Manzan Reis
Fisioterapeuta. Doutora em Fisioterapia pela Universidade Federal de São Carlos. Fisioterapeuta do Centro de Referência da Saúde da Mulher de Ribeirão Preto.

Cristiano Carvalho
Fisioterapeuta. Doutor em Fisioterapia pela Universidade Federal de São Carlos.

Cristine Homsi Jorge

Fisioterapeuta. Doutora em Enfermagem em Saúde Pública pela Universidade de São Paulo. Docente do Departamento de Ciências da Saúde e do Programa de Pós-graduação em Reabilitação e Desempenho Funcional da Faculdade de Medicina de Ribeirão Preto da Universidade de São Paulo. Presidente da Associação Brasileira de Fisioterapia em Saúde da Mulher (ABRAFISM) – gestão 2006-2009. Diretora Científica da ABRAFISM – gestões 2018-2021 e 2022-2025.

Daiane Munhoz Mira

Fisioterapeuta. Mestre em Fisioterapia pela Universidade Federal de São Carlos.

Daniele Furtado Albanezi

Fisioterapeuta. Doutora em Fisioterapia pela Universidade Federal de São Carlos.

Elineth Braga Valente

Fisioterapeuta. Mestre em Gestão em Saúde. Responsável Técnica do Serviço de Fisioterapia do Hospital de Pronto-socorro Municipal Mário Pinotti, em Belém, PA. Presidente do Conselho Regional de Fisioterapia e Terapia Ocupacional – 12ª Região. Servidora Efetiva do Hospital Fundação Santa Casa de Misericórdia do Pará.

Giovana Garçoni Poli

Estudante de Graduação em Fisioterapia da Universidade Federal de São Carlos.

Iára Pimentel Soares

Fisioterapeuta. Mestre em Fisioterapia pela Universidade Federal de São Carlos.

Jéssica Cordeiro Rodrigues

Fisioterapeuta. Doutoranda do Programa de Pós-graduação em Fisioterapia da Universidade Federal de São Carlos.

Jordana Barbosa da Silva

Fisioterapeuta. Doutora em Fisioterapia pela Universidade Federal de São Carlos.

Juliana Falcão Padilha

Fisioterapeuta. Doutora em Fisioterapia pela Universidade Federal de São Carlos. Docente do Curso de Graduação em Fisioterapia da Universidade Federal do Amapá.

Leticia Bojikian Calixtre

Fisioterapeuta. Doutora em Fisioterapia pela Universidade Federal de São Carlos.

Lilian Rose de Souza Mascarenhas

Fisioterapeuta. Mestre em Antropologia pela Universidade Federal do Pará. Docente do Curso de Fisioterapia da Universidade do Estado do Pará. Presidente da Associação Brasileira em Saúde da Mulher (ABRAFISM) – gestão 2018-2021. Secretária-geral da ABRAFISM – gestão 2022-2025. Presidente da Comissão de Ética de Fisioterapia do Conselho Regional de Fisioterapia e Terapia Ocupacional – 12ª Região.

Mariana Arias Avila

Fisioterapeuta. Doutora em Fisioterapia pela Universidade Federal de São Carlos. Docente do Curso de Graduação em Fisioterapia e do Programa de Pós-graduação em Fisioterapia da Universidade Federal de São Carlos.

Mayle Andrade Moreira

Fisioterapeuta. Doutora em Fisioterapia pela Universidade Federal do Rio Grande do Norte. Docente do Departamento de Fisioterapia e do Programa de Pós-graduação em Fisioterapia e Funcionalidade da Universidade Federal do Ceará.

Michele Elisabete Rúbio Alem

Fisioterapeuta. Doutora em Tocoginecologia pela Universidade Estadual de Campinas.

Mikaela da Silva Corrêa

Fisioterapeuta. Doutora em Fisioterapia pela Universidade Federal de São Carlos. Docente do Curso de Fisioterapia do Centro de Ensino Superior dos Campos Gerais, em Ponta Grossa, PR.

Priscila Godoy Januário

Fisioterapeuta. Doutora em Fisioterapia pela Universidade Federal de São Carlos. Docente do Curso de Fisioterapia da Universidade do Estado da Bahia.

Raissa Fernanda de Oliveira

Fisioterapeuta. Mestre em Fisioterapia pela Universidade Federal de São Carlos.

Renata Cristina Martins Silva Vieira

Fisioterapeuta. Doutora em Fisioterapia pela Universidade Federal de São Carlos.

Simony Lira do Nascimento

Fisioterapeuta. Doutora em Tocoginecologia pela Universidade Estadual de Campinas. Docente do Departamento de Fisioterapia, do Mestrado Profissional em Saúde da Mulher e da Criança e do Programa de Pós-graduação em Fisioterapia e Funcionalidade da Universidade Federal do Ceará.

Soraia Pilon Jürgensen

Fisioterapeuta. Doutora em Fisioterapia pela Universidade Federal de São Carlos.

Thaiana Bezerra Duarte

Fisioterapeuta. Doutora em Ciências pela Universidade de São Paulo. Docente do Curso de Graduação em Fisioterapia do Centro Universitário do Norte, em Manaus, AM. Diretora Tesoureira da Associação Brasileira de Fisioterapia em Saúde da Mulher (ABRAFISM) – gestões 2018-2021 e 2022-2025.

Vilena Barros de Figueiredo

Fisioterapeuta. Doutora em Fisioterapia pela Universidade Federal de São Carlos. Docente do Departamento de Fisioterapia da Universidade Federal do Ceará.

Prefácio

Que honra poder prefaciar a segunda edição do livro *Avaliação fisioterapêutica da musculatura do assoalho pélvico feminino*, uma obra que com certeza vem agregar conhecimento e evidências de alta qualidade para os fisioterapeutas que atuam na área de Saúde da Mulher. É indiscutível a competência e a contribuição das autoras na área, fato que me deixou extremamente lisonjeada ao ser convidada para escrever sobre uma obra que será essencial na formação e na atualização de estudantes de Fisioterapia e de profissionais.

Assim, cabe conceituarmos um pouco a especialidade Fisioterapia na Saúde da Mulher. Ela foi reconhecida pelo Conselho Federal de Fisioterapia e Terapia Ocupacional (COFFITO) em 2009, e o profissional desta área desempenha um papel fundamental durante todo o ciclo vital feminino, com atuação direta na promoção à saúde, e na prevenção e no tratamento de diversos problemas exclusivamente femininos ou mais prevalentes entre mulheres, que vão além das questões meramente orgânicas. Um dos propósitos elementares da Fisioterapia na Saúde da Mulher é incorporar um olhar voltado à integralidade e aos aspectos socioculturais. Inserida dentro dessa especialidade, encontra-se a área de uroginecologia, que atua na prevenção e na reabilitação dos músculos do assoalho pélvico feminino – tema abordado nesta obra.

As disfunções do assoalho pélvico (DAP) são um problema mundialmente comum; afetam uma em cada quatro mulheres. A identificação e o manejo da função e das DAP podem permitir que essas mulheres permaneçam fisicamente ativas ao longo da vida.

Os sintomas das DAP são uma barreira substancial para a participação dessas mulheres em exercícios; uma em cada três mulheres sintomáticas tornam-se inativas. Uma vez que a inatividade física é uma das principais causas de mortalidade e morbidade em mulheres, há evidência de alto nível para apoiar o uso do treinamento dos músculos do assoalho pélvico no manejo da incontinência urinária e do prolapso de órgãos pélvicos em mulheres. Como consequência, é essencial a realização de uma avaliação criteriosa da função dos músculos do assoalho pélvico antes de iniciar um programa de treinamento, pois, somente assim será possível obter uma especificidade cada vez maior nas condutas fisioterapêuticas voltadas ao assoalho pélvico feminino.

Diversas revisões sistemáticas e ensaios clínicos têm demonstrado a eficácia de intervenções fisioterapêuticas no tratamento das DAP – e é sobre essa temática que esta obra se apropria. Este livro aborda com rigor científico e detalhamento desde aspectos éticos e de contextualização da especialidade de Fisioterapia na Saúde da Mulher até temáticas recentes que emergiram com a pandemia da covid-19 e que fazem parte do cotidiano do fisioterapeuta, como a avaliação da musculatura do assoalho pélvico por telefisioterapia. No decorrer dos 17 capítulos, o leitor encontrará tópicos da avaliação, inspeção e palpação da musculatura do assoalho pélvico feminino e dos prolapsos de órgãos pélvicos; dispositivos empregados na avaliação, como manometria, dinamometria e ultrassonografia; fatores prognósticos e preditivos das DAP; quantificação da perda urinária; e aspectos para além do biológico relacionados à qualidade de vida e à classificação internacional de funcionalidade, incapacidade e saúde (CIF).

Num momento em que há uma grande mudança em andamento por práticas baseadas em evidências, contribuições como esta publicação são valiosas e indispensáveis para o fortalecimento e o reconhecimento da nossa profissão. Assim, eu recomendo a leitura a todos os estudantes e fisioterapeutas que atuam ou que pretendem atuar na área de Fisioterapia na Saúde da Mulher e que almejam os melhores benefícios para as pacientes. Este livro ajudará os leitores a ter uma tomada de decisão consciente, fundamentada em evidências clínicas de alta qualidade e na individualidade de cada paciente.

Enfim, a segunda edição desta obra conta com capítulos empolgantes que cumprem os objetivos propostos pelas autoras e que despertarão o interesse em todos que queiram conhecer ou se aprofundar pela área de Fisioterapia na Saúde da Mulher, com ênfase na avaliação do assoalho pélvico feminino.

Ana Carolina Rodarti Pitangui

Fisioterapeuta, Especialista em Fisioterapia na Saúde da Mulher pela Associação Brasileira de Fisioterapia em Saúde da Mulher (ABRAFISM)/COFFITO, Professora Associada do Colegiado de Fisioterapia e do Programa de Pós-graduação em Reabilitação e Desempenho Funcional da Universidade de Pernambuco (UPE), Campus Petrolina. Presidente da ABRAFISM – gestão 2022-2025.

Sumário

Apresentação

A primeira edição deste livro foi planejada pelas docentes coordenadoras do Laboratório de Pesquisa em Saúde da Mulher (Lamu), vinculado ao Programa de Pós-graduação em Fisioterapia da Universidade Federal de São Carlos, e contou com o apoio de docentes que desenvolvem pesquisas em parceria com o laboratório e estudantes que estão realizando a iniciação científica, o mestrado ou o doutorado no Lamu.

Nesta segunda edição, foi realizada a atualização e a inserção de novos capítulos, em decorrência do avanço científico ocorrido na área. Para isso, tivemos a satisfação de contar novamente com a participação de colaboradores e pesquisadores de renome, completando a equipe que se debruçou para que esta publicação fosse possível.

Este livro foi idealizado considerando a necessidade do estudante de graduação e/ou do fisioterapeuta de ter acesso às informações que dizem respeito à avaliação da musculatura do assoalho pélvico de modo didático e baseado em evidências. Desse modo, o objetivo principal deste livro é propiciar uma base científica atualizada sobre a avaliação fisioterapêutica da musculatura do assoalho pélvico feminino. Nesta obra, houve uma preocupação constante por parte dos autores em enfatizar a avaliação fisioterapêutica baseada em estudos científicos conceituados, considerando que essa avaliação é extremamente específica – por vezes, subjetiva – e depende da experiência clínica do avaliador.

Ressaltamos que a literatura científica relativa à avaliação da musculatura do assoalho pélvico feminino está em desenvolvimento e, portanto, este livro não aborda toda a complexidade do tema. O livro não se destina à indicação de um protocolo de avaliação fisioterapêutica, mas, sim, à discussão sobre os métodos mais atuais e embasados na literatura científica, que podem ser utilizados pelo fisioterapeuta na prática clínica e na pesquisa científica.

Neste livro, são abordadas diversas formas de avaliação da musculatura do assoalho pélvico feminino; o fisioterapeuta deve, a partir de sua prática clínica, escolher os métodos de avaliação adequados para cada mulher. É de responsabilidade do profissional, com base na sua experiência e no seu conhecimento, realizar a avaliação, determinar o diagnóstico fisioterapêutico e executar o tratamento mais adequado para cada paciente. Ressalta-se que não é necessária a utilização de todas as técnicas de avaliação para que o fisioterapeuta faça uma investigação criteriosa e que embase seu programa de tratamento.

Vale destacar que é imprescindível explicar detalhadamente a necessidade da avaliação fisioterapêutica à mulher, o modo como essa avaliação será realizada e os métodos que o profissional dispõe para sua realização (incluindo os prós e os contras de cada método); a partir disso, a mulher deve participar ativamente da tomada de decisão clínica. A participação da mulher na tomada de decisão, em conjunto com a experiência clínica do avaliador e o embasamento científico dos métodos de avaliação, são requisitos para a prática baseada em evidência, a qual deve nortear a conduta fisioterapêutica.

CAPÍTULO 1

Especialidade: Fisioterapia na Saúde da Mulher

Elineth Braga Valente
Lilian Rose de Souza Mascarenhas

Introdução

Neste capítulo, pretende-se abordar informações que permitam traçar o perfil do especialista em fisioterapia na saúde da mulher e sua importância no cenário da saúde pública no Brasil. Antes de abordar as especificidades dessa especialidade, é conveniente tratar da definição de fisioterapeuta. Ao receber o diploma da instituição de ensino superior (IES) credenciada pelo Ministério da Educação (MEC), o recém-graduado fica apto a solicitar sua inscrição no Conselho Regional de Fisioterapia e Terapia Ocupacional (CREFITO) ou circunscrição de sua região e, mediante requerimento, solicitar ingresso no sistema COFFITO/CREFITO, que integra os conselhos federal e regionais. Esse procedimento gerará direitos e deveres ao profissional fisioterapeuta, tanto em relação ao sistema quanto, principalmente, à sociedade.

Fisioterapeuta generalista

O número de registro profissional, que é único e intransferível, gera obrigações pecuniárias junto ao sistema COFFITO/CREFITO. Caso o profissional deseje, poderá suspender o direito de exercício profissional ou cancelar sua inscrição. De posse de sua numeração, o profissional está apto a exercer a fisioterapia na jurisdição do CREFITO correspondente.

O código de ética atual estabelece normas para a publicidade profissional, pois o fisioterapeuta deve zelar pelo bom nome da profissão junto à sociedade, evitando expressões e manifestações que possam confundir a população. Essas e as demais normas sobre a divulgação profissional estão detalhadas no capítulo X da Resolução n. 424, de 08 de julho de 2013.[1] O artigo 48 do código estabelece, entre outras questões, que o profissional poderá divulgar seu nome, profissão, conselho regional ao qual está ligado, número de inscrição, título de especialista (especialidade reconhecida pelo COFFITO), caso o possua, e títulos acadêmicos *stricto sensu* (mestrado, doutorado, pós-doutorado), caso julgue conveniente informar.

Conforme o documento "Ensino em Fisioterapia na Saúde da Mulher: orientações e esclarecimentos", elaborado pela Associação Brasileira de Fisioterapia em Saúde da Mulher (ABRAFISM), em 2021, o título de especialista (obtido por meio do certame nacional) difere do título acadêmico (curso de especialização), uma vez que este último deve ser voltado à formação docente e de pesquisador, enquanto o título de especialista confere um aprimoramento para a prática clínica.

Todo profissional, seja ele generalista ou especialista em Fisioterapia na Saúde da Mulher, deve acompanhar as publicações do COFFITO no que tange à atualização das legislações, pois tanto um quanto o outro obedecem ao mesmo código de ética, a Resolução n. 424/2013.[1] No entanto, a responsabilidade do especialista é maior do que a do generalista. Um exemplo recente de atualização é a publicação da Resolução COFFITO n. 532/2021,[2] que autoriza a divulgação de imagens, textos e áudios relativos a procedimentos fisioterapêuticos e terapêuticos ocupacionais e altera o Código de Ética e Deontologia da Fisioterapia e da Terapia Ocupacional. Essa resolução foi lançada em virtude da necessidade de atender às demandas provenientes dos conselhos regionais, intensificadas com a pandemia da covid-19, e pelo fato de as pessoas usarem cada vez mais a mídia digital para suas comunicações.

Qual o papel do fisioterapeuta na sociedade?

O fisioterapeuta tem como base de estudo as ciências da saúde, que previnem e tratam distúrbios cinéticos funcionais que acometem os órgãos e os sistemas do corpo humano, fundamentando suas ações terapêuticas em mecanismos próprios da biologia. Assim, o tratamento fisioterapêutico se baseia em questões fisiológicas, patológicas, bioquímicas, biofísicas, biomecânicas e cinesioterapêuticas, além de quesitos sociais e comportamentais.[3]

Pelas Diretrizes Curriculares Nacionais (DCN),[4] o perfil do egresso de fisioterapia corresponde a um profissional com formação generalista, humanista, crítica e reflexiva, com embasamento científico e rigor intelectual. A visão global do profissional em relação ao paciente respeita os princípios bioéticos e culturais, com o objetivo de preservar, desenvolver e restaurar a integridade de órgãos, sistemas e funções. O tratamento perpassa pela elaboração do diagnóstico físico e funcional, assim como pela eleição e execução dos procedimentos fisioterapêuticos pertinentes a cada situação.

O fisioterapeuta possui um papel essencial na saúde da população, tendo sido reconhecido nacionalmente por meio do Decreto-lei n. 938, de 13 de outubro de

1969,[5] juntamente com o terapeuta ocupacional. A data desse decreto-lei foi escolhida para ser o Dia Nacional do Fisioterapeuta e do Terapeuta Ocupacional. À época, a fisioterapia era voltada especificamente à reabilitação. Atualmente, houve um grande avanço no reconhecimento da profissão, em especial com o estabelecimento de 15 especialidades:[6]

- Fisioterapia Aquática;
- Fisioterapia Cardiovascular;
- Fisioterapia Dermatofuncional;
- Fisioterapia Esportiva;
- Fisioterapia em Gerontologia;
- Fisioterapia do Trabalho;
- Fisioterapia Neurofuncional;
- Fisioterapia em Reumatologia;
- Fisioterapia em Oncologia;
- Fisioterapia Respiratória;
- Fisioterapia Traumato-ortopédica;
- Fisioterapia em Osteopatia;
- Fisioterapia em Quiropraxia;
- Fisioterapia em Saúde da Mulher;
- Fisioterapia em Terapia Intensiva.

Com base em dados levantados junto ao COFFITO e aos 18 conselhos regionais[7] que existem atualmente no Brasil, no ano de 2021 foram contabilizados 331.848 fisioterapeutas e 22.581 terapeutas ocupacionais.[8] Somente no CREFITO 3, são 80.815 fisioterapeutas, correspondendo a 24,35% do total nacional, e 6.070 terapeutas ocupacionais.[9] Em relação ao número de profissionais inscritos, as quatro maiores regionais do sistema COFFITO/CREFITO são os CREFITO 1 (RN, PB, PE e AL), 2 (RJ), 3 (SP) e 4 (MG).[7] Os conselhos regionais fazem parte do sistema COFFITO/CREFITO, estabelecido por meio da Lei n. 6.316, de 1975.[10,11]

Desde 1955, o Conselho Federal se desvinculou do Ministério do Trabalho, tornando-se uma instância recursal com os objetivos constitucionais de normatizar e exercer o controle ético, científico e social das profissões de fisioterapia e terapia ocupacional. O COFFITO busca defender os interesses corporativos dessas profissões e a inserção dos profissionais nos diversos ambientes do mundo do trabalho.[12]

Toda legislação produzida pelo COFFITO, agente máximo legislador das profissões de fisioterapia e terapia ocupacional, merece atenção e estudo por parte do fisioterapeuta. Nesse aspecto, vale citar a Resolução n. 370/2009,[13] que dispõe sobre a adoção da Classificação Internacional de Funcionalidade, Incapacidade e Saúde (CIF), da Organização Mundial de Saúde (OMS), por fisioterapeutas e terapeutas ocupacionais. Já em 2009, o COFFITO acenava para a importância da CIF para o exercício profissional.

Qual a diferença entre conselho, sindicato e associação?

Existem duas instituições às quais se recomenda que o profissional se filie e uma que é essencial para o exercício profissional, a saber: sindicatos, associações e conselhos regionais (CREFITO). Sem a inscrição e a regularização junto ao CREFITO de sua região, o bacharel em Fisioterapia não poderá prestar atendimento à população. A atividade profissional sem registro configura exercício ilegal da profissão e está sujeita a sanções penais.

A Resolução n. 424/2013 do COFFITO[1] recomenda, em seu artigo 34, que o profissional faça parte de associações científicas de classe e de sindicatos, mas indica, em seu artigo 3º, a obrigatoriedade de estar regular diante do CREFITO de seu estado ou região, a fim de exercer a fisioterapia legalmente, não bastando, para isso, o diploma de bacharel em Fisioterapia.

Assim, as instituições supracitadas e suas funções podem ser definidas da seguinte forma:

- **Associações**: são sociedades de caráter científico e podem possuir abrangência municipal, estadual ou nacional. Devem ser criadas por demanda profissional e mantidas com as contribuições dos associados, obedecendo ao estatuto registrado em órgão competente. O Código Civil Brasileiro, em seu artigo 53, define associação como um conjunto de pessoas com fins não econômicos, não havendo, entre os associados, direitos e obrigações recíprocos.[14] O artigo 5º da Constituição Federal de 1988 (CF/88) regula a independência da criação de associações, sendo vedada a interferência estatal em seu funcionamento; segundo a CF/88, as associações poderão ser compulsoriamente dissolvidas ou ter suas atividades suspensas por decisão judicial.[15] Ademais, as associações reúnem-se em torno de um tema, tendo como finalidade fomentar o conhecimento científico e sua difusão junto aos profissionais e à sociedade, promovendo atividades relacionadas, como congressos, cursos, jornadas, oficinas, entre outros. Por exemplo, a ABRAFISM, criada em 2005, congrega profissionais em torno de temas relacionados à fisioterapia na saúde da mulher. Junto ao COFFITO, a ABRAFISM participou ativamente do reconhecimento da especialidade, por meio da Resolução n. 372, de 06 de novembro de 2009,[16] e, posteriormente, das interlocuções que permitiram a publicação da Resolução n. 401, de 18 de agosto 2011,[17] que normatiza a especialidade Fisioterapia na Saúde da Mulher. As associações podem ser de âmbito municipal, estadual ou nacional. A ABRAFISM, por exemplo, tem abrangência nacional.

Mediante um contrato de cooperação técnica proposto pelo COFFITO em 2008, a ABRAFISM é, hoje, a associação representativa da especialidade Fisioterapia na Saúde da Mulher junto ao Conselho Federal, quando se tratar de conhecimento científico e crescimento da fisioterapia e da especialidade Fisioterapia na Saúde da Mulher.

- **Sindicatos**: reúnem-se em torno da proteção do trabalhador. Pelo fato de os sindicatos frequentemente possuírem âmbito estadual, os ganhos em negociações numa unidade federativa não podem extrapolar para outra. Há dois tipos de sindicato: o Sindicato de Fisioterapeutas e Terapeutas Ocupacionais (Sinfito), que engloba os profissionais de fisioterapia e terapia ocupacional, e o Sindicato dos Fisioterapeutas (Sinfisio), que congrega somente fisioterapeutas.[18]
- **Conselhos de classe**: foram criados para regular, orientar e fiscalizar a atividade profissional. Os conselhos regionais são fiscalizados pelo Conselho Federal de Fisioterapia e Terapia Ocupacional (COFFITO), órgão hierarquicamente superior. O sistema COFFITO/CREFITO foi estabelecido seis anos após o reconhecimento das profissões de fisioterapeuta e terapeuta ocupacional, por meio, respectivamente, do Decreto-lei n. 938, de 13 de outubro de 1969,[5] e da Lei Federal n. 6.316, de 17 de dezembro de 1975.[11] O Conselho Federal tem a função de legislador máximo de ambas as profissões, assim como de judiciário em última instância. Já os conselhos regionais têm função de executivo e também de judiciário, considerando que o Departamento de Fiscalização (Defis) dos regionais funcionam também como polícia administrativa. As competências do Conselho Federal e dos conselhos regionais são descritas pela Lei n. 6.316/1975,[11] em seus artigos 5º e 7º, respectivamente.

Quem é o especialista em Fisioterapia na Saúde da Mulher?

A especialidade Fisioterapia na Saúde da Mulher foi reconhecida em 2009 pela Resolução COFFITO n. 372, de 6 de novembro de 2009,[16] e regulamentada por meio da Resolução n. 401, de 18 de agosto de 2011,[17] pelo COFFITO. O especialista possui conhecimento técnico e científico aprofundado para o cuidado com a saúde da população feminina, integrando aspectos físicos, biológicos, emocionais e socioculturais, ou seja, indo além das questões meramente reprodutivas.

O especialista pode atuar em ginecologia, uroginecologia, coloproctologia, obstetrícia, nas disfunções sexuais femininas e nas disfunções da mama e da pelve. Os tratamentos fisioterapêuticos englobam:

- a prevenção e o tratamento de incontinência urinária e anal, constipação intestinal e prolapso de órgãos pélvicos;

- a reabilitação das complicações pós-operatórias de cirurgias ginecológicas ou oncológicas de mama e pelve;
- a atuação durante todo o ciclo gravídico e puerperal;
- a participação no momento do parto, a fim de minimizar a dor da gestante e diminuir o uso de anestésicos por meio da utilização de técnicas específicas, como eletrotermofototerapia, massagem e mobilização articular, além de mudanças no posicionamento da mulher, facilitando a abertura do canal de parto e diminuindo o tempo para o nascimento;
- a atenção às mulheres com endometriose, que sofrem de dores crônicas e incapacitantes.[19]

O artigo 5º da Resolução COFFITO n. 401/2011 reconhece as seguintes áreas de atuação do fisioterapeuta especialista na saúde da mulher:[17]
- assistência fisioterapêutica em uroginecologia e coloproctologia;
- assistência fisioterapêutica em ginecologia;
- assistência fisioterapêutica em obstetrícia;
- assistência fisioterapêutica nas disfunções sexuais femininas;
- assistência fisioterapêutica em mastologia.

Para atuar nessas áreas, o fisioterapeuta deve apresentar as competências detalhadas no artigo 3º da Resolução n. 401/2011,[17] como a realização de consultas com anamnese e avaliações física e cinesiofuncional, a aplicação de questionários e testes funcionais, bem como a solicitação e a interpretação de exames complementares. O profissional deve ser capaz de traçar diagnóstico e prognóstico fisioterapêuticos, determinar estratégias de tratamento e prescrever a alta fisioterapêutica. A emissão de laudos, pareceres, relatórios e atestados também deve estar no domínio do profissional especialista.

É importante que não só o especialista, como também todo fisioterapeuta que se dedica à Fisioterapia na Saúde da Mulher, esteja em constante atualização de seus conhecimentos, devendo, para isso, recorrer à fisioterapia baseada em evidências. A ABRAFISM[19] tem contribuído para o crescimento da profissão, buscando produzir pareceres e recomendações que se encontram disponíveis no site da instituição, como:
- ensino em fisioterapia na saúde da mulher: orientações e esclarecimentos que destacam a importância do conhecimento sobre a saúde da mulher na graduação e na pós-graduação em fisioterapia;
- fisioterapia por meio digital (teleconsulta e telemonitoramento) na fisioterapia em saúde da mulher e uroproctologia: posicionamento diante da Resolução COFFITO n. 516/2020,[20] recomendando a abordagem para o atendimento virtual.

Além disso, a ABRAFISM incluiu recomendações de cuidados e assistências específicas para a pandemia da covid-19, tais como:

- recomendações sobre fisioterapia em mastologia e ginecologia oncológica em tempos de covid-19;
- recomendações sobre fisioterapia em ginecologia e disfunções sexuais em tempos de covid-19;
- recomendações para atendimento fisioterapêutico às gestantes, parturientes e puérperas em tempos de covid-19;
- recomendações sobre fisioterapia em uroginecologia e coloproctologia em tempos de covid-19.

Ademais, há também material sobre a campanha da ABRAFISM por mais fisioterapeutas nas maternidades, incluindo questões como regulamentação e suporte científico.[19]

Considerações finais

O principal objetivo deste capítulo foi destacar que o profissional necessita de conhecimento científico e de uma coerente abordagem da cliente/paciente/usuária, sem descuidar do conhecimento voltado para a ética e deontologia da fisioterapia. Para alcançar esse patamar, ele pode e deve recorrer às instituições ligadas à profissão. Um bom exemplo dessa situação é a necessidade de conhecimento sobre a Resolução COFFITO n. 414/2012,[21] que dispõe sobre a obrigatoriedade do registro de cada caso em prontuário pelo fisioterapeuta, assim como sobre a guarda e o descarte desse documento. No corpo da citada resolução, fica claro que, para o exercício profissional, é imprescindível ter responsabilidade ética, profissional e civil, para salvaguardar as informações ligadas à clientela.

De posse das informações detalhadas neste capítulo, o profissional poderá somar conhecimento para sua aptidão na avaliação da musculatura do assoalho pélvico em suas especificidades, a qual será detalhada no próximo capítulo.

Referências bibliográficas

1.   Conselho Federal de Fisioterapia e Terapia Ocupacional (COFFITO). Resolução n. 424, de 08 de julho de 2013. Estabelece o Código de Ética e Deontologia da Fisioterapia. Diário Oficial da União, 01 ago. 2013; n. 147, seção 1. Disponível em: https://www.coffito.gov.br/nsite/?p=3187. Acesso em: 03 jul. 2022.
2.   Conselho Federal de Fisioterapia e Terapia Ocupacional (COFFITO). Resolução n. 532, de 24 de junho de 2021. Autoriza a divulgação de imagens, textos e áudios relativos a procedimentos fisioterapêuticos e terapêuticos ocupacionais e altera os Códigos de Ética e Deontologia da Fisioterapia e da Terapia Ocupacional. Diário Oficial da União, 07 jul. 2021.
3.   Conselho Federal de Fisioterapia e Terapia Ocupacional (COFFITO). Fisioterapia: formação acadêmica e profissional. Disponível em: https://www.coffito.gov.br/nsite/?page_id=2344. Acesso em: 03 jul. 2022.

4. Conselho Nacional de Educação/Câmara de Educação Superior. Resolução CNE/CES n. 4, de 19 de fevereiro de 2002. Institui diretrizes curriculares nacionais do curso de graduação em Fisioterapia. Diário Oficial da União, 4 mar. 2002; seção 1, p.11.
5. Brasil. Decreto-Lei n. 938, de 13 de outubro de 1969. Provê sobre as profissões de fisioterapeuta e terapeuta ocupacional. Diário Oficial da União, 14 out. 1969; seção 1, p.8658.
6. Conselho Federal de Fisioterapia e Terapia Ocupacional (COFFITO). Fisioterapia: especialidades reconhecidas pelo Disponível em: https://www.coffito.gov.br/nsite/?page_id=2350. Acesso em: 03 jul. 2022.
7. Conselho Federal de Fisioterapia e Terapia Ocupacional (COFFITO). Mapa dos Conselhos Regionais 2021. Disponível em: https://www.coffito.gov.br/nsite/?page_id=51. Acesso em: 03 jul. 2022.
8. Conselho Federal de Fisioterapia e Terapia Ocupacional (COFFITO). Quantitativo de fisioterapeutas e Terapeutas ocupacionais. Comunicação pessoal, julho 2021.
9. Conselho Regional de Fisioterapia e Terapia Ocupacional da 3ª Região (CREFITO-3). Pesquisa de Inscritos. Disponível em: http://www.crefito3.org.br/dsn/app_site/webgovpes.htm. Acesso em: 18 jul. 2022.
10. Barbosa G. Herdeiros de esculápio: história e organização da Fisioterapia. Recife: Ed. do Autor, 2009. 185 p.
11. Conselho Federal de Fisioterapia e Terapia Ocupacional (COFFITO). Lei n. 6.316, de 17 de novembro de 1975. Cria o Conselho Federal e os Conselhos Regionais de Fisioterapia e Terapia Ocupacional. Diário Oficial da União, 18 dez. 1975.
12. Conselho Federal de Fisioterapia e Terapia Ocupacional (COFFITO). Sobre o COFFITO. Disponível em: https://www.coffito.gov.br/nsite/?page_id=9. Acesso em: 03 jul. 2022.
13. Conselho Federal de Fisioterapia e Terapia Ocupacional (COFFITO). Resolução n. 370, de 06 de novembro de 2009. Dispõe sobre a adoção da Classificação Internacional da Funcionalidade, Incapacidade e Saúde (CIF) da Organização Mundial da Saúde por Fisioterapeutas e Terapeutas Ocupacionais. Diário Oficial da União, 25 nov. 2009, seção 1, p.101.
14. Brasil. Lei n. 10.406, de 10 de janeiro de 2002. Institui o Código Civil. Diário Oficial da União, 11 jan. 2002.
15. Brasil. Constituição da República Federativa do Brasil. Diário Oficial da União, 05 out. 1988; seção 1, p.1.
16. Conselho Federal de Fisioterapia e Terapia Ocupacional (COFFITO). Resolução n. 372, de 06 de novembro de 2009. Reconhece a Saúde da Mulher como especialidade do profissional fisioterapeuta e dá outras providências. Diário Oficial da União, 30 nov. 2009, seção 1, p.101.
17. Conselho Federal de Fisioterapia e Terapia Ocupacional (COFFITO). Resolução n. 401, de 18 de agosto de 2011. Disciplina a especialidade de Fisioterapia na Saúde da Mulher e dá outras providências. Diário Oficial da União, 24 nov. 2011.
18. Conselho Federal de Fisioterapia e Terapia Ocupacional (COFFITO). Sindicatos. Disponível em: https://www.coffito.gov.br/nsite/?page_id=3578. Acesso em: 03 jul. 2022.
19. Associação Brasileira de Fisioterapia em Saúde da Mulher (ABRAFISM). Conheça a Fisioterapia na Saúde da Mulher. Disponível em: https://abrafism.org.br/quem-somos. Acesso em: 03 jul. 2022.
20. Conselho Federal de Fisioterapia e Terapia Ocupacional (COFFITO). Resolução n. 516, de 20 de março de 2020. Dispõe sobre o atendimento não presencial durante o enfrentamento da crise provocada pela pandemia da COVID-19. Diário Oficial da União, 12 jun. 2020 Disponível em: https://www.coffito.gov.br/nsite/?p=15825. Acesso em: 03 jul. 2022.
21. Conselho Federal de Fisioterapia e Terapia Ocupacional (COFFITO). Resolução n. 414, de 19 de maio de 2012. Dispõe sobre a obrigatoriedade do registro em prontuário pelo fisioterapeuta, da guarda e do seu descarte e dá outras providências. Diário Oficial da União, 23 mai. 2012. Disponível em: https://www.coffito.gov.br/nsite/?p=3177. Acesso em: 28 mar. 2023.

CAPÍTULO 2

Especificidade da avaliação da musculatura do assoalho pélvico feminino

Lilian Rose de Souza Mascarenhas
Elineth Braga Valente
Ana Carolina Sartorato Beleza
Patricia Driusso

Introdução

A fim de desenvolver as habilidades e competências necessárias para atuar na função e na disfunção do assoalho pélvico feminino, o fisioterapeuta deve ter profundo conhecimento dos seguintes aspectos:

- anatomia, fisiologia e biomecânica da pelve e dos órgãos pélvicos;
- posicionamento das estruturas e dos órgãos internos;
- fisiologia da micção e da defecação e influência das alterações fisiológicas e hormonais sobre a musculatura do assoalho pélvico durante o ciclo vital feminino, incluindo gestação, parto, puerpério e climatério/envelhecimento;
- fisiopatologia dos distúrbios uroginecológicos e proctológicos;
- principais doenças da região pélvica e suas repercussões sobre as estruturas de sustentação;
- prolapso de órgãos pélvicos;
- principais exames complementares e interpretação de resultados;
- efeitos dos medicamentos mais comumente associados ao tratamento das disfunções uroginecológicas e proctológicas.

Conhecer o Sistema Único de Saúde (SUS) é essencial para qualquer profissional de saúde, incluindo o entendimento da gestão das ações e dos serviços de saúde, bem como do nível de complexidade de atenção à saúde (atenção primária e de média e alta complexidades) que a mulher poderá percorrer durante o tratamento.

O fisioterapeuta deve realizar minuciosa anamnese, avaliação postural (em virtude da influência de sobrecarga na estática pélvica), avaliação da força muscular e da extensibilidade da musculatura do quadril, avaliação de sensibilidade e, por fim, avaliação funcional da musculatura do assoalho pélvico, que será descrita em detalhes nos próximos capítulos deste livro.

O conhecimento dos recursos fisioterapêuticos para prevenção e/ou tratamento das disfunções da musculatura do assoalho pélvico deve pautar a tomada de decisão clínica do fisioterapeuta após a avaliação de cada caso. A conduta fisioterapêutica traçada deve ser embasada nas evidências científicas atuais, na experiência clínica do fisioterapeuta e, também, na escolha informada da paciente.

O Conselho Regional de Medicina do Estado de São Paulo (CREMESP)[1] propôs aos médicos uma série de sugestões a fim de melhorar a relação médico-paciente. Esse documento discorre sobre os direitos dos pacientes, em especial no atendimento obstétrico. São eles:

- direito a um acompanhante;
- direito a um atendimento digno;
- direito à autonomia (a mulher pode consentir ou recusar, de forma livre, voluntária e esclarecida, com adequada informação, procedimentos diagnósticos ou terapêuticos);
- direito à informação;
- direito ao prontuário;
- direito ao respeito;
- direito a uma segunda opinião;
- direito ao sigilo.

Apesar de ser um documento destinado aos profissionais médicos, seguir essas recomendações é essencial para uma boa relação fisioterapeuta-paciente.

Orientações e cuidados para a realização da avaliação da musculatura do assoalho pélvico feminino

A avaliação da função da musculatura do assoalho pélvico, que irá prover ao fisioterapeuta informações acerca da habilidade de contração muscular da paciente,[2] constitui ferramenta imprescindível para a elaboração de protocolos de treinamento[3] e registro de alterações da função muscular decorrentes de intervenção fisioterapêutica.[2]

Os músculos do assoalho pélvico relacionam-se com diversos sistemas corporais, de maneira que a disfunção dessa musculatura pode repercutir em várias funções do organismo.[4] Assim, o fisioterapeuta não deve focar apenas no exame físico da pelve, e a anamnese deve ser a mais completa possível.[5]

O Comitê Científico Internacional da Sociedade Internacional de Continência[6] classifica os testes diagnósticos em:

- altamente recomendados: testes que deverão ser realizados em todas as pacientes;
- recomendados: testes importantes na avaliação da maioria das pacientes, cujo uso é fortemente recomendado na avaliação inicial;
- opcionais: importantes na avaliação de determinadas pacientes, cujo uso deve ser definido pelo avaliador;
- não recomendados: testes que não provêm valor terapêutico.

A classificação de recomendação dos testes diagnósticos pode ser observada no Quadro 1.

Para garantir a segurança profissional do fisioterapeuta, é recomendável que ele ofereça às suas pacientes um termo de consentimento, explicando todos os procedimentos fisioterapêuticos que serão realizados durante a avaliação e/ou tratamento da musculatura do assoalho pélvico. Após ler e tirar todas as dúvidas, a paciente deve assinar esse documento em duas vias. Uma cópia do termo de consentimento deverá ficar com ela, e a outra cópia deverá ser adicionada ao prontuário.

Antes de iniciar a avaliação da musculatura do assoalho pélvico, é indispensável que o fisioterapeuta oriente a paciente e explique as etapas do exame físico e da avaliação específica dessa musculatura, pois essa avaliação pode ser angustiante ou embaraçosa para muitas mulheres.[7] O uso de modelos e imagens é recomendável, pois a visualização ajuda a esclarecer o que será realizado. Além disso, o fisioterapeuta deve explicar por que a avaliação é necessária e dar a oportunidade de a paciente fazer perguntas e tirar dúvidas; é imprescindível explicar tudo o que envolve a avaliação, para que a mulher tenha conhecimento do processo e das prováveis sensações decorrentes dele, como dor e desconforto. Também é recomendável oferecer à mulher a possibilidade de ser acompanhada por uma pessoa de sua confiança. A paciente deve ter privacidade para despir-se e vestir-se e deve ser mantida coberta

Quadro 1   Classificação de recomendação dos testes diagnósticos.

Recomendação	Teste
Altamente recomendados	História da moléstia atual e avaliação geral (incluir, nesta etapa da avaliação, os objetivos da paciente, desejo pelo tratamento, suporte e função cognitiva) Exame físico (avaliação do estado geral, avaliação do abdome, avaliação da pelve e região genital, incluindo inspeção e palpação da função dos músculos do assoalho pélvico, e teste de esforço em caso de incontinência urinária) Testes neurológicos
Recomendados	Diário miccional Avaliação da qualidade de vida
Opcionais	Teste do absorvente (*pad test*)

Fonte: adaptada de Abrams et al.[6]

durante todo o exame. A avaliação deverá ser descontinuada caso ela refira ou aparente algum desconforto.[7]

O local da avaliação, além de garantir a privacidade da paciente, para que ela se sinta segura e protegida, deve ter pia e banheiro disponíveis. O fisioterapeuta deverá sempre usar luvas durante o procedimento. Mesmo com as mãos protegidas, é preciso realizar a lavagem das mãos, o que deve ocorrer, no mínimo, antes e depois do uso das luvas.[8,9] Numa mesma avaliação, o fisioterapeuta deverá trocar de luvas sempre que for mexer em algum equipamento.

O fisioterapeuta também deve fazer uso de um jaleco durante a avaliação, pois previne a contaminação das roupas e protege a pele da exposição a fluidos corpóreos, sangue, salpicos e derramamentos de material infectado e demais sujidades. Óculos de proteção também são recomendados, pois podem ocorrer respingos de urina ou fezes durante a avaliação. As máscaras faciais devem ser utilizadas de forma a cobrir a boca e o nariz do fisioterapeuta, devendo ser trocadas a cada paciente e descartadas imediatamente após o uso. Os cabelos do profissional devem estar presos, e as unhas, limpas e cortadas, a fim de impedir qualquer desconforto durante a palpação vaginal e demais exames necessários. O sapato, além de limpo e fechado, deve ser utilizado com meias, a fim de evitar qualquer contato com urina ou fezes, que pode ocorrer durante os testes de esforço.

Preferencialmente, todos os materiais utilizados por cada paciente devem ser de uso único. Quando isso não for possível e o material for reutilizável, o fisioterapeuta deve desinfetar e lavar o material com agente químico adequado, encaminhando-o, em seguida, para a esterilização. As macas devem ser higienizadas com álcool ao final de cada avaliação ou tratamento fisioterapêutico.

O Quadro 2 sintetiza as principais informações sobre os procedimentos de avaliação.

Quadro 2 Procedimentos para a avaliação e o tratamento fisioterapêuticos.

Procedimentos
1. Realizar a avaliação da paciente utilizando a ficha padronizada, com o objetivo de obter o diagnóstico fisioterapêutico e determinar o tratamento adequado.
2. Usar equipamentos de proteção individual (luvas, jalecos máscara, óculos de proteção) durante todos os procedimentos.
3. Assegurar que os equipamentos de uso individual (sondas, sensores, cones) estejam adequados para utilização (desinfectados/esterilizados).
4. Realizar a avaliação funcional do assoalho pélvico com o consentimento da paciente, que deverá ser informada previamente sobre as etapas e os objetivos do exame.

Registro da avaliação fisioterapêutica

De acordo com o artigo 1º da Resolução COFFITO n. 414/2012,[10] é obrigatório o registro em prontuário das atividades assistenciais prestadas pelo fisioterapeuta aos seus clientes/pacientes/usuários. O Quadro 3 destaca as informações mínimas que devem compor o prontuário de pacientes assistidos por fisioterapeuta. O prontuário deve ser redigido de forma legível e clara, com terminologia própria da profissão, podendo ser manuscrito ou preenchido em meio eletrônico.

Quadro 3   Informações que devem compor o prontuário fisioterapêutico.

Item	Caracterização	Resolução/artigo[10,11]
Identificação da cliente/paciente	Nome completo, naturalidade, estado civil, gênero, local e data de nascimento, profissão, endereços comercial e residencial, telefone	Resolução COFFITO n. 414/2012, em seu art. 1, § 1, inciso I
História clínica	Queixa principal, hábitos de vida, história atual e pregressa da doença, antecedentes pessoais e familiares, tratamentos realizados, medicamentos, história ginecológica e obstétrica	Resolução COFFITO n. 414/2012, em seu art. 1, § 1, inciso II
Exame clínico/físico	Descrição do estado de saúde físico/funcional de acordo com a semiologia fisioterapêutica	Resolução COFFITO n. 414/2012, em seu art. 1, § 1, inciso III
Exames complementares	Descrição dos exames complementares realizados previamente e daqueles solicitados pelo próprio fisioterapeuta	Resolução COFFITO n. 414/2012, em seu art. 1, § 1, inciso IV
Diagnóstico e prognóstico fisioterapêuticos	Descrição do diagnóstico fisioterapêutico, considerando a condição de saúde físico/funcional da cliente/paciente e estabelecendo o provável prognóstico fisioterapêutico	Resolução COFFITO n. 414/2012, em seu art. 1, § 1, inciso V
Plano terapêutico	Descrição dos procedimentos fisioterapêuticos propostos, relatando os recursos, os métodos e as técnicas a serem utilizados e os objetivos terapêuticos a serem alcançados	Resolução COFFITO n. 414/2012, em seu art. 1, § 1, inciso VI
Evolução da condição de saúde físico/funcional da cliente/paciente	Descrição da evolução do estado de saúde da cliente/paciente, do tratamento realizado em cada atendimento e das eventuais intercorrências	Resolução COFFITO n. 414/2012, em seu art. 1, § 1, inciso VII
Identificação do fisioterapeuta	Assinatura do fisioterapeuta acompanhada de sua identificação: nome, número de registro e conselho regional	Resolução COFFITO n. 414/2012, em seu art. 1, § 1, inciso VII, e Resolução n. 424/2013, art. 48

Considerações finais

As considerações aqui apresentadas tiveram como objetivo discorrer sobre a especificidade da avaliação da musculatura do assoalho pélvico feminino, que será aprofundada ao longo dos próximos capítulos. Além de todo o conhecimento técnico e científico, o fisioterapeuta deve ser empático e respeitar a condição de cada mulher. A aplicação dos métodos e das técnicas específicos para a avaliação da musculatura do assoalho pélvico requer o cuidado e as orientações descritas neste capítulo, para que o atendimento seja seguro e garanta a privacidade e os direitos das pacientes.

Referências bibliográficas

1. Boyaciyan K. Ética em ginecologia e obstetrícia. 4.ed. São Paulo: Conselho Regional de Medicina do Estado de São Paulo: (CREMESP), 2011. 300 p.
2. Bø K, Sherburn M. Evaluation of female pelvic-floor muscle function and strength. Phys Ther. 2005;85(3):269-282.
3. Laycock J, Jerwood D. Pelvic floor muscle assessment: the PERFECT scheme. Physiotherapy. 2001;87(12):631-642.
4. Messelink B, Benson T, Berghmans B, Bø K, Corcos J, Fowler C et al. Standardization of terminology of pelvic floor muscle function and dysfunction: report from the pelvic floor clinical assessment group of the International Continence Society. Neurourol Urodyn. 2005;24(4):374-380.
5. Dietz HP. Pelvic floor ultrasound: a review. Am J Obstet and Gynecol. 2010;202(4):321-334.
6. Abrams P, Cardozo L, Khoury S, Wein A. 6th International Consultation on Incontinence. Paris: European Association of Urology, 2017.
7. General Medical Council. Intimate examinations and chaperones. 2013. Disponível em: https://www.gmc-uk.org/-/media/documents/Maintaining_boundaries_Intimate_examinations_and_chaperones.pdf_58835231.pdf. Acesso em: 17 nov. 2022. Disponível em: https://www.gmc-uk.org/-/media/documents/Maintaining_boundaries_Intimate_examinations_and_chaperones.pdf_58835231.pdf. Acesso em: 17 nov. 2022.
8. Wendt C. Hand hygiene-comparison of international recommendations. J Hosp Infect. 2001;48(SA):S23-S28.
9. World Health Organization (WHO). Guidelines on hand hygiene in health care: first global patient safety challenge clean care is safer care. Paris: WHO Library, 2009.
10. Conselho Federal de Fisioterapia e Terapia Ocupacional (COFFITO). Resolução n. 414, de 19 de maio de 2012. Dispõe sobre a obrigatoriedade do registro em prontuário pelo fisioterapeuta, da guarda e do seu descarte e dá outras providências. Diário Oficial da União, 23 mai. 2012. Disponível em: https://www.coffito.gov.br/nsite/?p=3177. Acesso em: 28 mar. 2023.
11. 11. Conselho Federal de Fisioterapia e Terapia Ocupacional (COFFITO). Resolução n. 424, de 08 de julho de 2013. Estabelece o Código de Ética e Deontologia da Fisioterapia. Diário Oficial da União, 01 ago. 2013; n. 147, seção 1. Disponível em: https://www.coffito.gov.br/nsite/?p=3187. Acesso em: 03 jul. 2022.

CAPÍTULO 3

Tópicos relacionados à avaliação fisioterapêutica dos músculos do assoalho pélvico feminino

Ana Carolina Sartorato Beleza

Soraia Pilon Jürgensen

Leticia Bojikian Calixtre

Introdução

A avaliação cinesiológica funcional deve ser rotina na prática clínica do fisioterapeuta, uma vez que pode trazer importantes informações e parâmetros objetivos para o diagnóstico e a prescrição do tratamento fisioterapêutico. Destaca-se, ainda, a necessidade de realizar reavaliações sucessivas, a fim de verificar a evolução do quadro clínico do indivíduo ou, se for o caso, determinar a necessidade de reajustes no tratamento inicialmente proposto.

Os músculos do assoalho pélvico têm estreita relação com os ossos da pelve, a coluna vertebral e a articulação do quadril, bem como com as estruturas que compõem essas regiões (p. ex., músculos, nervos e fáscias). A pelve executa a importante função de transmitir e distribuir o peso do tronco para os membros inferiores.[1] Entre as articulações que compõem a complexa estrutura da pelve, estão as articulações sacroilíacas, que são sustentadas por diversos e fortes ligamentos nas faces anterior e posterior da pelve. Como seus movimentos são muito pequenos, não existe uma musculatura que seja exclusivamente responsável pela movimentação dessas articulações, que são influenciadas pelos movimentos dos músculos do quadril e da coluna lombar. Além disso, as articulações sacroilíacas também sofrem influência da contração da musculatura do assoalho pélvico, uma vez que esta se insere no sacro e na pelve, cruzando com as articulações sacroilíacas.[1,2]

Os estabilizadores dinâmicos da pelve podem ser divididos em duas camadas musculares: interna e externa. A camada interna é composta pelos músculos transverso do abdome, diafragma, multífidos e músculos do assoalho pélvico. A camada externa é composta pelos eretores da espinha, fáscia toracolombar, isquiotibiais, glúteos médio e mínimo e adutores do quadril.[1] Nesse sentido, as disfunções musculoesqueléticas na região que envolve pelve, lombar e quadril podem repercutir sobre a função dos músculos do assoalho pélvico.

Além disso, na prática do fisioterapeuta que atua na área da saúde da mulher, a dor pélvica crônica é bastante frequente. Essa dor se apresenta como um sintoma recorrente ou constante na região pélvica ou inferior do abdome por pelo menos seis meses, causando impacto na funcionalidade da região.[3] É importante notar que a ocorrência desse sintoma não está exclusivamente relacionada à menstruação, a relações sexuais ou à gestação.[3] Essas dores podem ser causadas ou estarem associadas a distúrbios viscerais, distúrbios musculoesqueléticos (p. ex., aumento do tônus do assoalho pélvico), protrusões discais, radiculopatias sacrais e desequilíbrios musculares do quadril, entre outros fatores, que devem ser avaliados e tratados, se necessário, pelo fisioterapeuta.[4,5]

Diante dessas importantes inter-relações, serão discutidos, neste capítulo, tópicos importantes da avaliação fisioterapêutica, que devem ser complementares à avaliação da musculatura do assoalho pélvico, a qual será abordada com profundidade nos próximos capítulos.

Anamnese

A anamnese deve fornecer ao fisioterapeuta informações que serão complementares aos testes realizados durante o exame físico. Dados pessoais, como idade, profissão e estado civil, devem ser conhecidos pelo profissional, pois contribuem para o entendimento de algumas condições de saúde e dos sinais e sintomas das disfunções dos músculos do assoalho pélvico, bem como do impacto que causam na vida da mulher.

Atividades domésticas, de lazer e esportivas podem ser também analisadas, com o objetivo de verificar se, de alguma forma, elas podem estar agravando o quadro clínico. Sabe-se que há correlação entre o nível de condicionamento físico e a função dos músculos do assoalho pélvico em mulheres, mesmo quando elas não apresentam sintomas urinários,[6] ou seja, quanto maior o nível de aptidão física da paciente, melhor a função desses músculos. Diante disso, é importante que o fisioterapeuta considere a inclusão da avaliação da capacidade aeróbia da paciente.

A queixa principal e o motivo da busca ou do encaminhamento para o tratamento fisioterapêutico são informações primordiais. Para melhor entender a disfunção, o profissional deve investigar detalhadamente essa queixa, questionando a paciente, por exemplo, sobre quando e como começaram os sintomas e o que faz com que eles piorem ou amenizem. Informações sobre a história ginecológica, obstétrica e da função sexual da mulher também fazem parte da avaliação. Paridade, via de nascimento do bebê, ocorrência de trauma perineal e cirurgias ginecológicas são exemplos de informações que poderão ser posteriormente relacionadas aos resultados do exame físico.

Hábitos miccionais, fecais e alimentares também devem ser conhecidos pelo profissional, bem como informações sobre a utilização de medicamentos e tratamentos realizados concomitantemente ao tratamento fisioterapêutico. Sempre que possível ou necessário, o fisioterapeuta poderá discutir o plano terapêutico com o médico e/ou demais profissionais que assistem a mulher. O conhecimento da equipe a respeito dos objetivos a serem alcançados, que devem ser sempre discutidos com a paciente, pode potencializar o progresso e o sucesso do tratamento.

Deve-se questionar a paciente sobre a presença e o local de dor. Podem ser utilizados mapas corporais, para que a mulher aponte o local da dor, e também escalas visuais ou numéricas, para mensurar a queixa. Questionários de avaliação multidimensional da dor, como o Questionário de Dor McGill, são ferramentas que ampliam o olhar sobre a queixa dolorosa.[4] Esses instrumentos são importantes para a investigação da dor pélvica, por exemplo.

Em casos de dor na região da pelve, é importante saber se houve algum trauma associado ao início dos sintomas, como escorregão, chute em falso, queda sobre as nádegas ou manobras que envolvem torção e carregamento de peso, além de distensões musculares e torções de joelho ou tornozelo.[2] Exames de imagem podem ser solicitados em casos de traumas e quedas recentes, que precedem o aparecimento de novas queixas dolorosas, a fim de descartar a presença de fraturas.

As características da dor devem ser investigadas. A dor sacroilíaca é uma causa extraespinhal de dor lombar nos membros inferiores, podendo se manifestar de várias maneiras. Cerca de 94% das pessoas diagnosticadas com dor sacroilíaca referem dor na região glútea, enquanto 72% sentem dor na região lombar baixa. Dor nos membros inferiores está presente em metade dos casos, podendo irradiar até o joelho e, menos frequentemente, até o pé (14% dos casos).[7] Os sintomas podem se apresentar durante mudanças de decúbito no leito, transferência de posições (sentado para de pé, por exemplo), marcha e subida de escadas, principalmente quando se exige apoio unilateral sobre o membro acometido. Os questionários *Pelvic Girdle Questionnaire* e *Oswestry Disability Index*, disponíveis em português, são capazes de mensurar a incapacidade gerada pela dor sacroilíaca.[8,9,10]

Durante toda a anamnese, é importante que o fisioterapeuta esteja atento a sinais que indiquem a influência de componentes psicossociais.[11] A abordagem biopsicossocial, em especial na saúde da mulher, começa com a criação de um vínculo entre o profissional e a paciente, baseado na escuta acolhedora e ativa e na identificação de processos que podem estar associados aos sintomas. Algumas ferramentas são indicadas para a avaliação desses aspectos, como o *Short Form Health Survey* (SF-36),[12,13] para avaliar aspectos da qualidade de vida, o *Fear-Avoidance*

Beliefs Questionnaire,[14,15] para verificar a presença de medo e evitação relacionados à dor, e a *Pain Catastrophizing Scale*,[16,17] para identificar sinais de catastrofização relacionada à dor. Todas essas ferramentas estão disponíveis em português.[3,15,17] Instrumentos direcionados à qualidade de vida e a disfunções da musculatura do assoalho pélvico serão abordados em outros capítulos deste livro.

Após essa primeira etapa da avaliação, o profissional prosseguirá com o exame físico.

Exame físico

Sinais vitais

O exame físico se inicia por meio da aferição dos sinais vitais: pressão arterial, frequência cardíaca, frequência respiratória e temperatura. Caso seja identificada alguma alteração, a mulher deve ser encaminhada para um médico especialista.

Inspeção

A região abdominal deve ser avaliada minuciosamente, começando pela presença de cicatrizes e de diástase abdominal. Em alguns casos, é possível verificar também hipertonias, hipotonias e atrofias musculares na região lombopélvica e no quadril.

O posicionamento da pelve pode influenciar a capacidade de contração dos músculos do assoalho pélvico, o controle urinário e a sua coordenação com os músculos do tronco. Estudos sugerem que mudanças na posição lombopélvica podem atuar na capacidade de contração dos músculos do assoalho pélvico.[18,19] Durante a avaliação postural estática, a mulher deve estar em pé e com traje de banho, para facilitar a visualização de todas as regiões do corpo. A observação deve ser realizada nas vistas anterior, lateral direita, lateral esquerda e posterior,[20] destacando-se a avaliação e a inspeção da região lombopélvica.

Na vista anterior, deve-se verificar a altura das cristas ilíacas. Caso ocorra desalinhamento, deve ser considerada a ocorrência de escoliose ou diferença no comprimento dos membros inferiores. O avaliador deve também verificar o alinhamento das espinhas ilíacas anterossuperiores; o desalinhamento pode indicar diferença no comprimento dos membros ou rotação da pelve.[2]

Na vista lateral, deve-se verificar se a pelve está em anteversão, retroversão ou se o seu posicionamento é neutro. Magee[2] refere que um ângulo pélvico de 30 graus pode ser considerado normal, o que ocorre quando a espinha ilíaca posterossuperior está ligeiramente acima da anterossuperior, posição que pode ser observada pela palpação simultânea das espinhas ilíacas anterossuperiores e posterossuperiores. As alterações posturais da pelve podem estar relacionadas a desequilíbrios entre o par de forças formado pelos músculos isquiotibiais e abdominais *versus* músculos extensores lombares e flexores do quadril. Uma vez que os músculos do assoalho pélvico estão inseridos na pelve e participam da estabilização da cintura pélvica, da coluna lombar e do quadril, a capacidade de contração desses músculos pode ser influenciada pela posição da pelve e da coluna lombar.[18]

Palpação

A etapa de palpação das estruturas articulares e musculares traz informações referentes a aspectos como simetria, crepitações, tônus e presença de dor à palpação, tensão, irregularidades dos tecidos e pontos gatilho. O objetivo da palpação é identificar as estruturas alteradas e, posteriormente, relacionar esses achados com a avaliação da função dos músculos do assoalho pélvico.

Destaca-se a palpação dos seguintes músculos: abdominais, paravertebrais, iliopsoas, piriforme, gêmeos, obturador externo, quadrado femoral, glúteo médio, glúteo mínimo, adutor longo, adutor curto, adutor magno, pectíneo e grácil. O músculo obturador interno, que sustenta a pelve, fixando o assoalho pélvico, e age como rotador lateral do fêmur, pode ser palpado com os músculos do assoalho pélvico.[20]

O músculo piriforme também é rotador lateral do fêmur e relaciona-se com o assoalho pélvico, uma vez que se encontra imediatamente acima do músculo coccígeo. Para realizar a palpação desse músculo, deve-se posicionar a mulher em decúbito lateral ou ventral e palpar o ponto médio entre a borda sacral e o trocânter maior do fêmur, verificando a tensão, a textura dos tecidos e a presença de pontos dolorosos.

Para avaliação da diástase abdominal, é necessária a palpação do músculo reto abdominal. Para isso, a mulher deve ser posicionada em decúbito dorsal, com flexão de quadril e joelhos; o fisioterapeuta, então, realiza a palpação da linha alba na região supra e infraumbilical, durante a execução do movimento de flexão do tronco. O teste será positivo se ocorrer a separação de pelo menos dois dedos ou 2 cm entres os feixes musculares do músculo reto abdominal (Figura 1).[21] O fisioterapeuta

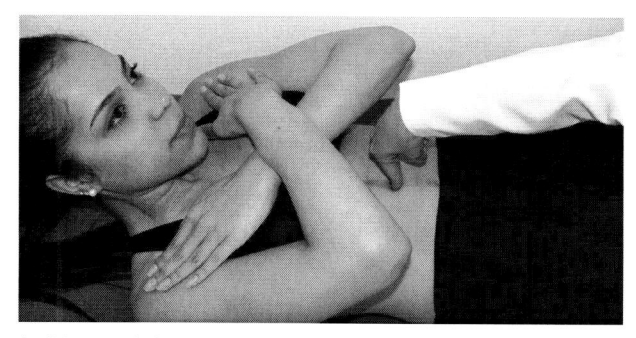

Figura 1 Teste da diástase abdominal.

também pode palpar a parede abdominal, a fim de verificar o tônus muscular, e o trajeto do intestino, buscando impactação de fezes, dor e desconforto abdominal, sintomas que devem ser melhor investigados.

Avaliação da força muscular e da amplitude de movimento

Além da avaliação da contração dos músculos do assoalho pélvico, o fisioterapeuta deve abordar também a avaliação da força dos músculos do quadril e do tronco. Em mulheres que apresentam disfunções dos músculos do assoalho pélvico, sugere-se a realização dos testes de força dos seguintes músculos: isquiotibiais, quadríceps, iliopsoas, tensor da fáscia lata, rotadores laterais e mediais do quadril, glúteos e adutores.[22] Ainda, o fisioterapeuta pode realizar as provas de função dos músculos abdominais e extensores e da musculatura profunda, responsável pela estabilização da coluna, também conhecida como core.[22,23]

A análise da amplitude de movimento da articulação do quadril e da coluna vertebral também é aconselhada na avaliação musculoesquelética relacionada às disfunções dos músculos do assoalho pélvico. Os movimentos de flexão, extensão, abdução, adução e rotação medial e lateral do quadril podem ser observados de forma passiva e/ou ativa, com a finalidade de encontrar possíveis assimetrias na amplitude de movimento, controle e força (quando a execução for ativa). O uso do goniômetro pode ser indicado para quantificar o grau dos movimentos.[2] Na coluna vertebral, deve-se observar a amplitude e a execução dos movimentos de flexão, extensão, inclinação e rotação para ambos os lados. A presença de dor em qualquer um desses movimentos deve ser correlacionada com os demais achados clínicos da avaliação.

Testes especiais

O exame da extensibilidade dos músculos do quadril pode ser incluído na avaliação fisioterapêutica como forma de nortear o diagnóstico cinesiológico funcional e o tratamento das disfunções dos músculos do assoalho pélvico, uma vez que essa investigação direciona o profissional para o reconhecimento dos músculos que podem predispor a paciente a sofrer desequilíbrios pélvicos. A extensibilidade dos músculos flexores do quadril pode ser avaliada pelo teste de Thomas, ilustrado na Figura 2. Esse teste é positivo quando a coxa do membro testado (que não está fletido em direção ao abdome) perde o contato com a maca, demonstrando um encurtamento dos músculos iliopsoas, e/ou quando ocorre extensão passiva do joelho, indicando um encurtamento do músculo reto femoral.[22]

Para avaliar a tensão no trato iliotibial, indica-se a realização do teste de Ober, que deve ser realizado com a paciente em decúbito lateral, com o lado a ser testado para cima, como mostra a Figura 3. A mão cranial do examinador estabiliza a pelve da paciente, enquanto a mão caudal estende ligeiramente o quadril e flexiona o joelho da

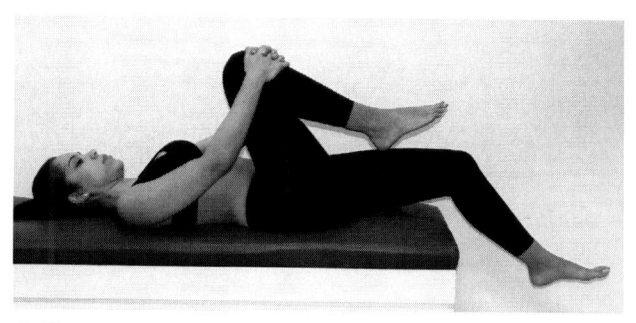

Figura 2   Teste de Thomas.

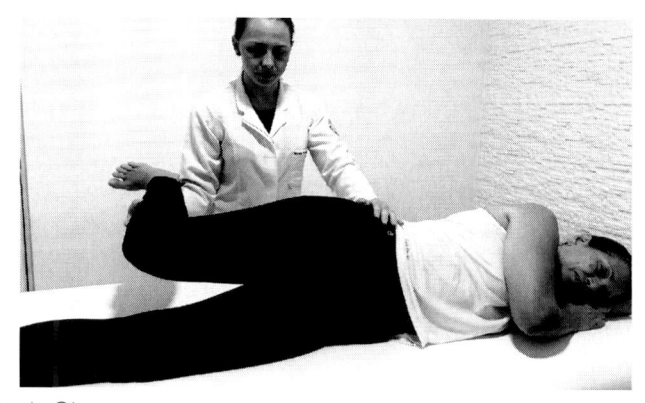

Figura 3   Teste de Ober.

perna que está sendo testada de forma passiva. Sem deixar de estabilizar a pelve, o terapeuta solta a perna e pede para que a mulher deixe o membro inferior cair somente com a ação da gravidade, sem aduzir ativamente o quadril. O teste será positivo se a perna testada permanecer levemente abduzida, sem atingir a linha média do corpo.

Os rotadores laterais do quadril, entre eles o músculo piriforme,[24] também devem ser examinados durante o exame físico relacionado à função dos músculos do assoalho pélvico. Podem ser encontradas variações na avaliação dessa região, que pode ser realizada, por exemplo, pela palpação direta dos músculos, em busca de pontos dolorosos, e também por meio de diferentes posicionamentos, para testar a extensibilidade dessa musculatura. Em um dos posicionamentos, ilustrado na Figura 4, deve-se colocar a paciente em decúbito ventral, com flexão de joelhos a 90 graus, e solicitar que ela deixe os pés caírem para fora, realizando um movimento de rotação interna de fêmur. A observação de assimetria indica uma menor extensibilidade dos músculos do lado com menor amplitude. Essa assimetria, se

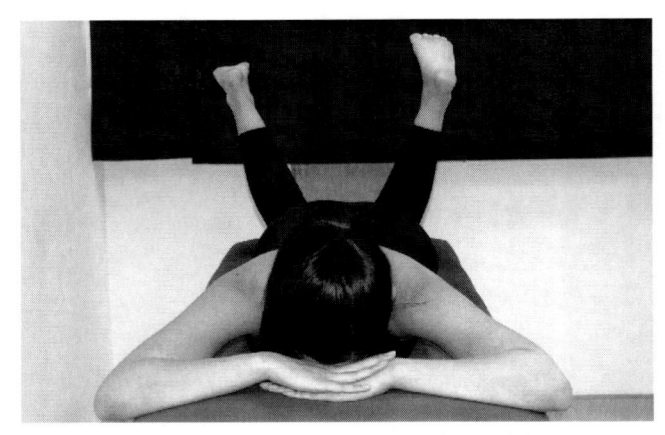

Figura 4   Teste de extensibilidade dos rotadores laterais do quadril.

relacionada a uma palpação dolorosa, pode ser indicativa de disfunção da musculatura rotadora lateral do quadril.

Além do exame dos músculos do quadril, outros testes especiais são indicados para confirmar disfunções relacionadas à pelve e aos músculos do assoalho pélvico. O teste de Carnett pode ser utilizado para o diagnóstico da dor com origem na parede abdominal (miofascial, endometriose em cicatriz cirúrgica e hérnias) ou na cavidade pélvica, sendo frequentemente aplicado em mulheres com dor pélvica crônica. Para que seja realizado, a mulher deve estar em decúbito dorsal. O fisioterapeuta, então, palpa a parede abdominal concomitantemente à realização da manobra de Valsalva ou à elevação da cabeça, com contração dos músculos da parede abdominal. Se a dor se mantiver ou se intensificar, é provável que a origem da dor seja abdominal; se a paciente relatar melhora, é provável que a dor seja de origem pélvica.[3]

Para a avaliação das articulações sacroilíacas, alguns testes provocativos são indicados a fim de reproduzir a dor familiar e verificar a influência dessas articulações na queixa principal da paciente. Lasllet et al. propuseram uma bateria de seis testes provocativos que se demonstrou confiável e válida para identificar as dores advindas das articulações sacroilíacas: teste de distração dos ilíacos (Figura 5A), teste de compressão dos ilíacos (Figura 5B), teste de compressão sacral (Figura 5C) e teste de Gaenslen direito e esquerdo (Figura 5D).[25] Quando três desses testes forem positivos, ou seja, reproduzirem a dor familiar do paciente, deve-se considerar importante a influência da articulação sacroilíaca no quadro clínico. Se os seis testes forem negativos, pode-se descartar essa hipótese.[25]

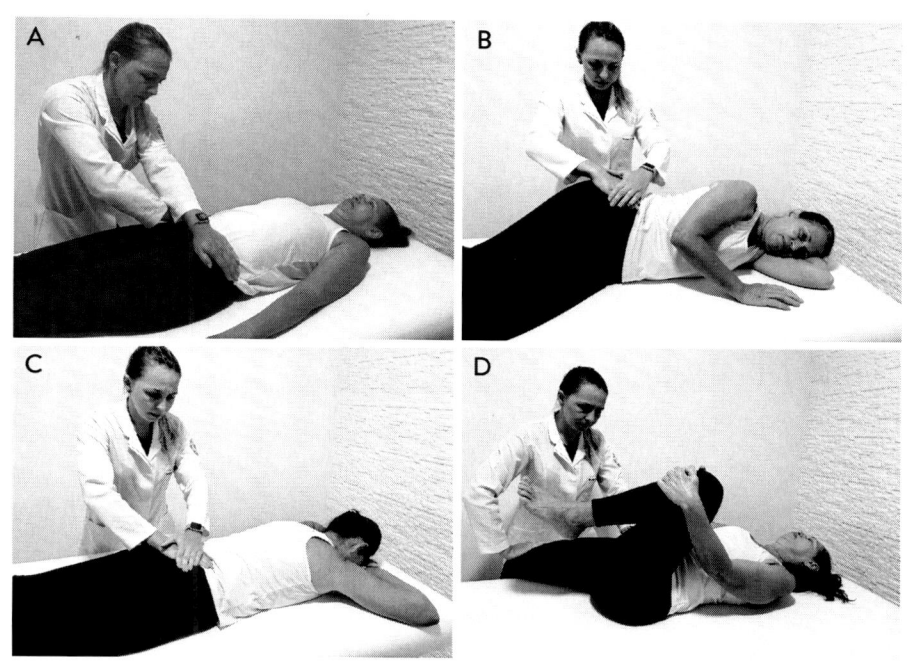

Figura 5   Sequência de testes provocativos para a articulação sacroilíaca: (A) teste de distração dos ilíacos; (B) teste de compressão dos ilíacos; (C) teste de compressão sacral; e (D) teste de Gaenslen.

Considerações finais

Os resultados da avaliação fisioterapêutica devem ser relacionados aos achados da avaliação específica da musculatura do assoalho pélvico, descrita ao longo deste livro. Sugere-se que o fisioterapeuta incorpore esses achados ao tratamento das disfunções do assoalho pélvico e reavalie esses fatores após um período de intervenção, utilizando os mesmos instrumentos e métodos de avaliação. Analisar os achados da anamnese, do exame físico, da avaliação específica da musculatura do assoalho pélvico e o impacto dos sintomas na vida da paciente promove a visão integral da mulher, proporcionando a elaboração de um tratamento que engloba todas as estruturas envolvidas na função dos músculos do assoalho pélvico. É importante enfatizar que o tratamento deve ser sempre baseado em evidências científicas e nos achados clínicos de uma avaliação individualizada e reprodutível.

Referências bibliográficas

1. Eickmeyer SM. Anatomy and physiology of the pelvic floor. Phys Med Rehabil Clin N Am. 2017;28(3):455-460.
2. Magee DJ. Avaliação musculoesquelética. 5.ed. Barueri: Manole, 2010.
3. Royal College of Obstetricians and Gynaecologists. The initial management of chronic pelvic pain. Disponível em: http://kentgynaecologist.org.uk/wp-content/uploads/2020/08/Chronic-pelvic-pain.pdf. Acesso em: 03 jul. 2022.
4. Prather H, Camacho-Soto A. Musculoskeletal etiologies of pelvic pain. Obstet Gynecol Clin North Am. 2014;41(3):433-442.
5. Harris-Hayes M, Spitznagle T, Probst D, Foster SN, Prather H. A narrative review of musculoskeletal impairments associated with nonspecific chronic pelvic pain. PM R. 2019;11(Suppl 1):S73-S82.
6. Jürgensen SP, Borghi-Silva A, Bastos AMFG, Correia GN, Pereira-Baldon VS, Cabiddu R et al. Relationship between aerobic capacity and pelvic floor muscles function: a cross-sectional study. Brazilian J Med Biol Res. 2017;50(11):1-8.
7. Slipman CW, Jackson HB, Lipetz JS, Chan KT, Lenrow D, Vresilovic EJ. Sacroiliac joint pain referral zones. Arch Phys Med Rehabil. 2000;81(3):334-338.
8. Grotle M, Garratt AM, Jenssen HK, Stuge B. Reliability and construct validity of self-report questionnaires for patients with pelvic girdle pain. Phys Ther. 2012;92(1):111-123.
9. Fagundes FML, Cabral CMN. Cross-cultural adaptation of the Pelvic Girdle Questionnaire (PGQ) into Brazilian Portuguese and clinimetric testing of the PGQ and Roland Morris questionnaire in pregnancy pelvic pain. Braz J Phys Ther. 2019 Mar-Apr;23(2):132-139.
10. Vigatto R, Alexandre NM, Correa Filho HR. Development of a Brazilian Portuguese version of the Oswestry Disability Index: cross-cultural adaptation, reliability, and validity. Spine (Phila Pa 1976). 2007 Feb 15;32(4):481-6.
11. Stein A, Sauder SK, Reale J. The role of physical therapy in sexual health in men and women: evaluation and treatment. Sex Med Rev. 2018;7(1):46-56.
12. Ware JE, Kosinski MA, Gandek MS. SF-36 Health survey – Manual and interpretation guide. Boston, MA: New England Medical Center, The Health Institute, 1993.
13. Newton M, Henderson I, Somerville D, Main CJ. A Fear-Avoidance Beliefs Questionnaire (FABQ) and the role of fear-avoidance beliefs in chronic low back pain and disability. Pain. 1993;52(2):157-168.
14. Darnall BD, Sturgeon JA, Cook KF, Taub CJ, Roy A, Burns JW et al. Development and validation of a daily pain catastrophizing scale. J Pain. 2017;18(9):1139-1149.
15. Abreu AM, Faria CD, Cardoso SM, Teixeira-Salmela LF. Versão brasileira do Fear Avoidance Beliefs Questionnaire [The Brazilian version of the Fear Avoidance Beliefs Questionnaire]. Cad Saude Publica. 2008 Mar;24(3):615-23.
16. Ciconelli RM, Ferraz MB, Santos W, Meinão I, Quaresma M. Tradução para a língua portuguesa e validação do questionário genérico de avaliação de qualidade de vida SF-36 (Brasil SF-36). Rev Bras Reumatol. 1999;39(3):143-150.
17. Sehn F, Chachamovich E, Vidor LP, Dall-Agnol L, de Souza IC, Torres IL, Fregni F, Caumo W. Cross-cultural adaptation and validation of the Brazilian Portuguese version of the pain catastrophizing scale. Pain Med. 2012 Nov;13(11):1425-35.
18. Capson AC, Nashed J, Mclean L. The role of lumbopelvic posture in pelvic floor muscle activation in continent women. J Electromyogr Kinesiol. 2011;21(1):166-177.
19. Thompson JA, Sullivan PBO, Bri NK, Neumann P. Altered muscle activation patterns in symptomatic women during pelvic floor muscle contraction and Valsalva manouevre. Neurourol Urodyn. 2006;25(3):268-276.
20. Sedighimehr N, Manshadi FD, Shokoohi N, Baghban AA. Pelvic musculoskeletal dysfunctions in women with and without chronic pelvic pain. J Bodyw Mov Ther. 2017;22(1):92-96.
21. Sperstad JB, Tennfjord MK, Hilde G, Ellström-Engh M, Bø K. Diastasis recti abdominis during pregnancy and 12 months after childbirth: prevalence, risk factors and report of lumbopelvic pain. Br J Sports Med. 2016;50(17):1092-1096.
22. Kendall FP, McCreary EK. Músculos, provas e funções. 5.ed. Barueri: Manole, 2007. 556 p.
23. Oliveira IO, Pilz B, Santos RLG, Vasconcelos RA, Mello W, Grossi DB. Reference values and reliability for lumbopelvic strength and endurance in asymptomatic subjects. Brazilian J Phys Ther. 2018;22(1):33-41.
24. Neumann DA. Kinesiology of the hip: a focus on muscular actions. J Orthop Sports Phys Ther. 2010;40(2):82-94.
25. Laslett M, Aprill CN, Mcdonald B, Young SB. Diagnosis of sacroiliac joint pain: validity of individual provocation tests and composites of tests. 2005;10(3):207-218.

Inspeção dos órgãos genitais femininos externos

Iára Pimentel Soares
Giovana Garçoni Poli
Soraia Pilon Jürgensen

Introdução

A avaliação inicial deve fornecer informações para que o profissional compreenda o motivo pelo qual a paciente busca atendimento, verificando, inclusive, se há necessidade de encaminhar o caso a outro profissional da saúde. Durante a avaliação, devem ser identificados todos os fatos essenciais à compreensão do caso e as situações de alto risco. Essa tarefa requer do fisioterapeuta um conhecimento profundo de sinais, sintomas e lesões, de modo que ele possa desenvolver uma hipótese diagnóstica e estabelecer o tratamento fisioterapêutico adequado.[1]

O processo de avaliação, de forma geral, inicia-se pela anamnese, momento em que o profissional de saúde deve praticar a escuta ativa, para que seja coletada a queixa principal da mulher e o seu histórico clínico. Ao iniciar o exame físico das queixas relacionadas às disfunções do assoalho pélvico, a inspeção é o primeiro passo para conectar o relato da paciente/cliente aos sinais que ela apresenta e construir o raciocínio clínico.

A inspeção da região genital feminina constitui uma etapa importante do processo de avaliação fisioterapêutica e deve ser realizada antes da palpação vaginal ou de outro procedimento de avaliação da musculatura do assoalho pélvico.[2] A finalidade do exame é observar a condição da vulva e da região pélvica de forma objetiva e sistematizada, em busca de sinais que possam indicar alguma disfunção ou contraindicar a palpação vaginal.

Os procedimentos que serão realizados durante a inspeção devem ser explicados previamente à mulher, que necessita consentir com o prosseguimento da avaliação. O profissional deve utilizar equipamentos de proteção individual durante a realização da avaliação, sendo recomendado o uso de avental de mangas longas, luvas de procedimento, máscara e óculos, conforme explicado no Capítulo 2. Além disso, vale ressaltar que os materiais utilizados pelo fisioterapeuta devem ser descartáveis, de preferência, e que a limpeza do local deve ser adequada.

Aspectos importantes para a realização da inspeção dos órgãos genitais femininos externos

Para a inspeção dos órgãos genitais femininos externos e da contração da musculatura do assoalho pélvico, a mulher deve ser orientada a permanecer em litotomia (Figura 1A) ou litotomia modificada (decúbito dorsal, flexão de quadris e joelhos em aproximadamente 45° e pés apoiados na maca) (Figura 1B). Deve-se observar a coloração da pele, presença de eritema, cicatrizes ou feridas, hemorroidas, sinais de infecção, atrofia dos tecidos da região vulvar e prolapso de órgãos pélvicos.[3]

Com relação à coloração, espera-se que uma mulher que esteja no período reprodutivo apresente tonalidade rosada na região da vulva. Por outro lado, durante o climatério e na pós-menopausa, alterações hormonais típicas desse período podem reduzir a circulação sanguínea da região genital e promover coloração mais esbranquiçada na região vulvar.[4] Deve-se atentar para a presença de eritema, que sugere processo inflamatório ou umidade frequente no local, possivelmente em razão da perda urinária.[4]

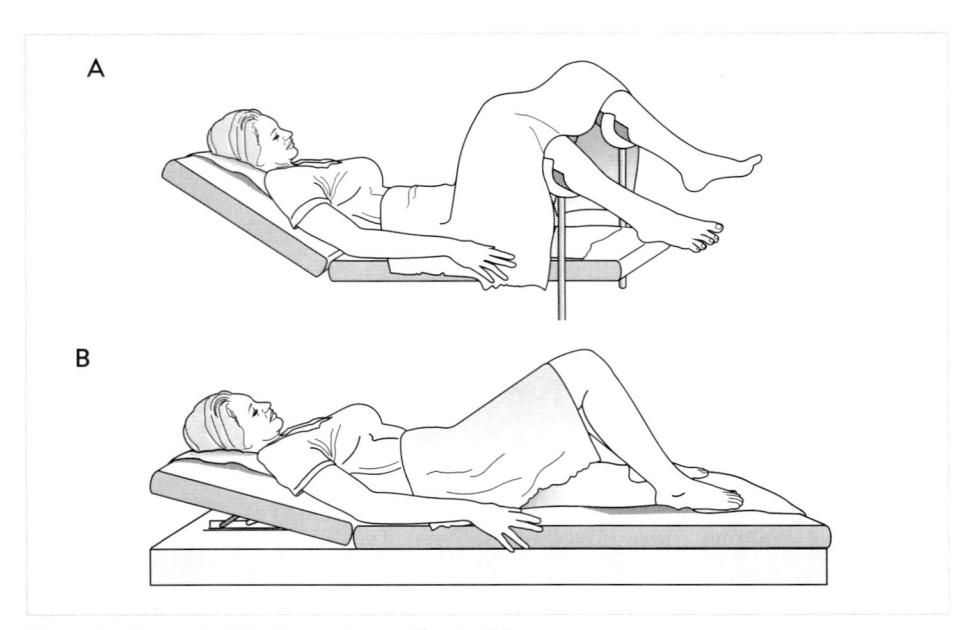

Figura 1 Litotomia (A) e litotomia modificada (B).

Mulheres na pós-menopausa podem apresentar atrofia vaginal como manifestação da deficiência de estrogênio, condição associada à presença de sintomas específicos, como secura vaginal, irritação e dispareunia.[5] À inspeção, os sinais de atrofia vaginal incluem palidez e secura do tecido vulvar, redução do volume dos grandes e dos pequenos lábios, em razão da perda de tecido adiposo, prepúcio e clitóris frequentemente pálidos, introito estreitado e parede vaginal pálida e/ou eritematosa.[6] A perda de elasticidade dos tecidos vulvovaginais e a diminuição da lubrificação podem aumentar o risco da ocorrência de fissuras ou lesões genitais durante a relação sexual.[6]

A perda de elasticidade nos tecidos musculares é decorrente do hipoestrogenismo associado à diminuição de colágeno e do aporte sanguíneo,[7] de modo que o epitélio vulvar se torna menos espesso e com aspecto flácido.

Deve ser verificada a presença de cicatrizes ou lesões na genitália, principalmente quando cirurgias ou traumas pélvicos prévios forem relatados na anamnese, como episiotomia, laceração, fístula, etc. Além disso, os traumas pélvicos podem ainda envolver lesões decorrentes de violência sexual e/ou relação sexual sem lubrificação adequada, assaduras ou outras situações que resultem em reparo tecidual falho. É importante verificar a presença de tecido fibroso e de queloides[8] na região vulvar, pois esses achados podem estar associados à queixa principal da mulher e aos dados coletados na anamnese, auxiliando o raciocínio clínico e o diagnóstico fisioterapêutico.

O fisioterapeuta deve observar se a região genital feminina apresenta lesões e sinais de infecção, pois são contraindicações à palpação e à utilização de equipamentos/dispositivos vaginais.[4] A secreção vaginal fisiológica caracteriza-se por cor clara e pode variar em relação à quantidade e ao aspecto, a depender da fase do ciclo menstrual em que a paciente se encontra. Especial atenção deve ser dada a aspectos como odor e mudança da coloração, pois essas alterações podem estar associadas a processos infecciosos ou inflamatórios, câncer ginecológico, gestação ou uso de medicação.[9,10] Outros sinais que requerem atenção são a presença de varizes pélvicas e os prolapsos de órgãos pélvicos.[4]

A região ao redor do ânus também deve ser inspecionada, a fim de se verificar a presença de hemorroidas. Quando forem identificados sinais hemorroidários, deve-se observar a localização (interna, externa ou mista) e a presença de trombose hemorroidária e de prolapso – nesse caso, é preciso analisar se o prolapso pode ser reduzido espontânea ou manualmente. Cabe ao fisioterapeuta encaminhar a mulher ao proctologista para avaliação complementar, quando necessário.[11]

A avaliação da presença de prolapso de órgãos pélvicos deve ser iniciada durante a inspeção, a partir da observação da descida da parede vaginal provocada por manobras de aumento da pressão intra-abdominal, como tosse e manobra de Valsalva.[4]

A avaliação de prolapsos deve ser realizada com a bexiga vazia e, se possível, com o reto também vazio. A escolha da posição para o teste deve ser baseada na postura em que o prolapso é mais bem demonstrado na mulher que será examinada.[12] O *Pelvic Organ Prolapse Quantification System* (POP-Q), sistema de quantificação de prolapsos proposto pela Sociedade Internacional de Continência, é um método objetivo e específico para descrever prolapsos de órgãos pélvicos, por meio do qual se avalia a queda das paredes vaginais anterior e posterior e a cérvice uterina,[12-14] tema que será abordado em detalhes no Capítulo 5.

Durante a inspeção, deve-se solicitar que a paciente realize esforço similar à tosse e observar se há presença de contração reflexa e simultânea dos músculos do assoalho pélvico.[3] Quando a mulher tosse ou realiza a manobra de Valsalva, a musculatura do assoalho pélvico deve apresentar um movimento para dentro e para cima, por obra da ação involuntária dessa musculatura.[12] No momento da tosse ou da manobra de Valsalva, deve-se observar se há ocorrência de perda urinária, fecal ou de flato.[2]

Quando há possível comprometimento neurológico, devem ser realizados testes para avaliar a integridade dos reflexos bulboesponjoso e cutâneo-anal.[15] O reflexo bulboesponjoso é avaliado por meio de um leve toque no clitóris, que deve responder com uma sutil elevação.[3] O reflexo cutâneo-anal pode ser evocado também por meio de um toque leve, desta vez em sentido laterolateral no esfíncter anal externo, o que deve causar uma contração reflexa simétrica do esfíncter anal externo.[4] A resposta muscular obtida por meio da evocação desses reflexos pode fornecer informações acerca da função das raízes nervosas sacrais.[16]

Também é importante avaliar a integridade da sensibilidade do assoalho pélvico. Na presença de alteração sensorial, deve-se investigar se há lesão neurológica, que pode envolver traumas medulares ou outras doenças neurológicas de origem central, ou se a alteração sensorial se relaciona a lesões nervosas periféricas específicas da região do assoalho pélvico. Para isso, vale lembrar que o nervo pudendo é a principal inervação sensorial do períneo, provendo fibras aferentes aos órgãos genitais externos, à pele perineal e ao esfíncter anal externo. Outros nervos também participam da inervação sensorial da região: o nervo genitofemoral (L1 e L2), responsável pela inervação dos lábios vaginais,[17] e os nervos ilioinguinal (T12-L1) e cutâneo femoral posterior (L1-L2), que contribuem para a inervação sensorial da região genital.[18] As principais raízes nervosas que correspondem aos dermátomos dos órgãos genitais externos e região perianal são as raízes de S4 e S5. Assim, é importante definir a área de perda sensorial por meio da avaliação sensitiva local, bem como avaliar os dermátomos equivalentes às raízes nervosas, de modo que a área de perda sensorial seja identificada e a origem da alteração possa ser investigada como periférica ou central.

A execução da contração voluntária da musculatura do assoalho pélvico deve ser visualizada pelo fisioterapeuta.[19] Para isso, a instrução adequada é decisiva. Pode ser útil orientar a mulher a realizar uma contração dessa musculatura "para dentro e para cima", como se fosse prevenir a perda de urina e/ou fecal.[20] A contração adequada dessa musculatura deve resultar em movimento ventral e cranial.[2] Para que se possa verificar a presença de contração muscular acessória ou cocontração, outros grupos musculares devem ser inspecionados simultaneamente, como a musculatura abdominal, os glúteos e os adutores de quadril.[2]

Devreese et al.[21] relatam que a inspeção visual da contração voluntária da musculatura do assoalho pélvico é um método confiável e que pode fornecer informações importantes ao fisioterapeuta sobre a capacidade de contração dessa musculatura e sua coordenação com a musculatura abdominal. Observar o movimento correto de contração da musculatura do assoalho pélvico deve ser o ponto de partida para a avaliação da função dessa musculatura, porém o movimento observado pode ser criado apenas pela musculatura superficial, não influenciando o mecanismo de fechamento uretral.[22] No mesmo sentido, Pena et al.[20] verificaram recentemente confiabilidade intra-avaliador para a inspeção do assoalho pélvico, ou seja, a inspeção vaginal pode ser considerada um método confiável para avaliar e reavaliar a capacidade de contração da musculatura de assoalho pélvico das mulheres.

Considerações finais

A realização da inspeção da região genital feminina de forma criteriosa provê informações importantes para o fisioterapeuta acerca das condições gerais do assoalho pélvico, além de constituir o primeiro passo de um exame físico adequado, que é a base para a elaboração de um programa de intervenção fisioterapêutica bem-sucedido.

Referências bibliográficas

1. Voight ML, Hoogenboom BJ, Prentice WE. Técnicas de exercícios terapêuticos – Estratégias de intervenção musculoesquelética. Barueri: Manole, 2014.
2. Messelink B, Benson T, Berghmans B, Bø K, Corcos J, Fowler C et al. Standardization of terminology of pelvic floor muscle function and dysfunction: report from the pelvic floor clinical assessment group of the International Continence Society. Neurourol Urodyn. 2005;24(4):374-380.
3. Moreno AL. Fisioterapia em uroginecologia. 2.ed. Barueri: Manole, 2009.
4. Marques AA, Silva MPP, Amaral MTP. Tratado de fisioterapia em saúde da mulher. 1.ed. São Paulo: Roca, 2011.
5. Weber MA, Limpens J, Roovers JP. Assessment of vaginal atrophy: a review. Int Urogynecol J. 2015;26(1):15-28.
6. Goldstein I, Dicks B, Kim NN, Hartzell R. Multidisciplinary overview of vaginal atrophy and associated genitourinary symptoms in postmenopausal women. Sex Med. 2013;1(2):44-53.
7. Guyton AC, Hall JE. Tratado de fisiologia médica. 11.ed. Rio de Janeiro: Elsevier, 2006.
8. Guirro E, Guirro R. Fisioterapia dermato-funcional: fundamentos, recursos e patologias. 3.ed. Barueri: Manole, 2003.

9.　Shimp LA. Vaginal and vulvovaginal disorders. In: Berardi RR, DeSimone EM, Newton GD, Osako MA, Popovich NG, Rollins CJ et al. Handbook of nonprescription drugs. 13.ed. Washington: American Pharmaceutical Association, 2002.

10.　Bates S. Vaginal discharge. Curr Obstet Gynaecol. 2003;13(1):218-223.

11.　Sociedade Brasileira de Coloproctologia. Hemorroida: diagnóstico. 2005. Disponível em: https://amb.org.br/files/_BibliotecaAntiga/hemorroida-diagnostico.pdf. Acesso em: 03 jul. 2022.

12.　Haylen BT, de Ridder D, Freeman RM, Swift SE, Berghmans B, Lee J et al. An International Urogynecological Association (IUGA)/International Continence Society (ICS) joint report on the terminology for female pelvic floor dysfunction. Int Urogynecol J. 2010;21(1):5-26.

13.　Hall AF, Theofrastous JP, Cundiff GW, Harris RL, Hamilton LF, Swift SE et al. Interobserver and intraobserver reliability of the proposed International Continence Society, Society of Gynecologic Surgeons, and American Urogynecologic Society pelvic organ prolapse classification system. Am J Obstet Gynecol. 1996;175(6):1467-1470.

14.　Bump RC, Mattiasson A, Bø K, Brubaker LP, DeLancey JO, Klarskov P et al. The standardization of terminology of female pelvic organ prolapses and pelvic floor dysfunction. Am J Obstet Gynecol. 1996;175(1):10-17.

15.　Feldner Jr PCF, Sartori MGF, de Lima GR, Baracat EC, Girão MJBC. Diagnóstico clínico e subsidiário da incontinência urinária. Rev Bras Ginecol Obstet. 2006;28(1):54-62.

16.　Cavalcanti GA, Manzano GM, Bruschini H, Giuliano LM, Srougi M, Nóbrega JAM. Reflexo pudendo-anal em mulheres normais. Arq Neuropsiquiatr. 2004;62(3-B):839-843.

17.　Rocha MA, Rocha-Junior MA, Rocha CF. Neuroanatomia. Rio de Janeiro: Revinter, 2003.

18.　Yeung J, Pauls RN. Anatomy of the vulva and the female sexual response. Obstet Gynecol Clin North Am. 2016;43(1):27-44.

19.　Bø K, Sherburn M. Evaluation of female pelvic floor muscle function and strength. Physical Therapy. 2005;85(2):269-282.

20.　Pena CC, Bø K, de la Ossa AMP, Fernandes ACNL, Aleixo DN, de Oliveira FMF et al. Are visual inspection and digital palpation reliable methods to assess ability to perform a pelvic floor muscle contraction? An intra-rater study. Neurourol Urodyn. 2021;40(2):680-687.

21.　Devreese A, Staes F, de Weerdt W, Feys H, Van Assche A, Penninckx F et al. Clinical evaluation of pelvic floor muscle function in continent and incontinent women. Neurourol Urodyn. 2004;23(3):190-197.

22.　Bø K, Berghmans B, Mørkved S, Van Kampen M. Evidence-based physical therapy for the pelvic floor: bridging science and clinical practice. Amsterdam: Elsevier Health Sciences, 2007.

CAPÍTULO 5

Avaliação dos prolapsos de órgãos pélvicos

Thaiana Bezerra Duarte
Cristine Homsi Jorge

Introdução

Define-se prolapso de órgãos pélvicos como o deslocamento de uma ou mais paredes vaginais, do útero, do ápice da vagina ou da cicatriz vaginal pós-histerectomia.[1] Esse tipo de disfunção do assoalho pélvico representa um grande problema de saúde pública, podendo gerar impactos econômicos, sociais e na qualidade de vida.[2,3] Os sintomas mais comuns são sensação de abaulamento na vagina, dor abdominal, lombar ou inguinal e sintomas urinários, intestinais e sexuais.[4,5] Quanto mais avançado for o estágio do prolapso, maior tende a ser sua sintomatologia, causando comprometimento nas atividades de vida diária e na qualidade de vida da mulher.[6]

Estima-se que a prevalência dos prolapsos de órgãos pélvicos varie de 2,9 a 91%,[7-9] a depender da população estudada e dos métodos empregados para sua definição. No Brasil, a prevalência é de 52,3%.[10] A prevalência tende a ser maior em mulheres com idade mais avançada, mas estima-se que apenas 10 a 20% das mulheres que apresentam prolapsos procurarão avaliação médica ou de algum profissional da saúde ao longo de suas vidas.[11,12]

Os músculos do assoalho pélvico têm uma importante relação com o aparecimento dos prolapsos de órgãos pélvicos. O deslocamento dos órgãos pélvicos ocorre mediante o relaxamento ou a deficiência dessa musculatura, podendo existir também falha no suporte dos tecidos conectivos dos órgãos pélvicos. Dessa forma, os músculos do assoalho pélvico são fundamentais para a sustentação desses órgãos.[13]

Alguns pesquisadores têm postulado que o assoalho pélvico íntegro é importante mesmo em pacientes que já realizaram cirurgia para correção de prolapso de órgãos pélvicos.[14-16] Considera-se que a diminuição da função dos músculos dessa região esteja associada a recidivas dos prolapsos de órgãos pélvicos e seus sintomas e que músculos com boa função podem contribuir para a diminuição da sintomatologia e da necessidade de nova cirurgia.[15]

Portanto, nas pacientes com prolapso de órgãos pélvicos, realizar a avaliação funcional dos músculos do assoalho pélvico é de extrema importância para a eleição de condutas terapêuticas e o estabelecimento de prognósticos na prática clínica.[17] Ademais, a avaliação do estadiamento do prolapso, da sintomatologia, da função sexual e do impacto na qualidade de vida faz-se necessária.

Diante dessas importantes considerações, neste capítulo serão discutidas questões relacionadas à avaliação dos prolapsos de órgãos pélvicos.

Avaliação do estadiamento dos prolapsos de órgãos pélvicos

Quando se suspeita da presença de prolapsos de órgãos pélvicos, deve-se realizar um exame da região pélvico-perineal, a fim de se verificar a localização, a extensão e o estadiamento do prolapso.[18]

Baden e Walker foram os primeiros que analisaram separadamente as estruturas da vagina, introduzindo um sistema de classificação para os prolapsos de órgãos pélvicos em 1968.[19] Para os diferentes tipos de compartimento, eram utilizadas distintas denominações. Segundo esse sistema, fixa-se um ponto de referência, ou seja, o hímen, e classificam-se os prolapsos em graus. Os prolapsos de uretra (uretrocele) e bexiga (cistocele) são classificados em graus de 0 a 4, em que 0 representa a ausência de prolapso; 1, a protusão parcial em direção ao hímen; 2, a protusão até o hímen; 3, a protusão parcial para fora do hímen; e 4, a protusão total para fora do hímen. O prolapso de parede vaginal posterior (retocele) é classificado em leve, moderado e grave, de acordo com a severidade. Já o prolapso uterino é classificado como sendo de 1°, 2° ou 3° graus.[20]

Essa classificação foi utilizada por muito tempo, entretanto, em razão de sua subjetividade e da falta de trabalhos avaliando a confiabilidade e a reprodutibilidade intra e inter-examinador, outro sistema de classificação foi criado. Em 1996, a Sociedade Internacional de Continência, a Sociedade de Uroginecologia e a Sociedade Americana de Ginecologia adotaram o *Pelvic Organ Prolapse Quantification* (POP-Q).[21]

Nessa classificação, o hímen é o principal ponto de referência (ponto zero) para todas as medidas. A partir do hímen, os valores para dentro da vagina recebem sinal negativo, e os para fora, sinal positivo. O prolapso de órgãos pélvicos é, portanto, expresso em centímetros acima ou abaixo do hímen, havendo seis pontos de referência: dois localizados na parede vaginal anterior (Aa, Ba), dois na parede vaginal posterior (Ap, Bp), um no colo do útero (C) e um no fórnice posterior da vagina (D).[21]

O ponto Aa está localizado na linha média da parede anterior da vagina, 3 cm acima do meato uretral externo, podendo sua posição variar de −3 a +3 cm.

O ponto Ba é o ponto de maior prolapso na parede anterior da vagina. Os pontos Ap e Bp são análogos aos pontos Aa e Ba, porém situados na parede posterior da vagina. Mensura-se, também, o comprimento vaginal total (CVT), o hiato genital (HG), que representa a medida da uretra ao fórnice vaginal, e o corpo perineal (CP), que é a medida do fórnice ao ânus.[21,22]

Os pontos de referência para a mensuração do prolapso por meio do POP-Q estão demonstrados na Figura 1.

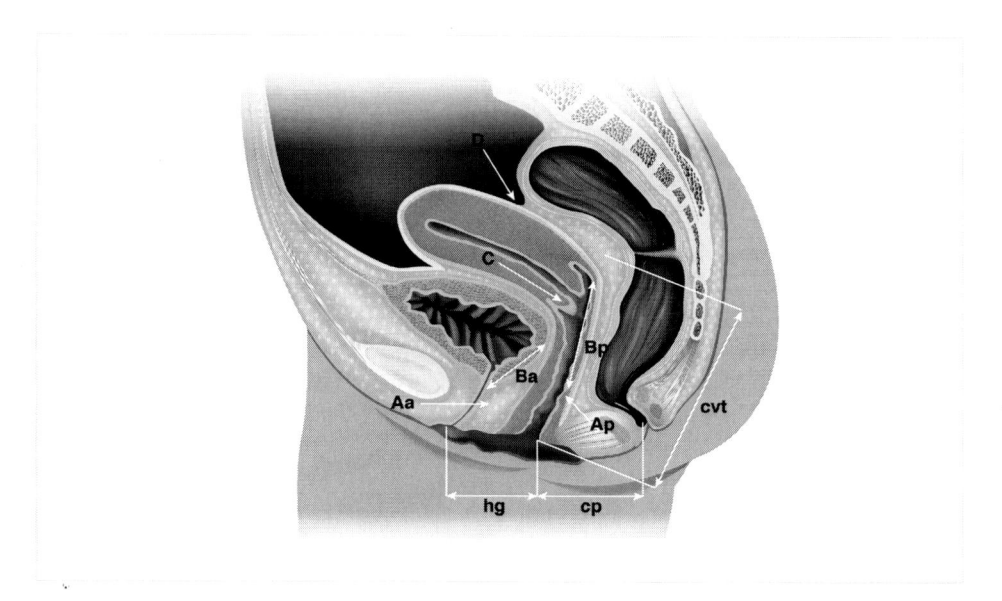

Figura 1 Pontos de referência para a realização do POP-Q.
Fonte: adaptada de Bump et al.[21].

Avaliação da sintomatologia dos prolapsos de órgãos pélvicos

Existem alguns questionários que avaliam a sintomatologia dos prolapsos de órgãos pélvicos. O *International Consultation on Incontinence Questionnaire* (ICIQ-VS), traduzido e validado para o português, possui 14 questões divididas em três domínios: *Vaginal Symptoms Score* (VSS), *Sexual Matter Score* (SMS) e *Quality of Life Score* (QoLS). Ele avalia o impacto dos sintomas vaginais e sexuais na qualidade de vida das mulheres.[23] O escore dos sintomas vaginais varia de 0 a 53; dos sintomas sexuais, de 0 a 58; e da qualidade de vida, de 0 a 10. Quanto mais elevado o escore do questionário, mais severa a sintomatologia.[24]

Um outro questionário que aborda os sintomas dos prolapsos de órgãos pélvicos é o *Australian Pelvic Floor Questionnaire*,[25] composto por 42 questões divididas em quatro domínios: urinário, intestinal, sexual e relativo aos prolapsos de órgãos pélvicos. O escore dos sintomas varia de 0 a 40; quanto mais alto o escore do questionário, mais elevada a sintomatologia dos prolapsos de órgãos pélvicos.[25]

O *Pelvic Floor Bother Questionnaire* (PFBQ), também já traduzido e validado para o português, identifica o grau de incômodo relacionado às disfunções do assoalho pélvico. É um questionário composto por nove itens que avaliam os sintomas referentes a: urgência e frequência urinárias, incontinência urinária, dificuldades miccionais, prolapsos de órgãos pélvicos, incontinência fecal, obstrução evacuatória e dispareunia.[26] O escore de cada item varia de 0 a 5, e o escore total do questionário, de 0 a 45. Os escores devem ser transformados, multiplicando-se o escore médio por 20, para que se tenha um escore total entre 0 e 100. Quanto mais alto o escore, mais elevada a sintomatologia.[27]

Para avaliar a sintomatologia dos prolapsos de órgãos pélvicos de uma forma mais abrangente, englobando sintomas relacionados aos tratos urinário e intestinal e ao assoalho pélvico, o "Questionário de desconforto no assoalho pélvico" (*Pelvic Floor Distress Inventory* – PFDI) foi criado.[28]

A versão simplificada do PFDI é o PFDI-20, que avalia a presença e o incômodo causado por 20 sintomas relacionados às desordens do assoalho pélvico. É um questionário composto por três subescalas: o *Pelvic Organ Prolapse Distress Inventory* (POPDI-6), o *Colorectal-Anal Distress Inventory* (CRADI-8) e o *Urinary Distress Inventory* (UDI-6). Essas escalas apresentam, respectivamente, seis itens relacionados a sintomas dos prolapsos, oito relativos a sintomas anorretais e seis referentes a sintomas urinários.[28] O PFDI-20, já validado e adaptado para o português,[29] avalia quanto incômodo o sintoma causa à paciente em uma escala de 1 a 4, em que 1 representa pouco impacto do sintoma e 4, grande impacto. A média dos valores das questões por subescala é feita multiplicando-se o valor de cada domínio por 25 (0-100) e, por fim, somando-se os três domínios (escore total de 0-300). Os escores dentro de cada subescala variam de 0 a 100, e o escore total, de 0 a 300, sendo que, quanto maior o escore, maior o incômodo relacionado aos sintomas.[28]

Avaliação da qualidade de vida relacionada aos prolapsos de órgãos pélvicos

O *Prolapse Quality of Life Questionnaire* (P-QoL) avalia a qualidade de vida relacionada aos prolapsos de órgãos pélvicos.[30] Em 2009, esse questionário foi traduzido e validado para o português, recebendo o nome de "Qualidade de vida – prolapso".[31] Ele é dividido em 20 questões que avaliam nove domínios relacionados à qualidade de vida da mulher: condições gerais de saúde, impacto dos prolapsos na qualidade de vida, problemas físicos, problemas sociais, impacto nos relacionamentos pessoais, problemas emocionais, incluindo a vida sexual, distúrbios do sono e estado emocional. Uma escala de cinco pontos para cada item é usada para mensurar a severidade dos sintomas dos prolapsos, e um escore total em cada domínio é mensurado entre 0 e 100. Quanto maior o escore, maior o impacto e pior a qualidade de vida.[30]

Outro questionário que aborda a qualidade de vida relacionada aos prolapsos de órgãos pélvicos é o "Questionário de impacto no assoalho pélvico" (*Pelvic Floor Impact Questionnaire* – PFIQ), que engloba 31 questões relacionadas a três domínios: bexiga, intestino e pélvis (prolapso).[32]

Visando a reduzir o tempo de avaliação, Barber et al.[32] validaram a versão simplificada, o PFIQ-7. Essa versão possui sete perguntas divididas em três subescalas: *Urinary Impact Questionnaire* (UIQ-7), *Colorectal-Anal Impact Questionnaire* (CRAIQ-7) e *Pelvic Organ Prolapse Impact Questionnaire* (POPIQ-7). Essas escalas avaliam, respectivamente, o trato urinário, o trato intestinal e os prolapsos. As sete perguntas estão relacionadas à capacidade de a mulher realizar tarefas domésticas, atividades físicas, atividades de lazer e entretenimento, de ficar longe de casa por mais de 30 minutos, de realizar atividades sociais, assim como saúde emocional e sentimento de frustração.[32]

O PFIQ-7 foi traduzido e validado para o português e demonstrou ser um instrumento válido e confiável para avaliar a qualidade de vida relacionada às atividades de vida diária de brasileiras com prolapsos de órgãos pélvicos.[29] A pontuação desse questionário é obtida pela soma das pontuações das subescalas (UIQ-7, CRAIQ-7 e POPIQ-7) multiplicada por 33,3. Faz-se, então, a média das respostas das questões de cada domínio, em que 0 representa a resposta "nem um pouco" e 3, a resposta "bastante" (escore das subescalas varia de 0 a 100). O escore total é dado pela somatória das três subescalas (0 a 300); quanto maior o escore, maior o impacto na qualidade de vida.[32]

Avaliação da função sexual relacionada aos prolapsos de órgãos pélvicos

Para avaliar a função sexual relacionada aos prolapsos de órgãos pélvicos, Rogers et al.[33] desenvolveram o *Pelvic Organ Prolapse/Urinary Incontinence Sexual Questionnaire* (PSIQ-31). Uma versão simplificada do PSIQ-31 foi elaborada para reduzir o tempo de aplicação na prática clínica ou na pesquisa científica, nomeada PSIQ-12.[34] Esse questionário também foi traduzido e validado para o português, com o nome "Questionário sexual para incontinência urinária e prolapso de órgãos pélvicos" (PSIQ-12), sendo um instrumento confiável para avaliar o impacto dos prolapsos de órgãos pélvicos e da incontinência urinária na função sexual de mulheres brasileiras.[35]

São elegíveis para responder as 12 perguntas referentes à atividade sexual as mulheres que estiveram sexualmente ativas nos últimos seis meses. Os itens desse questionário são divididos em três domínios: as perguntas de 1 a 4 são relacionadas ao comportamento emocional (para as quais a resposta "sempre" corresponde a 4 pontos e "nunca", a zero); as perguntas de 5 a 9 correspondem ao domínio físico; e as de 10 a 12 são referentes ao parceiro. Para essas últimas perguntas, os itens apresentam valores de zero (sempre) a 4 (nunca). A pontuação final do questionário é obtida com a soma das respostas, que pode variar de 0 a 48. Quanto maior o escore, melhor a função sexual.[35]

O *International Consultation on Incontinence Questionnaire* (ICIQ-VS), já comentado anteriormente neste capítulo, também avalia o impacto dos sintomas sexuais sobre a qualidade de vida das mulheres com prolapso de órgãos pélvicos.[23]

Considerações finais

Mulheres com prolapso de órgãos pélvicos frequentemente apresentam várias sintomatologias relacionadas aos tratos urinário e intestinal, alteração na função sexual, em virtude do volume e da sobrecarga de peso na região genital, bem como comprometimento da imagem corporal, o que afeta também a qualidade de vida.

Para a avaliação dos prolapsos de órgãos pélvicos, é importante mensurar não apenas seu estadiamento, mas também todos os fatores relacionados à sintomatologia, à função sexual e à qualidade de vida. Existem vários questionários disponíveis em português para a avaliação desses aspectos. Entretanto, é de suma importância a escolha de instrumentos que tenham tido validação e adaptação transcultural ao Brasil.

Além disso, é imprescindível que sejam avaliados os sintomas relatados pelas mulheres, por serem os principais desfechos a serem considerados na indicação de tratamentos e na monitorização dos resultados.

Referências bibliográficas

1.   Haylen BT, Ridder D, Freeman RM, Swift SE, Berghmans B, Lee J et al. An International Urogynecological Association (IUGA)/International Continence Society (ICS) joint report on the terminology for female pelvic floor dysfunction. Neurourol Urodyn. 2010;29(1):4-20.
2.   Jelovsek JE, Barber MD. Women seeking treatment for advanced pelvic organ prolapse have decreased body image and quality of life. Am J Obstet Gynecol. 2006;194(5):1455-1461.
3.   Bump RC, Norton PA. Epidemiology and natural history of pelvic floor dysfunction. Obstet Gyn Clin North Am. 1998;25(4):723-746.
4.   Ghetti C, Gregory WT, Edwards SR, Otto LN, Clark AL. Severity of pelvic organ prolapse associate with measurements of pelvic floor function. Int Urogynecol J Pelvic Floor Dysfunct. 2005;16(6):432-436.

5. Haylen BT, Maher CF, Barber MD, Camargo S, Dandolu V, Digesu A et al. An International Urogynecological Association (IUGA)/International Continence Society (ICS) joint report on the terminology for female pelvic organ prolapse (POP). Int Urogynecol J. 2016;27(2):165-194.
6. Hagen, S, Satrk D, Glazener C, Dickson S, Barry S, Elders A et al. Individualised pelvic floor muscle training in women with pelvic organ prolapse (POPPY): a multicentre randomised controlled trial Lancet. 2014;383(9919):796-806.
7. Barber MD, Neubauer NL, Klein-Olarte V. Can screen of pelvic organ prolapse without a physical examination in epidemiologic studies? Am J Obstet Gynecol. 2006;195(4):942-948.
8. Braekken IH, Majida M, Ellström Engh M, Holme IM, Bø K. Pelvic floor function is independently associated with pelvic organ prolapse. BJOG. 2009;116(13):1706-1714.
9. Nygaard I, Barber MD, Burgio KL, Kenton K, Meikle S, Schaffer J et al. Prevalence of symptomatic pelvic floor disorders in US women. JAMA. 2008;300(11):1311-1316.
10. Horst V, Valle JB, Silva JC, Gascho CLL. Pelvic organ prolapse: prevalence and risk factors in a Brazilian population. Int Urogynecol J. 2017; 28(8):1165-1170.
11. Luber KM, Boero S, Choe JY. The demographics of pelvic floor disorders: current observations and future projections. Am J Obstet Gynecol. 2001;184(7):1496-1501.
12. Swift S, Woodman P, O'Boyle A, Kahn M, Valley M, Bland D et al. Pelvic Organ Support Study (POSST): the distribution, clinical definition, and epidemiologic condition of pelvic organ support defects. Am J Obstet Gynecol. 2005;192(3):795-806.
13. Delancey JO. Anatomy and biomechanics of genital prolapse. Clin Obstet Gynecol. 1993;36(4):897-909.
14. Ansquer Y, Fernandez P, Chapron C, Frey C, Bennis M, Roy C et al. Static and dynamic MRI Features of the levator ani and correlation with severity of genital prolapse. Acta Obstet Gynec Scand. 2006;82(12):1468-7145.
15. Delancey JOL, Morgan DM, Fenner DE, Kearney R, Guire K, Miller JM et al. Comparison of levator ani muscle defects and function in women with and without pelvic organ prolapse. Obstet Gynecol. 2007;109(2 Pt 1):295-302.
16. Duarte TB, Bø K, Brito LGO, Bueno SM, Barcelos TM, Bonacin MA et al. Perioperative pelvic floor muscle training did not improve outcomes in women undergoing pelvic organ prolapse surgery: a randomised trial. J Physiother. 2020;66(1):27-32.
17. Bø K, Sherburn M. Evaluation of female pelvic-floor muscle function and strength. Phys Ther. 2005;85(3):269-282.
18. Iglesia CB, Smithling KR. Pelvic organ prolapse. Am Fam Physician. 2017;96(3):179-185.
19. Baden WF, Walker TA, Lindsey JH. The vaginal profile. Tex Med. 1968;64:56-8.
20. Araújo MP, Takano CC, Girão MJBC, Sartori MGF. História da classificação do prolapso genital. Femina. 2009;37(5):273-276.
21. Bump RC, Mattiasson A, Bø K, Brubaker LP, DeLancey JO, Klarskov P et al. The standardization of terminology of female pelvic organ prolapse and pelvic floor dysfunction. Am J Obstet Gynecol. 1996;175(1):10-17.
22. Feldner Jr PC, Bezerra LRLS, Oliveira E, Sartori MGF, Baracat EC, Lima GR et al. Reprodutibilidade interobservador da classificação da distopia genital proposta pela Sociedade Internacional de Continência. RBGO. 2003;25(5):353-358.
23. Tamanini JT, Almeida FG, Girotti ME, Riccetto CL, Palma PC, Rios LA. The Portuguese validation of the International Consultation on Incontinence Questionnaire-Vaginal Symptoms (ICIQ-VS) for Brazilian women with pelvic organ prolapse. Int Urogynecol J Pelvic Floor Dysfunct. 2008;19(10):1385-1391.
24. Price N, Jackson SR, Avery K, Brookes S, Abrams P. Development and psychometric evaluation of the ICIQ Vaginal Symptoms Questionnaire: the ICIQ-VS. BJOG. 2006;113(6):700-712.
25. Baessler K, O'Neill SM, Maher CF, Battistutta D. Australian Pelvic Floor Questionnaire: a validated interviewer-administered pelvic floor questionnaire for routine clinic and research. Int Urogynecol J. 2009;20(2):149-158.
26. Peterson TV, Pinto RA, Davila GW, Nahas SC, Baracat EC, Haddad JM. Validation of the Brazilian Portuguese version of the Pelvic Floor Bother Questionnaire. Int Urogynecol J. 2019;30(1):81-88.
27. Peterson TB, Karp DR, Aguilar VC, Davila GW. Validation of a global Pelvic Floor symptom bother questionnaire. Int Urogynecol J. 2010;21(9):1129-1135.
28. Barber MD, Walters MD, Bump RC. Short forms of two conditions-specific quality of life questionnaires for women with pelvic floor disorders (PFDI-20 and PFIQ-7). Am J Obstet Gynecol. 2005;193(1):103-113.
29. Arouca MA, Duarte TB, Lott DA, Magnani PS, Nogueira AA, Rosa-E-Silva JC et al. Validation and cultural translation for Brazilian Portuguese version of the Pelvic Floor Impact Questionnaire (PFIQ-7) and Pelvic Floor Distress Inventory (PFDI-20). Int Urogynecol J. 2016;27(7):1097-1106.

30. Digesu GA, Khullar V, Cardozo L, Robinson D, Salvatore S. P-QoL: a validated questionnaire to assess the symptoms and quality of life of women with urogenital prolapse. Int Urogynecol J Pelvic Floor Dysfunct. 2005;16(3):176-181.
31. Scarlato A, Souza CCC, Fonseca ESM, Sartori MGF, Girão MJBC, Castro RA. Validation, reliability, and responsiveness of Prolapse Quality of Life Questionnaire (P-QoL) in a Brazilian population. Int Urogynecol J. 2011;22(6):751-755.
32. Barber MB, Kuchibhatla MN, Pieper CF, Bump RC. Psychometric evaluation of 2 comprehensive condition-specific quality of life instruments for women with pelvic floor disorders. Am J Obstet Gynecol. 2001;185(6):1388-1395.
33. Rogers RG, Kammerer-Doak D, Villarreal A, Coates K, Qualls C. A new instrument to measure sexual function in women with urinary incontinence or pelvic organ prolapse. Am J Obstet Gynecol. 2001;184(4):552-558.
34. Rogers RG, Coates KW, Kammerer-Doak D, Khalsa S, Qualls C. A short form of the Pelvic Organ Prolapse/Urinary Incontinence Sexual Questionnaire (PISQ-12). Int Urogynecol J Pelvic Floor Dysfunct. 2003;14(3):164-168.
35. Santana GWRM, Aoki T, Auge APF. The Portuguese validation of the short form of the Pelvic Organ Prolapse/Urinary Incontinence Sexual Questionnaire (PSIQ-12). Int Urogynecol J. 2012;23(1):117-121.

CAPÍTULO 6

Palpação vaginal

Mikaela da Silva Corrêa
Alice Moralez de Figueiredo
Patricia Driusso

Introdução

A palpação vaginal deve ser realizada para avaliar os músculos do assoalho pélvico em repouso, durante a contração e o relaxamento dessa musculatura.[1] É considerada um método subjetivo, de baixo custo e efetivo.[2] É, também, o método mais utilizado para mensurar a função do assoalho pélvico em pesquisas científicas.[3]

É recomendado que a avaliação da função muscular do assoalho pélvico seja composta tanto pela inspeção visual (discutida no Capítulo 4) como pela palpação vaginal.[4] Durante a realização da palpação vaginal, o fisioterapeuta deve observar a capacidade da mulher de contrair e relaxar corretamente a musculatura do assoalho pélvico, a capacidade de sustentar e repetir essas contrações, bem como a contração reflexa dessa musculatura durante atividades como a tosse, por exemplo.[1,2]

A partir da palpação vaginal, o fisioterapeuta poderá propor o protocolo de treinamento da musculatura do assoalho pélvico mais adequado para cada paciente.[5] É necessário que o profissional conheça a função dessa musculatura, a fim de se certificar que os exercícios propostos como tratamento fisioterapêutico sejam suficientes para o fortalecimento muscular e que não estejam além da capacidade inicial da paciente, evitando, assim, a fadiga muscular. Do mesmo modo, a reavaliação por meio da palpação vaginal é um importante parâmetro para verificar se o treinamento proposto foi eficiente.[6]

A palpação vaginal é contraindicada em mulheres com hímen intacto, lesões ou infecção vaginal, assim como em mulheres que não possuam um grau de instrução adequado para compreender a avaliação. A presença de dor, cicatrizes e aderências deve ser observada e requer cuidados especiais.[7]

É importante ressaltar que a palpação vaginal deve ser realizada pelo fisioterapeuta antes da utilização de outros equipamentos de mensuração da função da musculatura do assoalho pélvico (p. ex., manômetro, eletromiógrafo, dinamômetro, etc.).

Erros de medição podem ocorrer com o uso de equipamentos durante a avaliação da função da musculatura do assoalho pélvico, como o aumento da pressão intra-abdominal, causado pela contração do abdome durante a tentativa de contrair essa musculatura, que pode ocasionar aumento nos valores registrados pelo manômetro sem que essa função esteja sendo realizada pelos músculos do assoalho pélvico. Dessa maneira, é por meio da palpação vaginal que o fisioterapeuta conseguirá realmente avaliar a capacidade da paciente de realizar a contração dessa musculatura.

Ressalta-se que essa avaliação deve ser realizada pelo fisioterapeuta, pois a autopercepção da mulher sobre a contração da musculatura pode não ser fidedigna. Um estudo demonstrou que apenas 33% das mulheres conseguiram graduar sua contração em concordância com a avaliação de um fisioterapeuta, ou seja, a maioria não teve uma boa autopercepção da contração.[8]

Neste capítulo, serão abordados os aspectos que o fisioterapeuta deve avaliar durante a palpação vaginal, assim como os cuidados e os procedimentos necessários para padronizar a realização desse método de avaliação.

Procedimentos para a realização da palpação vaginal

Todas as etapas da palpação vaginal devem ser explicadas à mulher. Deve-se esclarecer a necessidade da avaliação e a relação dessa musculatura com os sintomas apresentados, assim como solicitar o consentimento da paciente antes de realizar quaisquer procedimentos. Ressalta-se que o fisioterapeuta deve permitir que a mulher esclareça todas as suas dúvidas, sendo empático e tranquilizando-a diante de qualquer questionamento e/ou constrangimento que possam surgir previamente ou durante a avaliação da musculatura do assoalho pélvico.

Para a realização da palpação vaginal, a mulher deve ser posicionada em decúbito dorsal, com flexão de joelhos e quadril de aproximadamente 90°, pés apoiados na maca e quadril levemente abduzido.[9,10] ou em posição de litotomia, como descrito no Capítulo 4. Recomenda-se, de preferência, que a mulher não sustente os membros inferiores durante a avaliação, ou seja, que a perna e a coxa fiquem apoiadas, para que ela se mantenha relaxada durante a contração.[11] É importante, no entanto, que ambos os membros inferiores estejam sustentados ou posicionados de maneira similar. É também interessante avaliar se a contração muscular se mantém eficaz em outras posições, como em ortostatismo, no qual a ação da gravidade pode predispor a uma maior ocorrência de prolapso e/ou perda urinária, por exemplo.[12]

Para a realização da palpação vaginal, o fisioterapeuta deve utilizar luvas de procedimento e gel lubrificante à base de água. Com o ambiente e a paciente preparados, conforme descrito no Capítulo 4, e a inspeção concluída, sugere-se seguir os seguintes passos, que serão discutidos individualmente em seguida:

1. Afaste os lábios maiores e menores.
2. Introduza delicadamente um dedo (indicador) no canal vaginal. Com uma pequena pressão, avalie o tônus muscular e a presença de pontos dolorosos nas paredes laterais e posterior da vagina.
3. Introduza um ou dois dedos para avaliar a contração muscular.
4. Com os dedos inseridos até a segunda falange e a região palmar orientada para baixo (Figura 1),[13] avalie a contração segundo a escala desejada.
5. Para a avaliação anal, o decúbito lateral pode ser utilizado.[1]

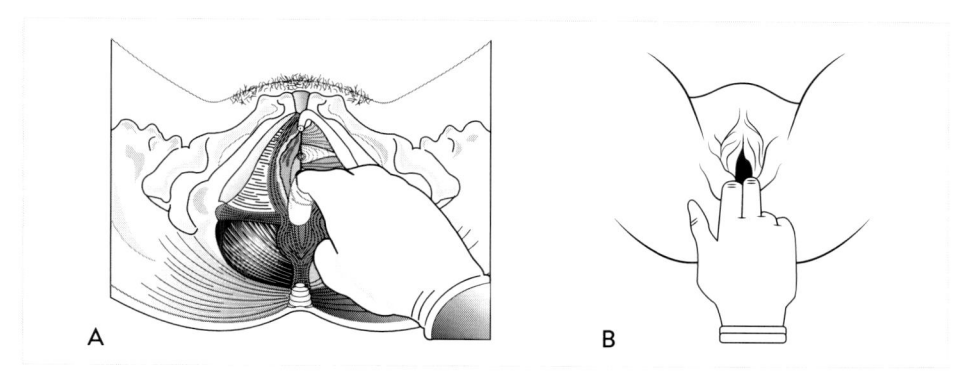

Figura 1   Palpação uni (**A**) e bidigital (**B**) da musculatura do assoalho pélvico feminino.

Avaliação do tônus muscular e da dor nos músculos do assoalho pélvico

Tônus muscular é o estado de tensão do músculo em repouso, podendo ser clinicamente determinado pela resistência do músculo ao movimento passivo. O tônus muscular apresenta dois componentes: o componente contrátil, criado pela ativação de baixa frequência de um pequeno número de unidades motoras, e o componente viscoelástico, que é independente da atividade neural e reflete as propriedades físicas passivas da tensão elástica da fibra muscular e a pressão osmótica das células.[4]

Para a avaliação da musculatura do assoalho pélvico, o fisioterapeuta deve estar atento à presença de hipertonicidade (aumento do tônus muscular relacionado aos componentes contráteis ou viscoelásticos, que podem estar associados à atividade contrátil elevada e/ou à rigidez passiva do músculo) ou hipotonicidade (diminuição do tônus muscular relacionada aos componentes contráteis ou viscoelásticos, que podem estar associados à atividade contrátil reduzida e/ou à rigidez passiva do músculo).[4] A alteração do tônus e a presença de dor no assoalho pélvico são dados importantes para o estabelecimento de objetivos no tratamento, podendo também representar contraindicações para determinadas técnicas.

Não existe padronização na literatura de como realizar a palpação para identificar pontos de dor e o tônus da musculatura do assoalho pélvico.[14] No entanto, embora não validada, a técnica do relógio pode ser utilizada para facilitar a identificação de quais músculos estão localizados na região palpada (Figura 2). Nessa técnica, imagina-se o introito vaginal no centro de um relógio, no qual a posição das 12 horas indica a localização da sínfise púbica, e a das 6 horas, do corpo perineal. Em uma palpação mais superficial, pode-se tocar, na direção de 1 e 11 horas, o músculo isquiocavernoso bilateralmente. O músculo bulboesponjoso está localizado na direção de 2 e 10 horas. Entre as posições de 3 e 9 horas, estão localizados os músculos transversos superficiais do períneo. Ao se palpar mais profundamente, introduzindo o dedo até a articulação interfalangiana proximal, pode-se avaliar os levantadores do ânus. O músculo pubococcígeo pode ser palpado bilateralmente no local das horas 7, 11, 1 e 5. O iliococcígeo está localizado nas horas 4 e 8, e o coccígeo requer uma inserção mais profunda do dedo, nas horas 5 e 7 do relógio.[14]

Sugere-se que o músculo obturador interno também seja avaliado durante a palpação, visto que as alterações na tonicidade desse músculo estão frequentemente associadas a queixas dolorosas na região pélvica pela sua proximidade com o canal pudendo, por onde passa o nervo de mesmo nome, e pela conexão fascial com os músculos do assoalho pélvico.[15]

A palpação do músculo obturador interno é facilitada com a contração e o encurtamento do músculo, o que faz com que ele se alargue sob o músculo levantador

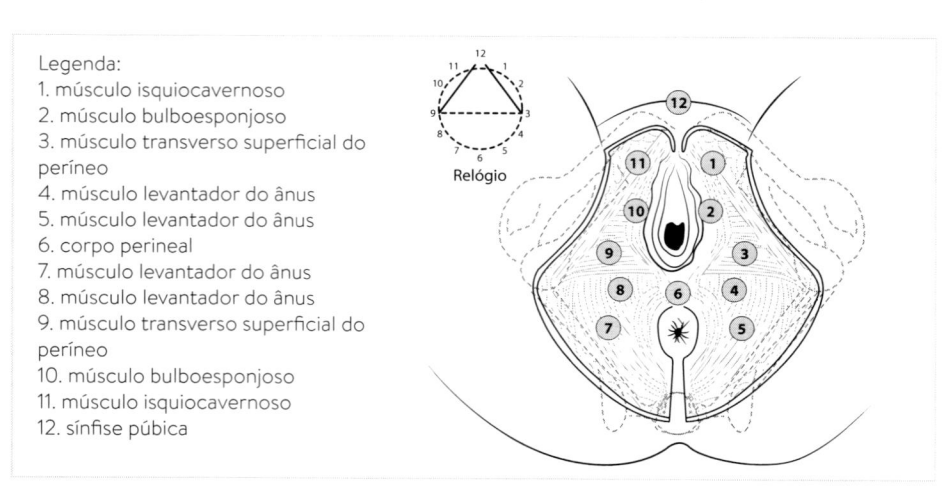

Legenda:
1. músculo isquiocavernoso
2. músculo bulboesponjoso
3. músculo transverso superficial do períneo
4. músculo levantador do ânus
5. músculo levantador do ânus
6. corpo perineal
7. músculo levantador do ânus
8. músculo levantador do ânus
9. músculo transverso superficial do períneo
10. músculo bulboesponjoso
11. músculo isquiocavernoso
12. sínfise púbica

Figura 2 Palpação dos músculos do assoalho pélvico baseada nos pontos do relógio.
Fonte: adaptada de Goldstein et al.[43].

do ânus. Isso pode ser obtido pedindo que a paciente realize a abdução da coxa, com rotação externa (apoiando-se a perna a ser testada no joelho contralateral), na posição de litotomia modificada, e empurre lateralmente o joelho contra a resistência da mão, que deve estar posicionada externamente ao joelho.[15] A direção da palpação ocorre na direção de 2 e 10 horas, mais profundamente.[14]

Durante a palpação, deve-se perceber ou questionar a paciente sobre a presença de dor quando a pressão for realizada. Embora não haja uma padronização para a avaliação da dor na musculatura do assoalho pélvico, a capacidade de detectar a presença ou ausência de dor à palpação, classificando-a como "sim" ou "não", é reprodutível interavaliadores (entre dois avaliadores).[10] A palpação deve ser realizada nas paredes vaginais laterais e posterior, procurando-se por *trigger points* ou áreas dolorosas. Sugere-se que, além de detectar a presença de dor, a intensidade da dor em cada ponto seja graduada, o que pode ser feito por meio de escalas visuais ou numéricas, como a escala visual analógica, que classificam a intensidade da dor.[14]

Deve-se atentar ao tônus de repouso da musculatura do assoalho pélvico. Dietz e Shek[16] propuseram uma classificação, como mostra o Quadro 1. Essa escala deve ser realizada por meio da palpação vaginal com a musculatura do assoalho pélvico em relaxamento, nos pontos 4-5 e 7-8 do relógio imaginário a partir do introito vaginal. A pressão inicial realizada nas paredes vaginais laterais e posterior deve ser leve, e sua intensidade deve ser aumentada aos poucos. Uma pressão abrupta pode gerar um espasmo muscular, que pode ser confundido com aumento do tônus.

Quadro 1 Escala proposta por Dietz e Shek para a graduação do tônus da musculatura do assoalho pélvico.[16]

Grau	Significado
0	Músculo não palpável
1	Músculo palpável, mas muito flácido Hiato vaginal largo Músculos oferecem resistência mínima à palpação
2	Hiato vaginal largo, mas músculos oferecem alguma resistência à palpação
3	Hiato vaginal levemente estreito Músculos oferecem leve resistência, mas ainda cedem facilmente à palpação
4	Hiato vaginal estreito Músculos oferecem alta resistência, mas cedem à palpação Sem dor
5	Hiato vaginal muito estreito Músculos oferecem resistência muito alta à palpação (como se estivesse palpando madeira) Dor possivelmente presente (vaginismo)

Tradução livre.

Devreese et al.[13] propuseram outra opção para a avaliação do tônus muscular: palpar separadamente as musculaturas superficial e profunda, classificando cada uma como normotônica, hipertônica ou hipotônica, de acordo com o que mostra o Quadro 2. Nessa classificação, o tônus aparece como o primeiro item de uma escala de palpação, que abrange, além do tônus, a avaliação da contração por diversos quesitos, como grau, velocidade, movimento e coordenação de contração. No estudo em que foi proposta essa avaliação, houve 98% de concordância entre dois profissionais para a avaliação do tônus superficial e 96% para o tônus da parte profunda do assoalho pélvico.[13]

Há evidências recentes de que a graduação do tônus muscular pode não ser reprodutível. Um estudo demonstrou que mesmo fisioterapeutas experientes na avaliação do assoalho pélvico não apresentaram boa concordância na classificação de rigidez muscular em um equipamento que simulava e quantificava essa rigidez.[17] Com isso, sugere-se que o avaliador seja bem treinado em relação à escala que será utilizada e sempre leve em consideração todo o contexto avaliado e outros achados para definir a conduta clínica a ser tomada.

Quadro 2   Escala proposta para a graduação do tônus da musculatura superficial e profunda do assoalho pélvico.[13]

Tônus	Escore
Parte superficial do assoalho pélvico	
Dedo indicador pode se mover sutilmente na vagina	Normotônico
A vagina está contraída, assemelhando-se a uma faixa firme em torno da segunda falange do dedo indicador	Hipertônico
O introito vaginal é "largo" e muito fraco	Hipotônico
Parte profunda do assoalho pélvico (músculos puborretal e elevador do ânus)	
Suspensão normal da rede do elevador na parte distal da vagina	Normotônico
A falange distal não pode se mover para baixo na parte distal da vagina	Hipertônico
O dedo desce para uma zona de volume muscular diminuído na parte distal da vagina	Hipotônico

Tradução livre.

Avaliação da contração

Após o tônus, deve-se avaliar, ainda por palpação, a contração muscular. Não há uma padronização para o modo de realização da palpação vaginal, ou seja, se serão utilizados um ou dois dedos (uni ou bidigital, respectivamente). Recomenda-se que a experiência do fisioterapeuta, a largura do canal vaginal e até a escala de avaliação utilizada sejam levados em consideração para a escolha do modo mais apropriado para cada paciente. A reprodutibilidade (mensuração de quão preciso é o resultado de uma mesma avaliação sendo feita por dois avaliadores diferentes ou duas vezes pelo mesmo avaliador, mas em momentos distintos) dessa avaliação parece ser influenciada pela idade da paciente – o que pode ser um reflexo das características anatômicas, que variam com o envelhecimento –, pela paridade e pela presença de disfunção sexual, além da própria variação anatômica natural do canal vaginal entre as mulheres.[18] Em um estudo que avaliou a reprodutibilidade das avaliações uni e bidigital em diferentes faixas etárias, foi observado que, em mulheres com idade entre 18 e 35 anos, a avaliação unidigital realizada duas vezes pelo mesmo avaliador teve uma melhor reprodutibilidade do que a avaliação bidigital. Para mulheres acima de 35 anos, a avaliação bidigital foi mais reprodutível. Quando comparadas as avaliações feitas por dois avaliadores diferentes, não houve diferença de reprodutibilidade entre a avaliação uni e bidigital em mulheres de 18 a 59 anos, porém, nas pacientes acima de 60 anos, a avaliação bidigital foi mais reprodutível.[18]

Esses dados demonstram que pode haver uma maior indicação da avaliação unidigital para mulheres mais jovens e da bidigital para mulheres com idade superior a 60 anos. No entanto, a idade não é a única característica que influencia a escolha; a individualidade anatômica da mulher também deve ser considerada. Independentemente da escolha entre um ou dois dedos, é muito importante que o fisioterapeuta anote, na ficha de avaliação, o método utilizado durante a palpação vaginal para a padronização do procedimento nas próximas avaliações da paciente.

Durante a palpação vaginal, o comando verbal do fisioterapeuta deve ser simples e claro e de acordo com o objetivo da avaliação. Para a avaliação da contração voluntária máxima, o fisioterapeuta deve solicitar que a mulher realize uma contração com a maior força possível (p. ex.: "contraia a musculatura do assoalho pélvico o máximo que conseguir, como se fosse segurar o xixi, sentindo um movimento para dentro e para cima dessa musculatura"). Para a avaliação do tempo de sustentação de contração dessa musculatura, o comando verbal pode ser, por exemplo: "contraia a musculatura do assoalho pélvico o máximo que conseguir, como se fosse segurar o xixi, sentindo um movimento para dentro e para cima dessa musculatura, pelo máximo tempo possível". É importante e recomendável manter o incentivo verbal enquanto a mulher mantém a contração (p. ex., dizendo "segura, segura").

No entanto, ainda não há uma unanimidade quanto ao melhor comando verbal para se assegurar a correta contração da musculatura do assoalho pélvico. Embora o comando de "segurar o xixi" seja amplamente utilizado, recente estudo mostrou que a orientação de "apertar o ânus" foi a instrução que fez a maioria das mulheres (90%) realizar o movimento correto de contração do assoalho pélvico. As outras orientações utilizadas nesse estudo foram: "contraia os músculos do assoalho pélvico"; "contraia e levante os músculos do assoalho pélvico como se parasse o fluxo de urina"; "Inspire moderadamente, expire e, em seguida, faça um movimento para dentro e para cima de seu assoalho pélvico"; e "faça uma elevação para dentro e comprima ao redor da uretra, vagina e reto".[19] A compreensão do comando verbal é imprescindível para que a mulher consiga realizar adequadamente a contração da musculatura do assoalho pélvico. Assim, o fisioterapeuta, na prática clínica, deve também adaptar o comando verbal de acordo com o entendimento de cada paciente, que pode variar conforme o grau de escolaridade e a capacidade cognitiva. Para pesquisas científicas, recomenda-se que o comando verbal seja padronizado.

Além disso, durante a palpação vaginal, o fisioterapeuta deve estar atento à realização do movimento promovido pela contração da musculatura do assoalho pélvico e a utilização de musculatura acessória (como a contração visível de adutores, glúteos e abdome). Especial atenção deve ser dada à orientação sobre respiração durante a contração da musculatura do assoalho pélvico. Deve-se evitar a manobra de Valsalva (expiração forçada realizada com as vias aéreas fechadas) e orienta-se que a expiração seja associada à contração do assoalho pélvico (pode-se utilizar o seguinte comando verbal, p. ex.: "prepare-se para a contração puxando o ar, contraia a musculatura do assoalho pélvico e solte o ar enquanto contrai"). No entanto, o importante é que não haja apneia. Caso a contração não seja feita da maneira correta, cabe ao fisioterapeuta instruir novamente a paciente. Após a nova instrução, pode-se avaliar o grau de função muscular realizada.

A literatura aponta que há sinergia entre as musculaturas abdominal e do assoalho pélvico, com aumento da atividade eletromiográfica da musculatura abdominal em resposta às contrações máxima e submáxima da musculatura do assoalho pélvico.[20,21] A cocontração entre transverso abdominal e musculatura do assoalho pélvico ocorre tanto em mulheres assintomáticas quanto sintomáticas; no entanto, para as sintomáticas, a coativação do transverso abdominal parece ser menor durante a contração da musculatura do assoalho pélvico. Além disso, as mulheres que apresentam disfunção dessa musculatura podem manifestar um aumento de cocontração de reto abdominal e oblíquos, em comparação às mulheres assintomáticas.[22] Embora esses dados devam ser interpretados com cautela, deve-se observar, na avaliação, se há contração essencialmente abdominal durante a contração dos músculos do assoalho pélvico ou grande movimento abdominal para dentro (indicativo de apneia) ou para fora (indicativo de Valsalva). Esses sinais devem ser observados com atenção, pois podem indicar que a mulher não esteja contraindo o assoalho pélvico de modo adequado. A orientação de contrair a musculatura do assoalho pélvico durante a expiração diminui a possibilidade de realizar apneia ou Valsalva.

A correta contração da musculatura do assoalho pélvico é definida como um "aperto em torno das aberturas pélvicas e elevação para dentro".[23] Na Figura 3, a musculatura do assoalho pélvico está representada nas formas relaxada e contraída. A musculatura considerada normal apresenta tônus de repouso constante (exceto antes e durante a micção e a defecação), simetria e capacidade de contrair e relaxar voluntária e involuntariamente.[4] Portanto, sempre se deve observar, ao avaliar a contração, a capacidade da mulher de retornar ao estado de relaxamento muscular.

Diversas escalas foram criadas com o objetivo de quantificar/qualificar essa contração, garantindo ao fisioterapeuta uma padronização de critérios para mensurar a resposta muscular. No entanto, não existe uma escala identificada como padrão-ouro.[3] Em razão da subjetividade da palpação vaginal, é recomendável que, em pesquisas científicas, sejam associadas mensurações objetivas da função muscular, como a manometria, a dinamometria e/ou eletromiografia.[6] A seguir, serão descritas as principais escalas de graduação da função da musculatura do assoalho pélvico.

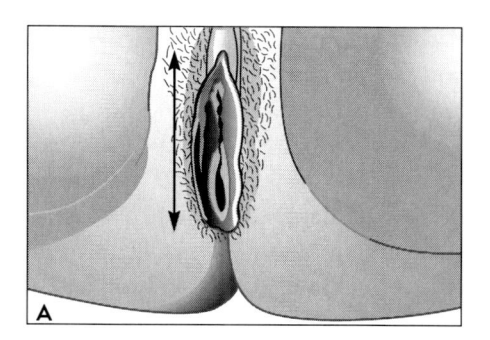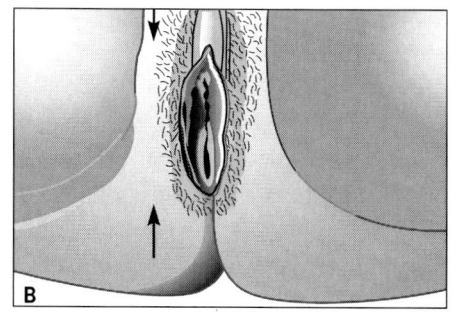

Figura 3 Musculatura do assoalho pélvico relaxada (**A**) e contraída (**B**).
Fonte: adaptada de Moreno.[44]

Escalas de avaliação dos músculos do assoalho pélvico por meio da palpação vaginal

Escala modificada de Oxford

Para a avaliação do grau de contração muscular, Laycock e Jerwood propuseram a escala modificada de Oxford, que gradua a contração muscular de 0 a 5 (Quadro 3).[24] Trata-se de uma das escalas mais utilizadas na prática clínica e em pesquisas científicas.

Quadro 3   Escala modificada de Oxford.[24]

Graduação da contração muscular	
0	**Ausência de contração:** sem contração muscular perceptível
1	**Esboço de contração:** uma tremulação ou pulsação é sentida sob o dedo do examinador
2	**Fraca:** um aumento na tensão é detectado, sem qualquer elevação perceptível da musculatura
3	**Moderada:** a tensão muscular é intensificada e caracterizada pela elevação do ventre muscular e da parede vaginal posterior; em uma contração mais forte, pode ser observado o deslocamento cranial
4	**Boa:** aumento da tensão e uma boa contração, que são capazes de elevar a parede vaginal posterior contra resistência (pressão digital aplicada à parede vaginal posterior)
5	**Forte:** uma forte resistência pode ser aplicada à elevação da parede vaginal posterior; o dedo do examinador é apertado e puxado para dentro da vagina

Tradução livre.

A reprodutibilidade intra-avaliador da escala modificada de Oxford[12,25,26] tem tido melhores resultados quando comparada à reprodutibilidade inter-avaliadores.[26-28] Isso significa que a palpação vaginal deve ser realizada preferencialmente pelo mesmo avaliador antes e após o tratamento, a fim de garantir a utilização dos mesmos critérios, proporcionando, assim, informações confiáveis.[2]

Muitos autores testaram a validade da escala modificada de Oxford com outros métodos de avaliação da musculatura do assoalho pélvico, verificando que há boa correlação entre a escala e a contração voluntária máxima do assoalho pélvico (manômetro Camtech AS);[26,29] moderada correlação entre a escala e o pico da pressão de contração (Peritron);[30] forte correlação entre a escala e os dados do Peritron em nulíparas;[31] e forte correlação entre a escala e o Perina.[32] Há, também, correlação entre a escala modificada de Oxford e dados eletromiográficos[33] e moderada correlação com achados ultrassonográficos.[20,29] Oversand et al.[34] não verificaram associação entre escala, achados ultrassonográficos e exame urodinâmico.

Apesar de os estudos citados terem alta variedade metodológica, populações distintas e métodos de avaliação da musculatura do assoalho pélvico diferentes, nota-se que a escala modificada de Oxford apresenta boa correlação com outros métodos de avaliação.

Escala proposta pela Sociedade Internacional de Continência (ISC)

Messelink et al.[1] relataram que a quantificação da contração voluntária é complexa e, apesar de muito utilizadas, a maioria das escalas existentes não é validada para a quantificação da contração da musculatura do assoalho pélvico. Assim, os pesquisadores propuseram a seguinte classificação: "ausente", se a palpação não pode ser sentida pelo fisioterapeuta, e "fraca", "normal" ou "forte" para diferenciar a intensidade da contração quando ela for palpável. Além disso, sugeriram que essa classificação seja realizada também em ortostatismo, para avaliar a capacidade de contração contra a gravidade.

Haslam e Laycock[35] propuseram uma comparação entre a escala modificada de Oxford e a escala proposta pela Sociedade Internacional de Continência, sugerindo que há uma equivalência entre as duas, como demonstrado no Quadro 4.

Quadro 4 Relação entre a escala modificada de Oxford e a escala proposta pela Sociedade Internacional de Continência.[35]

Escala de modificada Oxford		Escala da Sociedade Internacional de Continência
0	Ausência de contração	Ausente
1	Esboço de contração	Fraca
2	Fraca	
3	Moderada	Normal
4	Boa	
5	Forte	Forte

Tradução livre.

Escalas PERFECT e New PERFECT

Laycock e Jerwood propuseram a avaliação do assoalho pélvico por meio de um esquema denominado PERFECT, que contempla quatro componentes importantes da contração muscular: grau de contração muscular, resistência, contrações rápidas e número de repetições.[24]

Em 2007, Haslam e Laycock apresentaram a New PERFECT, uma modificação do esquema original, na qual o acrônimo foi mantido, mas com algumas mudanças.[35] Os esquemas PERFECT e New PERFECT estão demonstrados no Quadro 5, que lista as diferenças e as semelhanças de significado de cada etapa (letra do acrônimo), comparando as duas escalas.

Segundo os autores, o esquema PERFECT é válido (comparado com o manômetro) e demonstrou alta confiabilidade inter-avaliadores.[24] Embora possa parecer difícil de ser realizado, esse esquema pode proporcionar parâmetros individuais importantes para que o fisioterapeuta defina o protocolo de treinamento da musculatura do assoalho pélvico.

Cada letra do esquema representa uma etapa de avaliação a ser seguida ou característica que deverá ser observada. Sugere-se que se faça um intervalo de 1 minuto entre a realização de diferentes etapas do esquema PERFECT.

Quadro 5   Escalas PERFECT e New PERFECT.[1,24,35]

PERFECT		New PERFECT	
P (power)	Contração voluntária máxima: graduada por meio da escala modificada de Oxford[24]	P (performance)	Contração voluntária máxima: avaliada de acordo com a escala modificada de Oxford[24] ou com a escala da Sociedade Internacional de Continência[1]
E (endurance)	Resistência: refere-se a quanto tempo (até 10 segundos) a mulher consegue manter o grau de função muscular alcançado na escala modificada de Oxford		
R (repetitions)	Repetição: refere-se ao número de repetições (até 10) que a mulher consegue fazer mantendo o grau de contração voluntária máxima (P), durante os segundos registrados na etapa E, com intervalos de 4 segundos de repouso entre cada contração		
F (fast)	Fibra rápida: refere-se ao número de contrações voluntárias máximas com duração de 1 segundo, realizadas com o grau de contração da etapa P. Nessa etapa, é solicitado que a mulher contraia e relaxe a musculatura do assoalho pélvico de maneira vigorosa e rápida. Considera-se o máximo de 10 contrações		
E (every)	Contração cronometrada: completa o acrônimo e lembra o examinador de cronometrar e registrar a sequência da avaliação	E (elevation)	Elevação da parede vaginal posterior durante uma contração voluntária máxima (presente ou ausente)
C (contraction)		C (co-contraction)	Cocontração dos músculos abdominais inferiores durante a contração voluntária máxima (presente ou ausente)
T (timed)		T (timing)	Contração involuntária da musculatura do assoalho pélvico durante a tosse (presente ou ausente)

Tradução livre.

Assim, em uma avaliação pelo Esquema PERFECT, a contração da musculatura do assoalho pélvico será graduada, *por exemplo*, da seguinte maneira: em uma mulher que apresenta um grau 3 de contração na escala de Oxford (esse será o P), será solicitado que mantenha a contração pelo máximo de tempo que conseguir (esse será o E). Ao manter a contração por 5 segundos, será solicitado que ela repita essa contração de 5 segundos por várias vezes (no máximo 10), até que não consiga mais sustentar a contração por esse tempo, com a mesma intensidade. Se ela conseguir repetir a contração de 5 segundos por 4 vezes, esse será seu valor de R. Em seguida, o fisioterapeuta deverá anotar quantas contrações rápidas (máximo 10) com o mesmo grau 3 ela consegue realizar. Se realizar 8, ao final sua avaliação será: P=3; E=5; R=4; F=8.

Avaliação funcional

A escala de avaliação funcional proposta por Contreras-Ortiz et al. avalia qualitativamente a função do assoalho pélvico em mulheres (Quadro 6).[36,37] Os autores afirmam que ela é comparável às classificações utilizadas em neurologia clínica e deve ser utilizada para avaliar o efeito do tratamento fisioterapêutico, e não para fins de diagnóstico.

Quadro 6 Avaliação funcional de Contreras-Ortiz.[36,37]

Grau	Função
0	Sem função perineal objetiva, mesmo à palpação
1	Função perineal objetiva ausente, reconhecida apenas à palpação
2	Fraca função perineal objetiva, reconhecida à palpação
3	Função perineal objetiva e sem oposição à palpação
4	Função perineal objetiva e com oposição à palpação, porém não mantida
5	Função perineal objetiva e oposição sustentada à palpação por > 5 segundos

Tradução livre.

Escala de Amaro

A escala de Amaro foi proposta para avaliar a função muscular do assoalho pélvico em quatro graduações (Quadro 7). A graduação da função muscular nessa escala considera o tempo de sustentação da contração da musculatura do assoalho pélvico.[38] Essa escala apresentou boa reprodutibilidade intra-avaliador e de moderada a boa reprodutibilidade inter-avaliadores.[39]

Quadro 7 Escala de Amaro.[38]

Grau	Significado
0	Ausência de contração
1	Contrações leves, mantidas por menos de 3 segundos
2	Contrações moderadas, mantidas por menos de 5 segundos
3	Contrações normais, mantidas por mais de 5 segundos

Outras escalas

Além das escalas já citadas, que são as mais utilizadas, outros autores também propuseram classificações para avaliar a função ou a disfunção do assoalho pélvico. A escala de palpação do assoalho pélvico proposta por Devreese et al.[13] gradua a função da musculatura do assoalho pélvico e os achados da inspeção vaginal. Essa escala avalia tônus muscular, velocidade de contração e resistência, força e coordenação dos músculos do assoalho pélvico. A cocontração dos músculos abdominais e do assoalho pélvico é avaliada na etapa de inspeção, durante contração voluntária e a contração reflexa (tosse). Os autores dividem a avaliação em parte superficial e parte profunda do assoalho pélvico. A escala apresenta boa reprodutibilidade interavaliadores tanto para a inspeção quanto para a palpação.

Já a escala de Brink foi proposta para ser realizada bidigitalmente (utilizando-se os dedos indicador e médio).[40] Trata-se de uma escala de quatro pontos que avalia três categorias: contração muscular, elevação ou deslocamento vertical dos dedos do examinador e duração da contração. Para cada item, atribui-se um valor, e as classificações são, então, somadas, para se obter o escore total, que pode variar de 0 a 12.[41] A categoria contração muscular e o escore total da escala de Brink apresentam boa reprodutibilidade interavaliadores e boa validade com o manômetro (contração voluntária máxima, com o equipamento Peritron).[41] FitzGerald et al.[42] verificaram que a escala de Brink não teve relação com o diário miccional nem com a severidade da incontinência urinária avaliada pelo *pad test* (teste do absorvente), indicando que essa escala talvez não reflita a real capacidade de contração muscular e a sintomatologia da paciente.

Slieker-ten Hove et al.[10] propuseram o esquema de avaliação digital da função do assoalho pélvico segundo a terminologia da Sociedade Internacional de Continência, proposta pelo *Pelvic Floor Clinical Assessment Group*, vinculado à International Continence Society (ISC). Segundo os autores, essa escala contempla todos os tópicos propostos pela ISC para a avaliação da contração. Além disso, utiliza a graduação proposta pela Sociedade para a função muscular: ausente, fraca, moderada e forte. Os itens avaliados nessa escala são: movimentos da musculatura do assoalho pélvico durante contrações e esforços, presença de dor e incontinência, grau de contração, relaxamento, cocontrações, contrações involuntárias e simetria.

Outros aspectos a serem avaliados

O fisioterapeuta deve estar atento a outras questões importantes durante a palpação vaginal. Deve-se avaliar as demais características e funções, como sensibilidade; habilidade de relaxar totalmente após a contração; coordenação com músculos abdominais inferiores; simetria entre os lados direito e esquerdo durante a contração; cicatrizes, aderências e dor; e velocidade e sequência do recrutamento do elevador do ânus com os músculos perineais.[6]

Outros aspectos que merecem atenção são a presença de edema e/ou inflamação, a posição da paciente durante a avaliação (deitada, sentada ou em pé), a presença de *trigger points* (tensão muscular que pode ser dolorosa espontaneamente ou em caso de estímulo) e a dissinergia dos músculos do assoalho pélvico, que está relacionada à incoordenação dessa musculatura durante uma atividade funcional (p.ex., os músculos do assoalho pélvico podem não relaxar adequadamente durante a micção ou a defecação).[4]

Considerações finais

Para uma boa avaliação do assoalho pélvico, é importante garantir que a contração seja feita de maneira correta. Por isso, é imprescindível realizar a palpação vaginal. As escalas de avaliação do assoalho pélvico são subjetivas e dependem da experiência e do conhecimento do avaliador. Ainda são necessários estudos com boa qualidade metodológica para a avaliação da confiabilidade intra e interexaminadores, bem como para a validade e a responsividade de algumas escalas. Assim, recomenda-se que a avaliação antes e após o tratamento seja feita pelo mesmo avaliador.

Como as escalas avaliam itens diferentes e têm padronizações distintas, cabe ao fisioterapeuta decidir qual escala melhor atende às suas demandas, frente às necessidades de cada paciente.

Referências bibliográficas

1. Messelink B, Benson T, Berghmans B, Bø K, Corcos J, Fowler C et al. Standardization of terminology of pelvic floor muscle function and dysfunction: report from the pelvic floor clinical assessment group of the International Continence Society. Neurourol Urodyn. 2005;24(4):374-380.
2. Bø K, Sherburn M. Evaluation of female pelvic-floor muscle function and strength. Phys Ther. 2005;85(3):269-282.
3. Deegan EG, Stothers L, Kavanagh A, Macnab AJ. Quantification of pelvic floor muscle strength in female urinary incontinence: a systematic review and comparison of contemporary methodologies. Neurourol Urodyn. 2018;37(1):33-45.
4. Bø K, Frawley HC, Haylen BT, Abramov Y, Almeida FG, Berghmans B et al. An International Urogynecological Association (IUGA)/International Continence Society (ICS) joint report on the terminology for the conservative and nonpharmacological management of female pelvic floor dysfunction. Int Urogynecology J. 2017;28(2):191-213.
5. Baessler K, Schüssler B, Burgio KL, Moore K, Stanton SL (orgs). Pelvic floor re-education – principles and practice. 2.ed. London: Springer-Verlag, 2008.
6. Bø K, Berghmans B, Mørkved S, Van Kamppen M. Evidence-based physical therapy for the pelvic floor. 1.ed. Philadelphia: Elsevier, 2007.
7. Marques ADA, Silva MPP, Amaral MTP. Tratado de fisioterapia em saúde da mulher. 1.ed. São Paulo: Rocca, 2011.
8. Uechi N, Fernandes ACNL, Bø K, de Freitas LM, de la Ossa AMP, Bueno SM et al. Do women have an accurate perception of their pelvic floor muscle contraction? A cross-sectional study. Neurourol Urodyn. 2020;39(1):361-366.
9. Bø K. Pelvic floor muscle strength and response to pelvic floor muscle training for stress urinary incontinence. Neurourol Urodyn. 2003;22(7):654-658.
10. Slieker-ten Hove MCP, Pool-Goudzwaard AL, Eijkemans MJC, Steegers-Theunissen RPM, Burger CW, Vierhout ME. Face validity and reliability of the first digital assessment scheme of pelvic floor muscle function conform the new standardized terminology of the International Continence Society. Neurourol Urodyn. 2009;28(4):295-300.
11. International Continence Society (ICS). Digital palpation of the pelvic floor muscles [Internet]. International Continence Society, 2018. Disponível em: https://www.ics.org/committees/standardisation/terminologydiscussions/digitalpalpationofthepelvicfloormuscles. Acesso em: 03 jul. 2022.
12. Frawley HC, Galea MP, Phillips BA, Sherburn M, Bø K. Reliability of pelvic floor muscle strength assessment using different test positions and tools. Neurourol Urodyn. 2006;25(3):236-242.
13. Devreese A, Staes F, De Weerdt W, Feys H, Van Assche A, Penninckx F et al. Clinical evaluation of pelvic floor muscle function in continent and incontinent women. Neurourol Urodyn. 2004;23(3):190-197.
14. Meister MR, Shivakumar N, Sutcliffe S, Spitznagle T, Lowder JL. Physical examination techniques for the assessment of pelvic floor myofascial pain: a systematic review. Am J Obstet Gynecol. 2018;219(5):497e1-497.e13.
15. Prendergast SA, Weiss JM. Screening for musculoskeletal causes of pelvic pain. Clin Obstet Gynecol. 2003;46(4):773-782.
16. Dietz HP, Shek KL. The quantification of levator muscle resting tone by digital assessment. Int Urogynecol J Pelvic Floor Dysfunct. 2008;19(11):1489-1493.
17. Davidson MJ, Nielsen PMF, Taberner AJ, Kruger JA. Is it time to rethink using digital palpation for assessment of muscle stiffness? Neurourol Urodyn. 2020;39(1):279-285.
18. Silva JB, Sato TO, Rocha APR, Driusso P. Comparative intra- and inter-rater reliability of maximal voluntary contraction with unidigital and bidigital vaginal palpation and construct validity with Peritron manometer. Neurourol Urodyn. 2020;39(2):721-731.
19. Ben Ami N, Dar G. What is the most effective verbal instruction for correctly contracting the pelvic floor muscles? Neurourol Urodyn. 2018;37(8):2904-2910.

20. Arab AM, Behbahani RB, Lorestani L, Azari A. Correlation of digital palpation and transabdominal ultrasound for assessment of pelvic floor muscle contraction. J Man Manip Ther. 2009;17(3):e75-e79.
21. Sapsford RR, Hodges PW, Richardson CA, Cooper DH, Markwell SJ, Jull GA. Co-activation of the abdominal and pelvic floor muscles during voluntary exercises. Neurourol Urodyn. 2001;20(1):31-42.
22. Vesentini G, El Dib R, Righesso LAR, Piculo F, Marini G, Ferraz GAR et al. Pelvic floor and abdominal muscle cocontraction in women with and without pelvic floor dysfunction: a systematic review and meta-analysis. Clin Sao Paulo Braz. 2019;74:e1319.
23. Kegel AH. Progressive resistance exercise in the functional restoration of the perineal muscles. Am J Obstet Gynecol. 1948;56(2):238-248.
24. Laycock J, Jerwood D. Pelvic floor muscle assessment: the PERFECT scheme. Physiotherapy. 2001; 87(12):631-642.
25. Isherwood PJ, Rane A. Comparative assessment of pelvic floor strength using a perineometer and digital examination. BJOG Int J Obstet Gynaecol. 2000;107(8):1007-1011.
26. Bø K, Finckenhagen HB. Vaginal palpation of pelvic floor muscle strength: inter-test reproducibility and comparison between palpation and vaginal squeeze pressure. Acta Obstet Gynecol Scand. 2001;80(10):883-837.
27. Jeyaseelan SM, Haslam J, Winstanley JH, Roe B, Oldham JA. Digital vaginal assessment: an inter-tester reliability study. Physiotherapy. 2001;87(5):243-250.
28. Ferreira CHJ, Barbosa PB, de Oliveira Souza F, Antônio FI, Franco MM, Bø K. Inter-rater reliability study of the modified Oxford Grading Scale and the Peritron manometer. Physiotherapy. 2011;97(2):132-138.
29. Volløyhaug I, Mørkved S, Salvesen Ø, Salvesen KÅ. Assessment of pelvic floor muscle contraction with palpation, perineometry and transperineal ultrasound: a cross-sectional study. Ultrasound Obstet Gynecol. 2016;47(6):768-773.
30. Da Roza T, Mascarenhas T, Araujo M, Trindade V, Jorge RN. Oxford Grading Scale vs manometer for assessment of pelvic floor strength in nulliparous sports students. Physiotherapy. 2013;99(3):207-211.
31. Pereira VS, Hirakawa HS, Oliveira AB, Driusso P. Relationship among vaginal palpation, vaginal squeeze pressure, electromyographic and ultrasonographic variables of female pelvic floor muscles. Braz J Phys Ther. 2014;18(5):428-434.
32. Riesco MLG, Caroci AS, de Oliveira SMJV, Lopes MHBM. Perineal muscle strength during pregnancy and postpartum: the correlation between perineometry and digital vaginal palpation. Rev Lat Am Enfermagem. 2010;18(6):1138-1144.
33. Botelho S, Pereira LC, Marques J, Lanza AH, Amorim CF, Palma P et al. Is there correlation between electromyography and digital palpation as means of measuring pelvic floor muscle contractility in nulliparous, pregnant, and postpartum women? Neurourol Urodyn. 2013;32(5):420-423.
34. Oversand SH, Atan IK, Shek KL, Dietz HP. Association of urinary and anal incontinence with measures of pelvic floor muscle contractility. Ultrasound Obstet Gynecol. 2016;47(5):642-645.
35. Haslam J, Laycock J (orgs). Therapeutic management of incontinence and pelvic pain – pelvic organ disorders. 2.ed. London: Springer-Verlag, 2007.
36. Contreras-Ortiz O, Nunez F, Ibanez G. Evaluación funcional del piso femenino (classificacion funcional). Bol Soc Latinoam Uroginecol Cir Vaginal. 1994;1(1):5-9.
37. Contreras-Ortiz O, Coya n. Perineal dysfunction dynamic assessment in women. Classification proposal. Arch Boliv Med. 1995;48:12-15.
38. Amaro JL, Gameiro MO, Padovani CR. Treatment of urinary stress incontinence by intravaginal electrical stimulation and pelvic floor physiotherapy. Int Urogynecol J Pelvic Floor Dysfunct. 2003;14(3):204-208.
39. Sartori DV, Gameiro MO, Yamamoto HA, Kawano PR, Guerra R, Padovani CR et al. Reliability of pelvic floor muscle strength assessment in healthy continent women. BMC Urol. 2015;15:29.
40. Brink CA, Sampselle CM, Wells TJ, Diokno AC, Gillis GL. A digital test for pelvic muscle strength in older women with urinary incontinence. Nurs Res. 1989;38(4):196-199.
41. Hundley AF, Wu JM, Visco AG. A comparison of perineometer to Brink score for assessment of pelvic floor muscle strength. Am J Obstet Gynecol. 2005;192(5):1583-1591.
42. FitzGerald MP, Burgio KL, Borello-France DF, Menefee SA, Schaffer J, Kraus S et al. Pelvic-floor strength in women with incontinence as assessed by the Brink scale. Phys Ther. 2007;87(10):1316-1324.
43. Goldstein I, Meston CM, Davis S, Traish A. Women's sexual function and dysfunction: study, diagnosis and treatment. 1. ed. Londres: Taylor & Francis, 2006.
44. Moreno A. Fisioterapia em uroginecologia. 2.ed. Barueri: Manole, 2009.

CAPÍTULO 7

Dispositivos para a avaliação da musculatura do assoalho pélvico feminino

Amanda Garcia de Godoy
Bianca Manzan Reis

Introdução

Conforme exposto nos capítulos anteriores, a inspeção e a palpação vaginal devem ser realizadas pelo fisioterapeuta antes da utilização de outros dispositivos de mensuração da função da musculatura do assoalho pélvico, para que o profissional possa avaliar a capacidade que a mulher tem de realizar a contração dessa musculatura. Muito se tem questionado a respeito dos melhores métodos, técnicas e tecnologias disponíveis para a avaliação dessa musculatura, visto que não existe um único método que seja considerado padrão-ouro.[1] Nenhuma ferramenta sozinha fornece informações completas da força ou da função dos músculos do assoalho pélvico, de modo que os fisioterapeutas precisam estar cientes das vantagens e das desvantagens do dispositivo/método que irão empregar para a avaliação dessa musculatura,[2] caso desejem complementar os dados obtidos com a inspeção e a palpação vaginais.

Neste capítulo, serão abordados os dispositivos disponíveis para realizar ou auxiliar a avaliação da musculatura do assoalho pélvico. Alguns desses dispositivos apresentam embasamento científico e serão discutidos em detalhes nos próximos capítulos. Entretanto, apesar do lançamento de novos dispositivos no mercado, a maioria deles ainda não dispõe de evidência científica robusta para justificar seu uso clínico.[1] Assim, o profissional deve estar atento ao equipamento que irá selecionar para suas avaliações.

Recomendações para a utilização de tecnologias

Tecnologias que estejam diretamente ligadas à avaliação da musculatura do assoalho pélvico devem ser aplicadas somente após a exclusão de quaisquer contraindicações. As técnicas de imagem, por exemplo, podem ser utilizadas na prática clínica para quantificar as alterações fisiológicas e a presença de disfunções da musculatura do assoalho pélvico.[2]

Mediante a utilização de recursos tecnológicos para a avaliação dos músculos do assoalho pélvico, é de extrema importância que o fisioterapeuta esteja atento aos cuidados de manejo e à segurança própria e da paciente, a fim de preservar a saúde e a integridade de ambos (Figura 1).

Tipos de tecnologias disponíveis

A seguir, serão listadas as tecnologias disponíveis para a avaliação dos músculos do assoalho pélvico, tanto para a prática clínica como para as pesquisas científicas. Elas serão divididas em subitens relacionados à identificação da capacidade de contração muscular, à avaliação da força e das propriedades passivas/elásticas dos músculos do assoalho pélvico e aos recursos que podem auxiliar a avaliação dessa musculatura e de sintomas relacionados.

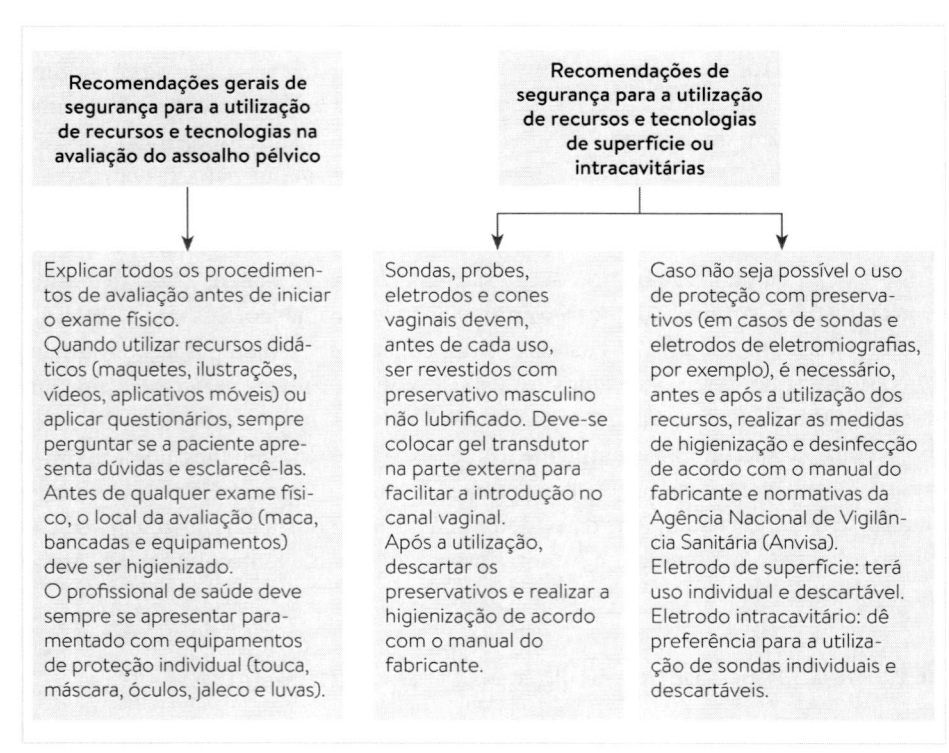

Figura 1 Boas práticas durante a avaliação dos músculos do assoalho pélvico, a fim de preservar a saúde e a integridade do profissional e da paciente.

Algumas dessas tecnologias serão descritas com detalhes nos próximos capítulos. Um breve resumo das tecnologias abordadas em capítulos anteriores está disponível no Quadro 1.

Quadro 1 Principais indicações e características das tecnologias abordadas em outros capítulos deste livro.

Tecnologia	Utilização/indicação	Características
Manometria	Utilizada para a avaliação da contração voluntária máxima e da resistência da musculatura do assoalho pélvico de maneira quantitativa (objetiva e indireta)[3,4]	Apesar da facilidade de utilização, os manômetros apresentam grandes variações entre os fabricantes, de forma que a medida da contração muscular avaliada tem leituras diferentes para fabricantes distintos, exigindo cautela na interpretação dos resultados[5]
Dinamometria	Avalia a medida direta e objetiva da força dos músculos do assoalho pélvico[6,7]	Há uma grande variedade de dispositivos patenteados para esse fim, porém as propriedades clinimétricas da maioria deles ainda estão sendo testadas[5] Na prática clínica, apresenta, como principal limitação de uso, a sua falta de acessibilidade no mercado
Eletromiografia	Permite identificar o padrão de contração dos músculos do assoalho pélvico por meio da avaliação e da interpretação dos sinais captados	Utilizada para a identificação do padrão de contração da musculatura do assoalho pélvico; também pode ser utilizada para avaliar a contração da musculatura acessória Novos dispositivos têm sido desenvolvidos com o objetivo de captar sinais de diferentes posições e camadas da musculatura do assoalho pélvico,[8] além de avaliar a presença da sinergia dos músculos que se relacionam com o assoalho pélvico, inclusive, durante atividades funcionais[9]
Ultrassom	Permite quantificar o deslocamento da uretra e a contração da musculatura do assoalho pélvico	Utilizado para auxiliar o diagnóstico e o tratamento das disfunções do assoalho pélvico por meio da identificação de imagem em diferentes modalidades[10,11]

Outras tecnologias disponíveis

Ressonância magnética funcional

A ressonância magnética funcional é uma tecnologia que utiliza imagem para avaliar a dinâmica do assoalho pélvico. Por meio das imagens, é possível identificar vários aspectos importantes da região, como prolapso vaginal e largura do hiato urogenital,[12-14] entre outros. Durante a realização do exame, é solicitada a contração muscular seguida de relaxamento; posteriormente, é solicitado o aumento da pressão intra-abdominal.[15]

Essa técnica pode permitir uma avaliação mais específica das estruturas pélvicas durante atividades funcionais e durante a manobra de Valsalva.[16] Apesar de o método de avaliação não ser realizado diretamente pelo fisioterapeuta, sua interpretação e visualização prévia no início do tratamento pode se somar às técnicas de avaliação do assoalho pélvico, auxiliando o direcionamento do tratamento.

Magnetomiografia

A magnetomiografia é uma ferramenta não invasiva que permite medir passivamente a atividade do campo eletromagnético gerada pela despolarização dos músculos durante a contração muscular.[17] Ela fornece resultados de precisão temporal similares à eletromiografia, ou seja, os sinais da magnetomiografia registram os mecanismos de contração do músculo esquelético pelas mesmas correntes iônicas presentes na eletromiografia,[18] porém com maior resolução espacial.[19] A magnetomiografia registra os sinais eletrofisiológicos relacionados às correntes primárias, em oposição à eletromiografia de superfície, que registra as correntes secundárias que atingem a superfície da pele.[20]

O uso da magnetomiografia foi estudado em relação aos músculos levantadores do ânus em mulheres nulíparas, gestantes e puérperas,[20-22] trazendo resultados promissores para a avaliação clínica e pesquisas. Os resultados mostraram que essa tecnologia é capaz de identificar e caracterizar a contração dos músculos levantadores do ânus de forma precisa.

O procedimento de avaliação da magnetomiografia apresenta custo elevado e exige condições específicas (como temperatura do ambiente controlada) para seu funcionamento. Contudo, estudos recentes têm buscado simplificar e reduzir o custo dessa técnica, tentando torná-la mais acessível.[19]

Acelerômetro

Com o formato de um anel (com sensores) e uma haste que se estende ao longo da vagina, essa tecnologia sem fio é utilizada para detectar o movimento do assoalho pélvico durante a contração. O recurso permite a realização tanto da avaliação quanto do acompanhamento do tratamento das disfunções dos músculos do assoalho pélvico, verificando a capacidade de contração correta desses músculos com a mulher em decúbito dorsal e na posição de pé; promove também *feedback* dos movimentos em tempo real, com o uso de um aplicativo para *smartphone*.[23,24]

Outros métodos de avaliação

Os cones vaginais foram desenvolvidos por Plevnik[25] para avaliar e tratar a musculatura do assoalho pélvico. Atualmente, existem variações de modelos, com diversos pesos e formatos, e *kits* de cones podem ser comprados com diferentes gradações de peso (Figura 2). Em pesquisas científicas, o dispositivo foi testado de diferentes formas para a avaliação das forças passiva e ativa dessa musculatura.

Um dos modos de avaliação descritos na literatura consiste na introdução do cone mais leve no canal vaginal. Em seguida, solicita-se que a mulher permaneça parada na posição ortostática,[26] que ande por um minuto,[27] com (força ativa) ou sem (força passiva ou de repouso) contração da musculatura do assoalho, ou, ainda, que realize manobras de Valsalva.[27] Caso ela seja capaz de manter o cone durante a atividade escolhida, este deve ser substituído por um cone mais pesado, e o mesmo teste deve ser realizado novamente. O cone mais pesado que a mulher for capaz de reter durante as atividades é o que deve ser considerado para a graduação da força da musculatura do seu assoalho pélvico.

Apesar da versatilidade e da praticidade do dispositivo, os resultados podem não ser confiáveis, uma vez que o cone pode permanecer no canal vaginal pela posição transversa ou por causa de fezes retidas no reto, que atuam como uma plataforma de sustentação.[28] A isso, soma-se o fato de que foram conduzidos poucos estudos comparando-o com outros métodos de avaliação dessa musculatura.[27,28]

Os parcos estudos que foram realizados comparando métodos de avaliação encontraram uma correlação fraca entre o uso do cone vaginal e a palpação vaginal[28] e

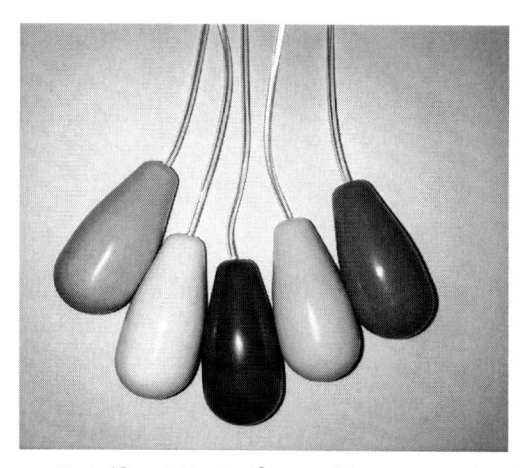

Figura 2   *Kit* de cones vaginais (Quark Medical®) com diferentes graduações de peso, representados por cores/tons distintos.

a manometria.[27,28] Apenas um estudo encontrou uma correlação aceitável[26] entre os resultados da avaliação com o cone e a palpação vaginal. Assim, recomenda-se cautela no uso desse dispositivo com o objetivo de avaliar a musculatura do assoalho pélvico,[2,28] ao menos até que surjam novas evidências científicas.

Muitas tecnologias são aplicadas para a avaliação da força ativa (contração) dos músculos do assoalho pélvico,[6,29,30] porém pouco se discute sobre as propriedades mecânicas, que envolvem o componente elástico dessa musculatura.[31] Um elastômetro manual automatizado foi criado para quantificar a rigidez passiva do músculo elevador do ânus em mulheres. Consiste em uma peça em formato parecido com um espéculo, um controlador em tempo real e um computador, com o qual a peça de mão se comunica por meio de uma conexão sem fio. O dispositivo apresentou alto grau de reprodutibilidade nas medidas de rigidez e foi considerado adequado para o uso clínico.[31] Entretanto, apesar de ainda não ser um instrumento comercializado no mercado, esse dispositivo pode auxiliar a identificar mulheres com maior risco de sofrer lesões, principalmente as relacionadas ao parto, possibilitando uma abordagem fisioterapêutica direcionada à prevenção dos traumas perineais.[32]

Anumba et al.[33] identificaram que a rigidez da musculatura do assoalho pélvico em gestantes foi associada a um segundo estágio prolongado do trabalho de parto e à ocorrência de parto instrumental (fórceps),[33] sendo sugerido que a modificação das propriedades de rigidez dos músculos do assoalho pélvico, como o alongamento mecânico dos músculos durante a gestação, pode reduzir a incidência de trauma durante o parto vaginal.[31] Entretanto, apesar dos estudos disponíveis na literatura, ainda não há evidências de que a elastometria seja uma técnica útil de avaliação clínica no período pré e pós-natal (para a triagem de risco de disfunção dos músculos do assoalho pélvico durante o parto), tampouco um método de identificação de melhora da capacidade muscular após tratamento cirúrgico, tratamento fisioterapêutico ou outras técnicas.[33]

Recursos auxiliares no processo de avaliação
Prática de educação em saúde

O conhecimento da musculatura do assoalho pélvico (por meio da comunicação e da informação) se faz necessário tanto para influenciar o comportamento de busca por cuidados quanto para a compreensão das mulheres sobre o próprio corpo, facilitando, também, o entendimento das intervenções oferecidas pelos profissionais de saúde.[34] Palestras, ilustrações dos músculos dessa região e orientações sobre o ciclo vital feminino mostram-se eficazes no aumento do conhecimento das mulheres em relação à localização, à função, à disfunção e às opções de tratamento das disfunções dessa musculatura.[35]

Ainda, como foi discutido nos capítulos anteriores, é necessário que a mulher forneça seu consentimento esclarecido antes da avaliação da musculatura do assoalho pélvico.[36] Para isso, ela deve ser informada dos procedimentos que serão realizados e por que eles são necessários, de forma que possa compreender e sanar todas as suas dúvidas.[36,37]

Esse processo de educação pode ocorrer por meio de ilustrações, modelos anatômicos, comunicação verbal, mídias (p. ex., vídeos) ou outros métodos disponíveis. É importante lembrar que aplicativos para celular podem auxiliar nesse processo, uma vez que muitos trazem material didático em forma de texto ou vídeo.[38]

Contudo, o profissional deve avaliar o conteúdo exibido e, se adequado, indicar que a mulher o consulte como material extra no processo educativo. Muitas mulheres desconhecem a existência, a localização ou a função da musculatura do assoalho pélvico, o que torna difícil a compreensão da correta contração quando esta é solicitada durante a avaliação. Muitas vezes, mesmo aquelas que têm conhecimentos sobre essa musculatura não são capazes de realizar uma contração adequada.[39,40]

Revisões sistemáticas[38,41-44] têm mostrado que o uso de aplicativos para *smartphones* relacionados ao treinamento dos músculos do assoalho pélvico podem ser benéficos, com potencial para melhorar a adesão ao tratamento fisioterapêutico.[38,42] Além disso, o uso de aplicativos mostrou-se uma técnica com baixo custo e resultados promissores.[45] Entretanto, é importante ressaltar que a avaliação correta e adequada dos músculos do assoalho pélvico, a ser realizada por um fisioterapeuta, é indispensável, visto que a maioria das mulheres não apresenta boa autopercepção desses músculos[39] e, por isso, não consegue realizar a contração corretamente. Assim, a simples indicação de aplicativos, sem que haja avaliação prévia, pode não somente não trazer benefícios, como também pode agravar o quadro de sintomas em mulheres que apresentam disfunções do assoalho pélvico.[46]

Recursos de avaliação de sintomas relacionados às disfunções da musculatura do assoalho pélvico

Conforme será apresentado no Capítulo 13, o diário miccional é uma ferramenta amplamente utilizada e que permite a avaliação de sintomas do trato urinário inferior. Atualmente, há uma variedade de aplicativos de celular que se propõem a fazer essa avaliação dos hábitos miccionais. Uma pesquisa de análise descritiva, realizada em 2020, mostrou que nenhum dos aplicativos de diário miccional disponíveis avalia todas as características possíveis dos sintomas do trato urinário inferior ou apresenta validação. Assim, a pesquisa identificou que o profissional deve escolher o dispositivo que abrangerá os tópicos de interesses relacionados à sua avaliação específica[47] e que esteja disponível no idioma da paciente (foi encontrado apenas um aplicativo em português), lembrando-se sempre de analisar os resultados com cautela.

Há, ainda, aplicativos que se conectam a dispositivos externos, como o caso de um dispositivo que fornece *biofeedback* em tempo real da força gerada por meio da contração correta e/ou incorreta dos músculos do assoalho pélvico. Apesar de esse tipo de aparelho realizar a medição da força em newtons (N), quando comparado à avaliação realizada com dinamômetro vaginal, não constitui um indicador válido da força da musculatura do assoalho pélvico e não deve ser usado para medir resultados com validade fidedigna de avaliação. Ainda assim, pode ser considerado uma opção de auxílio na avaliação dos músculos do assoalho pélvico e na identificação da contração correta, além de contribuir com o tratamento domiciliar.[48]

Por outro lado, em se tratando de auxílio na continuidade do tratamento domiciliar relacionado ao treinamento dos músculos do assoalho pélvico, estudos de revisão sistemática[2,38] identificaram diversos aplicativos (pagos ou gratuitos e em diversos idiomas) que estão disponíveis para *download* e podem ser importantes aliados para o tratamento das disfunções dessa musculatura, desde que aliados às avaliações periódicas realizadas pelo fisioterapeuta.

Considerações finais

Diante da variedade de recursos disponíveis para a avaliação dos músculos do assoalho pélvico, é importante que o fisioterapeuta, após fazer a inspeção e a palpação vaginal, caso considere que a utilização de alguns desses dispositivos irá auxiliá-lo no diagnóstico fisioterapêutico, utilize-os com cautela, pois muitos desses dispositivos não apresentam evidências suficientes para a uso clínico seguro.

Referências bibliográficas

1. Brummelstroete GH, Loohuis AM, Wessels NJ, Westers HC, Summeren JJGT van, Blanker MH. Scientific evidence for pelvic floor devices presented at conferences: an overview. Neurourol Urodyn. 2019;38(7):1958-1965.
2. Bø K, Sherburn M. Evaluation of female pelvic-floor muscle function and strength. Phys Ther. 2005;85(3):269-282.
3. Barbosa PB, Franco MM, Souza FO, Antônio FI, Montezuma T, Ferreira CHJ. Comparison between measurements obtained with three different perineometers. Clinics. 2009;64(6):527-533.
4. Rahmani N, Mohseni-Bandpei MA. Application of perineometer in the assessment of pelvic floor muscle strength and endurance: a reliability study. J Bodyw Mov Ther. 2011;15(2):209-214.
5. Orth DL. Métodos de avaliação direta da força dos músculos do assoalho pélvico feminino: revisão sistemática e modelo de utilidade. [Tese]. São Carlos: Universidade Federal de São Carlos, 2016.
6. Dumoulin C, Bourbonnais D, Lemieux M-C. Development of a dynamometer for measuring the isometric force of the pelvic floor musculature. Neurourol Urodyn. 2003;22(7):648-653.
7. Nunes FR, Martins CC, Guirro ECO, Guirro RRJ. Reliability of bidirectional and variable-opening equipment for the measurement of pelvic floor muscle strength. PM&R. 2011;3(1):21-26.

8. Voorham-van der Zalm PJ, Voorham JC, van den Bos TWL, Ouwerkerk TJ, Putter H, Wasser MNJM et al. Reliability and differentiation of pelvic floor muscle electromyography measurements in healthy volunteers using a new device: the Multiple Array Probe Leiden (MAPLe). Neurourol Urodyn. 2013;32(4):341-348.
9. Pinto FR, Saraiva A, Camatti JR, Luz CS. Avaliação da sinergia abdomino-pélvica durante atividades funcionais em mulheres nulíparas: série de caso. Revista Pesquisa em Fisioterapia. 2018;8(1):110-118.
10. Ahmad AN, Hainsworth A, Williams AB, Schizas AMP. A review of functional pelvic floor imaging modalities and their effectiveness. Clin Imaging. 2015;39(4):559-565.
11. Santoro GA, Wieczorek AP, Dietz HP, Mellgren A, Sultan AH, Shobeiri SA et al. State of the art: an integrated approach to pelvic floor ultrasonography. Ultrasound Obstet Gynecol. 2011;37(4):381-396.
12. Healy JC, Halligan S, Reznek RH, Watson S, Bartram CI, Phillips R et al. Dynamic MR imaging compared with evacuation proctography when evaluating anorectal configuration and pelvic floor movement. AJR Am J Roentgenol. 1997;169(3):775-779.
13. Lienemann A, Anthuber C, Baron A, Kohz P, Reiser M. Dynamic MR colpocystorectography assessing pelvic-floor descent. Eur Radiol. 1997;7(8):1309-1317.
14. Fielding JR, Griffiths DJ, Versi E, Mulkern RV, Lee ML, Jolesz FA. MR imaging of pelvic floor continence mechanisms in the supine and sitting positions. AJR Am J Roentgenol. 1998;171(6):1607-1610.
15. Lienemann A, Fischer T. Functional imaging of the pelvic floor. Eur J Radiol. 2003;47(2):117-122.
16. Dias N, Peng Y, Khavari R, Nakib NA, Sweet RM, Timm GW et al. Pelvic floor dynamics during high-impact athletic activities: a computational modeling study. Clin Biomech (Bristol, Avon). 2017;41:20-27.
17. Garcia MAC, Baffa O. Magnetic fields from skeletal muscles: a valuable physiological measurement? Front Physiol. 2015;6:228.
18. Parker KK, Wikswo Jr JP. A model of the magnetic fields created by single motor unit compound action potentials in skeletal muscle. IEEE Trans Biomed Eng. 1997;44(10):948-957.
19. Zuo S, Schmalz J, Özden MO, Gerken M, Su J, Niekiel F et al. Ultrasensitive magnetoelectric sensing system for Pico-Tesla MagnetoMyoGraphy. IEEE Trans Biomed Circuits Syst. 2020;14(5):971-984.
20. Oliphant S, Escalona-Vargas D, Austin B, Eswaran H. Magnetomyography of the levator muscle complex: a novel assessment tool. Am J Obstet Gynecol. 2016;215(5):667-669.
21. Escalona-Vargas D, Oliphant S, Eswaran H. Magnetomyographic recordings of pelvic floor activity during pregnancy and postpartum: a novel non-invasive approach. Conf Proc IEEE Eng Med Biol Soc. 2019; 2019:1855-1858.
22. Escalona-Vargas D, Oliphant S, Siegel ER, Eswaran H. Characterizing pelvic floor muscles activities using magnetomyography. Neurourol Urodyn. 2019;38(1):151-157.
23. Bohorquez J, McKinney J, Keyser L, Sutherland R, Pulliam SJ. Development of a wireless accelerometer-based Intravaginal device to detect pelvic floor motion for evaluation of pelvic floor dysfunction. Biomed Microdevices. 2020;22(2):26.
24. Rosenblatt P, McKinney J, Rosenberg RA, Iglesias RJ, Sutherland RC, Pulliam SJ. Evaluation of an accelerometer-based digital health system for the treatment of female urinary incontinence: a pilot study. Neurourol Urodyn. 2019;38(7):1944-1952.
25. Plevnik S. A new method for testing and strengthening of pelvic floor muscles. Proceedings of the 15th Annual Meeting of the International Continence Society. London, United Kingdom. 1985;95(10):267-268.
26. Ortiz OC, Nuñez FC. Dynamic assessment of pelvic floor function in women using the intravaginal device test. Int Urogynecol J. 1996;7(6):317-320.
27. Kerschan-Schindl K, Uher E, Wiesinger G, Kaider A, Ebenbichler G, Nicolakis P et al. Reliability of pelvic floor muscle strength measurement in elderly incontinent women. Neurourol Urodyn. 2002;21(1):42-47.
28. Hahn I, Milsom I, Ohlsson BL, Ekelund P, Uhlemann C, Fall M. Comparative assessment of pelvic floor function using vaginal cones, vaginal digital palpation and vaginal pressure measurements. Gynecol Obstet Invest. 1996;41(4):269-274.
29. Miller JM, Ashton-Miller JA, Perruchini D, DeLancey JOL. Test-retest reliability of an instrumented speculum for measuring vaginal closure force. Neurourol Urodyn. 2007;26(6):858-863.
30. Sanches PRS, Silva DP, Müller AF, Schmidt AP, Ramos JGL, Nohama P. Vaginal probe transducer: characterization and measurement of pelvic-floor strength. J Biomech. 2009;42(15):2466-2471.
31. Kruger JA, Nielsen PMF, Budgett SC, Taberner AJ. An automated hand-held elastometer for quantifying the passive stiffness of the levator ani muscle in women. Neurourol Urodyn. 2015;34(2):133-138.
32. Beckmann MM, Garrett AJ. Antenatal perineal massage for reducing perineal trauma. Cochrane Database Syst Rev. Disponível em: http://doi.wiley.com/10.1002/14651858.CD005123.pub2. Acesso em: 03 jul. 2022.
33. Anumba DOC, Gillespie S, Jha S, Abdi S, Kruger J, Taberner A et al. Postnatal pelvic floor muscle stiffness measured by vaginal elastometry in women with obstetric anal sphincter injury: a pilot study. Int Urogynecol J. 2020;31(3):567-575.

34. Fante JF, Silva TD, Mateus-Vasconcelos ECL, Ferreira CHJ, Brito LGO. Do women have adequate knowledge about pelvic floor dysfunctions? A systematic review. Rev Bras Ginecol Obstet. 2019;41(8):508-519.

35. de Freitas LM, Bø K, Fernandes ACNL, Uechi N, Duarte TB, Ferreira CHJ. Pelvic floor muscle knowledge and relationship with muscle strength in Brazilian women: a cross-sectional study. Int Urogynecol J. 2019;30(11):1903-1909.

36. Conselho Federal de Fisioterapia e Terapia Ocupacional (COFFITO). Resolução n. 372, de 06 de novembro de 2009. Reconhece a Saúde da Mulher como especialidade do profissional fisioterapeuta e dá outras providências. Diário Oficial da União, 30 nov. 2009, seção 1, p.101. Disponível em: https://www.coffito.gov.br/nsite/?p=3135. Acesso em: 03 jul. 2022.

37. Conselho Federal de Fisioterapia e Terapia Ocupacional (COFFITO). Resolução n. 424, de 08 de julho de 2013. Estabelece o Código de Ética e Deontologia da Fisioterapia. Diário Oficial da União, 01 ago. 2013; n. 147, seção 1. Disponível em: https://www.coffito.gov.br/nsite/?p=3187. Acesso em: 03 jul. 2022.

38. Latorre GFS, Fraga R de, Seleme MR, Mueller CV, Berghmans B. An ideal e-health system for pelvic floor muscle training adherence: systematic review. Neurourol Urodyn. 2019;38(1):63-80.

39. Uechi N, Fernandes ACNL, Bø K, de Freitas LM, de la Ossa AMP, Bueno SM et al. Do women have an accurate perception of their pelvic floor muscle contraction? A cross-sectional study. Neurourol Urodyn. 2020;39(1):361-366.

40. Vermandel A, De Wachter S, Beyltjens T, D'Hondt D, Jacquemyn Y, Wyndaele JJ. Pelvic floor awareness and the positive effect of verbal instructions in 958 women early postdelivery. Int Urogynecol J. 2015;26(2):223-228.

41. Barnes KL, Dunivan G, Jaramillo-Huff A, Krantz T, Thompson J, Jeppson P. Evaluation of smartphone pelvic floor exercise applications using standardized scoring system. Female Pelvic Med Reconstr Surg. 2019;25(4):328-335.

42. Nagib ABL, Riccetto C, Martinho NM, Pennisi PRC, Blumenberg C, Paranhos LR et al. Use of mobile apps for controlling of the urinary incontinence: a systematic review. Neurourol Urodyn. 2020;39(4):1036-1048.

43. Bol N, Helberger N, Weert JCM. Differences in mobile health app use: a source of new digital inequalities? The Information Society. 2018;34(3):183-193.

44. Szinay D, Jones A, Chadborn T, Brown J, Naughton F. Influences on the uptake of and engagement with health and well-being smartphone apps: systematic review. J Med Internet Res. 2020;22(5):e17572.

45. Sjöström M, Lindholm L, Samuelsson E. Mobile app for treatment of stress urinary incontinence: a cost-effectiveness analysis. J Med Internet Res. 2017;19(5):e154.

46. Henderson JW, Wang S, Egger MJ, Masters M, Nygaard I. Can women correctly contract their pelvic floor muscles without formal instruction? Female Pelvic Med Reconstr Surg. 2013;19(1):8-12.

47. Vaccari NA, da Silveira LTY, Bortolini MAT, Haddad JM, Baracat EC, Ferreira EAG. Content and functionality features of voiding diary applications for mobile devices in Brazil: a descriptive analysis. Int Urogynecol J. 2020;31(12):2573-2581.

48. Czyrnyj CS, Bérubé M-È, Brooks K, Varette K, McLean L. Reliability and validity of a mobile home pelvic floor muscle trainer: The Elvie Trainer. Neurourol Urodyn. 2020;39(6):1717-1731.

CAPÍTULO 8

Manometria da musculatura do assoalho pélvico feminino

Jordana Barbosa da Silva
Daiane Munhoz Mira
Patricia Driusso

Introdução

Apesar de ainda não existir uma técnica considerada padrão-ouro para realizar a avaliação dos músculos do assoalho pélvico, a palpação digital vaginal e a manometria estão entre os métodos mais utilizados na prática clínica[1,2] e apresentam boa aceitação entre as mulheres.[3] A manometria apresenta dados reprodutíveis para a avaliação do assoalho pélvico feminino.[4-13] Dizer que os dados são reprodutíveis significa inferir que a avaliação da função muscular do assoalho pélvico tende a ser realizada de modo semelhante nas seguintes circunstâncias: 1) quando realizadas avaliações repetidas ao longo do tempo (teste-reteste), sem que haja alteração clínica importante; 2) quando a avaliação é realizada por fisioterapeutas diferentes (inter-reprodutibilidade) ou pelo mesmo fisioterapeuta em momentos diferentes (intrarreprodutibilidade).[14]

Por meio de uma sonda vaginal, a manometria mensura o aumento da pressão vaginal ou anal durante o repouso ou ao longo de uma contração dos músculos do assoalho pélvico (geralmente em cmH_2O ou mmHg).[9] Pode ser utilizada com a finalidade de avaliar quantitativamente, de maneira objetiva e indireta, a força, a resistência e o tempo de ativação da musculatura do assoalho pélvico.[15,16] A avaliação dessa musculatura por meio do manômetro pode ser inapropriada ou contraindicada para algumas mulheres, especialmente aquelas que não realizam uma contração voluntária da musculatura do assoalho pélvico[16] (quando avaliada previamente por palpação vaginal) ou as que apresentam dores relacionadas à inserção da sonda no canal vaginal, uma vez que essas queixas podem estar associadas a disfunções como vaginismo, dispareunia ou outras condições de saúde.

A mensuração da contração voluntária da musculatura do assoalho pélvico pode ser visualizada (no próprio manômetro ou em um dispositivo acoplado a um computador) por diferentes gráficos, sinais luminosos ou, ainda, por sinais sonoros.[17] O manômetro é um dispositivo bastante interessante e que pode ser usado também durante o tratamento fisioterapêutico, auxiliando a motivação e a aprendizagem da mulher para que ela consiga realizar uma correta contração,[11,18] uma vez que aproximadamente 30% das mulheres não são capazes de contrair a musculatura do assoalho pélvico adequadamente.[19,20] Por haver escassez de estudos com baixo risco de viés na literatura que tiveram como objetivo avaliar os efeitos da manometria durante o tratamento de disfunções do assoalho pélvico,[21-23] ainda não existem evidências suficientes em relação às vantagens da manometria associada ao treinamento dos músculos do assoalho pélvico para o tratamento de disfunções do assoalho pélvico.[21] Neste capítulo, iremos abordar o uso do manômetro exclusivamente como forma de avaliar a musculatura dessa região.

Cabe ressaltar que a mensuração da contração voluntária máxima do assoalho pélvico pela manometria pode ser influenciada por algumas características, como: tamanho da sonda, tipo de material da sonda, sensibilidade da sonda à pressão, diferentes parâmetros de unidade de medição dos dispositivos (mmHg, psi, cmH_2O),[16,18,24] posicionamento da sonda no canal vaginal e características individuais da mulher, como o diâmetro do canal vaginal.[16] Além disso, a contração simultânea de músculos acessórios/sinergistas pode influenciar os resultados da mensuração da contração voluntária máxima dos músculos do assoalho pélvico.[16] Alguns fatores são essenciais para minimizar os possíveis erros de medição na avaliação da função dessa musculatura, como a sistematização dos procedimentos, o protocolo de avaliação e a experiência do avaliador.

Recomendações para a utilização do manômetro

Antes de realizar a avaliação da musculatura do assoalho pélvico com o manômetro, o fisioterapeuta deve se certificar, por meio da inspeção e da palpação vaginal, que a mulher consegue realizar corretamente a contração dessa musculatura, conforme exposto no Capítulo 4. A sonda deve ser revestida por um preservativo masculino sem lubrificante e um gel lubrificante deve ser colocado na parte externa, com o intuito de facilitar a introdução da sonda no introito vaginal.[19,20] Ao retirar a sonda do canal vaginal, o fisioterapeuta deve descartar o preservativo utilizado. A higienização da sonda pode ser realizada com água quente e sabão ou sabonete neutro.

Kegel[25,26] descreveu que a musculatura do assoalho pélvico localiza-se no terço médio da vagina. Por isso, a maioria dos estudos tem adotado esse posicionamento da sonda para a avaliação da contração da musculatura do assoalho pélvico (Figura 1).[1,16,24,27]

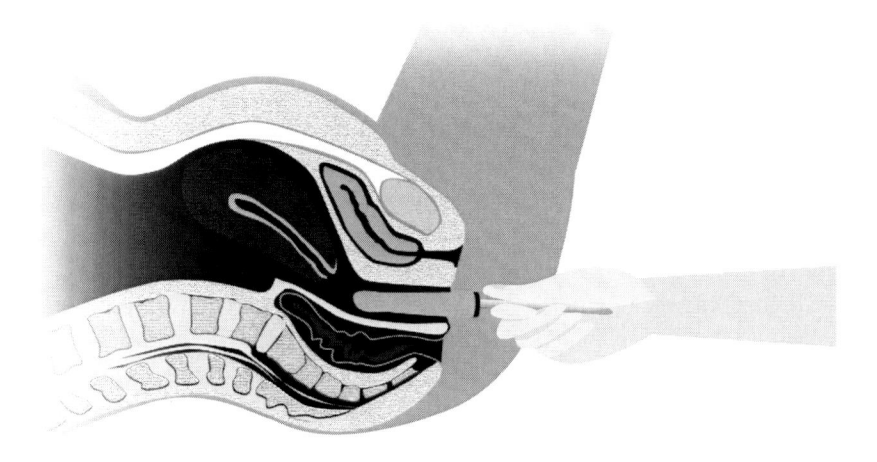

Figura 1 Localização do manômetro.

Durante a avaliação do assoalho pélvico, o fisioterapeuta deve solicitar à mulher que contraia essa musculatura e observar o movimento da sonda para dentro do canal vaginal. O fisioterapeuta deve estar atento e verificar se a paciente realiza a manobra de Valsalva (expiração forçada contra a boca e com as narinas fechadas, associada ao aumento da pressão intratorácica e intra-abdominal)[28] ao tentar realizar a contração da musculatura do assoalho pélvico, uma vez que essa manobra não caracteriza uma contração correta dessa musculatura e pode resultar em uma mensuração inadequada da função muscular por meio das alterações de pressões intravaginais durante a avaliação com o manômetro.[16,27,29] Além disso, deve ser evitada a contração simultânea de músculos acessórios, como glúteos, rotadores externos e internos e adutores de quadril, pois também alteram a mensuração da contração voluntária máxima dos músculos do assoalho pélvico.[4,18]

É importante que o fisioterapeuta se atente ao posicionamento da paciente, visto que esse fator pode influenciar os resultados. Geralmente, a avaliação é conduzida com a mulher em decúbito dorsal, com flexão de quadril e joelhos e pés apoiados sobre a maca, conforme já descrito no Capítulo 3.[1,27] Essa é uma posição que fornece maior comodidade ao fisioterapeuta e à mulher, além de facilitar a realização e a padronização da avaliação.[25,29] Especial atenção deve ser dada aos comandos verbais, de modo similar ao que foi descrito no Capítulo 4 para a realização da palpação vaginal.

A avaliação por meio do manômetro permite analisar diversas variáveis relacionadas aos seguintes aspectos: valores de repouso, valores máximo e médio da contração voluntária máxima da musculatura do assoalho pélvico, tempo necessário para atingir o pico da contração, tempo para que esse grupo muscular inicie uma contração ou retorne ao estado inicial de repouso, número de contrações e duração de uma contração sustentada. Além das variáveis relacionadas à análise da contração com a participante em repouso e da força da musculatura do assoalho pélvico, a velocidade de ativação muscular pode ser uma avaliação importante, uma vez que um atraso na ativação muscular pode resultar em disfunções do assoalho pélvico, como incontinência urinária de esforço.[30,31] A descrição dessas variáveis foi apresentada recentemente pela Sociedade Internacional de Continência em um *guideline* relacionado à terminologia da avaliação da musculatura do assoalho pélvico.[32] A descrição das variáveis relacionadas à avaliação dessa musculatura utilizando o manômetro estão descritas no Quadro 1.

Recomenda-se registrar mais de uma contração para que o fisioterapeuta se certifique de que a mulher esteja fazendo o movimento adequadamente e para que haja a familiarização da mulher com o equipamento. Entretanto, pode-se considerar o valor de uma única contração ou a média das contrações realizadas, uma vez que ambas as formas apresentam boa reprodutibilidade.[12]

Quadro 1 Possíveis variáveis a serem mensuradas a partir da utilização do manômetro.[32,33]

Variáveis	Definição	Implicação clínica
Repouso	Valor obtido durante o repouso	Avaliação das propriedades musculares no repouso e caracterização do estado de hiper ou hipoativação muscular
Contração voluntária máxima	Valor máximo atingido durante uma contração voluntária máxima	Avaliação da força máxima de contração
Média da contração voluntária máxima (*average*)	Valor médio registrado durante uma contração voluntária máxima	Média do resultado da força muscular aplicada durante uma contração
Tempo para atingir o pico de pressão	Tempo máximo (medido em segundos) da ativação muscular até o valor da máxima contração	Um menor tempo de ativação indica uma velocidade maior para gerar a pressão da contração voluntária máxima
Velocidade da contração	Período (medido em segundos) até que o grupo muscular inicie uma contração voluntária máxima	Tempo necessário para que o manômetro detecte a mudança do estado de repouso para o início da ativação dos músculos do assoalho pélvico (aproximadamente, a variação é de 5 unidades de medição)

(continua)

Quadro 1 Possíveis variáveis a serem mensuradas a partir da utilização do manômetro.[32,33] (*continuação*)

Variáveis	Definição	Implicação clínica
Gradiente/ velocidade de contração muscular	Valor máximo de uma contração voluntária máxima dividido pelo tempo (em segundos) que a contração demora para atingir esse valor	Tempo para o grupo muscular alcançar uma contração de força máxima
Velocidade de relaxamento	Valor da redução da pressão de forma descendente durante o relaxamento dos músculos do assoalho pélvico	Valores menores indicam um relaxamento mais lento
Tempo para retornar à pressão inicial	Tempo entre o pico de pressão da contração voluntária máxima e o relaxamento dos músculos do assoalho pélvico	Valores menores indicam um relaxamento mais lento
Número de contrações rápidas	Quantidade de vezes que uma contração voluntária máxima rápida é realizada	Um maior número de contrações indica uma maior velocidade de contração e um melhor controle motor
Duração de uma contração sustentada	Tempo (em segundos) em que uma contração pode ser sustentada durante uma contração voluntária máxima	Uma duração menor sugere uma menor resistência de contração
Área sob a curva durante uma contração sustentada	Resultado da área sob a curva multiplicada pelo tempo (em segundos) em que uma contração está sendo sustentada ou por uma porcentagem específica da contração voluntária máxima Representa a quantidade de trabalho realizado durante a contração	Uma área sob a curva acima da pressão de repouso significa uma *endurance* muscular melhor

Nota: os documentos referenciados foram traduzidos de forma livre.

Tipos de manômetros

Existem diferentes tipos de manômetro disponíveis para o uso na prática clínica e em pesquisas, porém não há um padrão ideal para as dimensões da sonda vaginal.[24,29] Bø et al.[31] encontraram diferenças significativas na contração voluntária máxima mensurada por dois manômetros com diferentes comprimentos e diâmetros das sondas. Assim, deve-se ter cautela na comparação de resultados de estudos com diferentes equipamentos.[24,29] Além disso, é importante atentar-se à comparação de resultados de avaliações realizadas com equipamentos diferentes na prática clínica.

Vale destacar que as unidades de medida dos equipamentos nacionais e importados são distintas, o que dificulta a comparação das medidas.[16] Barbosa et al.[16] compararam as medidas da contração voluntária máxima de três manômetros de marcas diferentes (Neurodyn Evolution®, SensuPower® e Peritron®) e verificaram correlação fraca a moderada entre as medidas, sugerindo que manômetros de diferentes marcas diferem em relação aos resultados obtidos.

No Quadro 2, estão descritas as características de alguns equipamentos encontrados nos mercados internacional e nacional.

Quadro 2   Características de alguns manômetros.

Equipamento®	Tamanho da sonda	Unidade de medida	Características
Camtech (Camtech AS, Noruega)	Comprimento: 6,7 cm Diâmetro: 1,7 cm	cmH_2O	Composto por um transdutor de fibra óptica ligado a um cateter balão A sonda é menor em relação a outros equipamentos, o que contribui para uma melhor aceitação pelas mulheres, mas aumenta a necessidade de atenção para que permaneça no canal vaginal[31]
Peritron – diversos modelos	Comprimento: 10,8 cm Diâmetro: 2,6 ou 2,8 cm	cmH_2O	É o equipamento mais utilizado em pesquisas científicas Composto por um sensor de borracha siliconado, conectado a um tubo de plástico com 80 cm de comprimento e uma unidade leitora Equipamento portátil e que funciona a pilha Pode ser inflado, sendo este um recurso opcional[7,20,31,34]
Neurodyn Evolution (Ibramed, Brasil)	Comprimento: 9,3 cm Diâmetro: 3,2 cm	mmHg	Possui uma sonda vaginal de látex, que é inflada com ar com uma seringa de 60 mL[7] O equipamento fornece informações visuais da contração da musculatura do assoalho pélvico, que podem ser visualizadas na tela do computador ou em uma torre de *bar graph* (barra de luzes coloridas)[16,19]
Perina – dois modelos disponíveis comercialmente: Perina 996-2 e Perina Stim (Quark, Brasil)	Comprimento: 9 cm Diâmetro mínimo: 1,1 cm	cmH_2O	Registra a pressão de contração por meio de sinais visuais de uma escala numérica[2] Por meio de uma sonda anal ou vaginal, é possível visualizar a intensidade da contração por meio de uma escala linear luminosa de LED. A sonda é inflada após ser inserida no canal vaginal Segundo a recomendação do manual de operação do fabricante, após retirar e descartar o preservativo, deve-se higienizar a sonda, lavando-a com sabonete antisséptico[20]

(continua)

Quadro 2 Características de alguns manômetros. (*continuação*)

Equipamento	Tamanho da sonda	Unidade de medida	Características
PelviAir (Miotec, Brasil)	Comprimento: 12,8 cm Diâmetro: 2,5 cm	mmHg	Aparelho com sensor manométrico de pressão (padrão *luer lock*) conectado a uma sonda de silicone (SMV100) por meio de uma mangueira com conexão *luer lock* A sonda deve ser inserida no canal vaginal, revestida por um preservativo não lubrificado. Após a acomodação da sonda, o avaliador deve inflar o balão até que a paciente sinta o contato do dispositivo com a parede vaginal. Para retirar o dispositivo, deve-se liberar a pressão de ar do balão Após a utilização, a higienização do balão deve ser realizada com sabão antisséptico e água
FemFit	Comprimento: 8 cm Largura: 2,4 cm Espessura: 0,4 cm	Hz	Oito sensores de pressão (MS5803-02BA; *measurement specialties*) montados em uma placa de circuito impresso encapsulado em um silicone bicompatível macio (MED-4901; NuSil) Os sinais obtidos durante a mensuração da contração voluntária máxima são transmitidos via *bluetooth* para um aparelho com sistema Android em tempo real[35]

O Peritron® é o equipamento mais estudado em relação às propriedades clinimétricas. Rahmani e Mohseni-Bandpei[34] verificaram uma alta concordância entre avaliações da musculatura do assoalho pélvico realizadas por meio do Peritron® no mesmo dia, indicando que esse pode ser um equipamento reprodutível como método de avaliação da pressão de contração e da resistência da musculatura do assoalho pélvico em mulheres saudáveis, quando realizada pelo mesmo fisioterapeuta. Frawley et al.[9] verificaram que o manômetro Peritron® demonstrou muito boa reprodutibilidade intra-avaliador na avaliação da contração voluntária máxima em quatro posições: deitada com joelhos dobrados, supino, sentada e em pé. Brazález et al.[6] reportaram alta reprodutibilidade intra-avaliador do manômetro Peritron® na avaliação da contração voluntária máxima da musculatura em mulheres com disfunções do assoalho pélvico.

A reprodutibilidade interavaliadores da contração da musculatura do assoalho pélvico avaliada pelo Peritron® foi considerada aceitável em estudo realizado por Ferreira et al.[7] Uma ótima reprodutibilidade interavaliadores foi encontrada durante a avaliação da média e do valor máximo de três contrações voluntárias máximas avaliadas pelo Peritron® em mulheres no primeiro trimestre gestacional e de boa a moderada reprodutibilidade interavaliadores no segundo trimestre gestacional.[12]

Estudos encontraram boa e alta correlações entre a manometria, utilizando o equipamento Peritron® (Cardio Design, Victoria, Austrália), e a palpação digital, utilizando a escala modificada de Oxford.[1,9,15,36,37] Um estudo brasileiro prévio, conduzido por Silva et al., encontrou uma alta correlação entre os resultados da avaliação da contração voluntária máxima dos músculos do assoalho pélvico por meio das palpações uni e bidigital e a manometria.[5] Esses resultados indicam uma boa validade de constructo entre os métodos, independentemente do tipo de palpação vaginal utilizada durante a avaliação (uni ou bidigital), e asseguram a validade do equipamento para a avaliação da musculatura do assoalho pélvico.[1] Além disso, os autores reportaram o intervalo de confiança de 95% da média da manometria, calculado de acordo com dois grupos: 1) mulheres com contração entre 1 e 2 durante a palpação vaginal (uni e bidigital), utilizando a escala modificada de Oxford; e 2) mulheres com contração entre 3 e 5 durante a palpação vaginal (uni e bidigital), utilizando a escala modificada de Oxford. Para as mulheres que apresentaram contração de grau 1 ou 2 na escala modificada de Oxford durante a palpação unidigital, o intervalo variou de 28,8 a 34,6 cmH$_2$O; para as mulheres que apresentaram grau de contração de 3 a 5 na palpação vaginal unidigital, o intervalo variou de 59,1 a 72,4 cmH$_2$O. Já na avaliação bidigital, o intervalo de confiança de 95% variou de 26,3 a 32,0 cmH$_2$O para as mulheres que apresentaram contração de grau 1 ou 2; e de 54,2 a 65,6 cmH$_2$O para as mulheres que contraíram entre 3 e 5 na escala modificada de Oxford.[5]

Recentemente, uma escala de classificação dos valores de normalidade da manometria foi desenvolvida em uma pesquisa envolvendo mulheres brasileiras. Por meio da avaliação com o manômetro Peritron 9300V (Cardio Design, Austrália), Angelo et al.[38] propuseram uma escala de cinco graus, correspondentes aos valores da escala modificada Oxford, como mostra o Quadro 3.[38] Os valores inferiores a 7,5 cmH$_2$O foram considerados correspondentes ao grau 0 da contração máxima da

Quadro 3 Classificação dos valores da avaliação da manometria e sua correspondência com a escala modificada de Oxford.[38]

Escala modificada de Oxford	Classificação da manometria (cmH$_2$O)
Esboço da contração	7,5 a 14,5
Fraca	14,6 a 26,5
Moderada	26,6 a 41,5
Boa	41,6 a 60,5
Forte	> 60,6

Nota: os documentos referenciados foram traduzidos de forma livre.

musculatura do assoalho pélvico. No entanto, como essa escala ainda não passou pelo processo de validação, é necessário ter cautela ao interpretar os resultados do estudo e ao aplicar os resultados na prática clínica.

Tennfjord et al.[39] verificaram que o equipamento Camtech AS parece ter menos acurácia em mulheres com maior capacidade de contração da musculatura, provavelmente pelo tamanho menor da sonda vaginal. Riesco et al.[2] verificaram concordância nos resultados obtidos entre a palpação vaginal bidigital e o manômetro Perina 996-2, sugerindo que esses métodos podem ser empregues na avaliação da função da musculatura do assoalho pélvico, quando utilizados por profissionais experientes.

A mensuração da função dos músculos do assoalho pélvico por meio da manometria apresenta concordância com outros métodos de avaliação. A correlação entre a manometria e o teste do músculo levantador do ânus é considerada moderada. Já as correlações entre a manometria e as mensurações realizadas por meio da dinamometria[6] e do ultrassom transabdominal[40] são classificadas como boa e alta, respectivamente. Contudo, a correlação da manometria com a eletromiografia depende do método de registro da atividade eletromiográfica dos músculos do assoalho pélvico (que será abordada no Capítulo 10), variando de correlação fraca, com a eletromiografia transperineal,[6] à correlação moderada, com a eletromiografia intravaginal.[1] Uma possível justificativa para esses achados está relacionada à avaliação das diferentes propriedades da musculatura do assoalho pélvico, realizada de acordo com a utilização de manômetro ou eletromiógrafo.

Considerações finais

A avaliação da contração voluntária máxima dos músculos do assoalho pélvico, por meio da utilização do manômetro, pode fornecer dados confiáveis e reprodutíveis a respeito da função dessa musculatura. Deve-se utilizar o manômetro como medida objetiva da contração em mulheres que sabem realizar esse movimento corretamente. Essas medidas são clinicamente úteis para verificar a capacidade de contração e a evolução do tratamento das disfunções do assoalho pélvico feminino, desde que a avaliação e o seguimento sejam realizados preferencialmente pelo mesmo fisioterapeuta, com comando verbal adequado e observando-se o movimento correto da sonda.

Destaca-se a necessidade de mais estudos sobre as propriedades clinimétricas dos manômetros. Até o momento, não há dados publicados na literatura em relação aos valores psicométricos da manometria (como acurácia do método, análise de sensibilidade e especificidade de seus valores) na avaliação de mulheres de diferentes faixas etárias, com ou sem disfunção da musculatura do assoalho pélvico.

Referências bibliográficas

1. Pereira VS, Hirakawa HS, Oliveira AB, Driusso P. Relationship among vaginal palpation, vaginal squeeze pressure, electromyographic and ultrasonographic variables of female pelvic floor muscles. Braz J Phys Ther. 2014;18(5):428-434.
2. Riesco MLG, Caroci AS, de Oliveira SMJV, Lopes MHBM. Perineal muscle strength during pregnancy and postpartum: the correlation between perineometry and digital vaginal palpation. Rev Lat Am Enfermagem. 2010;18(6):1138-1144.
3. Caroci AS, Riesco MLG, Sousa WS, Cotrim AC, Sena EM, Rocha NL et al. Analysis of pelvic floor musculature function during pregnancy and postpartum: a cohort study: (a prospective cohort study to assess the PFMS by perineometry and digital vaginal palpation during pregnancy and following vaginal or caesarean childbirth). J Clin Nurs. 2010;19(17-18):2424-2433.
4. Hundley AF, Wu JM, Visco AG. A comparison of perineometer to Brink score for assessment of pelvic floor muscle strength. Am J Obstet Gynecol. 2005;192(5):1583-1591.
5. Silva JB, Sato TO, Rocha APR, Driusso P. Comparative intra- and inter-rater reliability of maximal voluntary contraction with unidigital and bidigital vaginal palpation and construct validity with Peritron manometer. Neurourol Urodyn. 2020;39(2):721-731.
6. Brazález BN, Lacomba MT, de la Villa P, Sánchez BS, Gómez VP, del Barco AA et al. The evaluation of pelvic floor muscle strength in women with pelvic floor dysfunction: a reliability and correlation study. Neurourol Urodyn. 2018;37(1):269-277.
7. Ferreira CHJ, Barbosa PB, de Oliveira Souza F, Antônio FI, Franco MM, Bø K. Inter-rater reliability study of the modified Oxford Grading Scale and the Peritron manometer. Physiotherapy. 2011;97(2):132-138.
8. Bø K, Finckenhagen HB. Vaginal palpation of pelvic floor muscle strength: inter-test reproducibility and comparison between palpation and vaginal squeeze pressure. Acta Obstet Gynecol Scand. 2001;80(10):883-887.
9. Frawley HC, Galea MP, Phillips BA, Sherburn M, Bø K. Reliability of pelvic floor muscle strength assessment using different test positions and tools. Neurourol Urodyn. 2006;25(3):236-242.
10. Sartori DV, Gameiro MO, Yamamoto HA, Kawano PR, Guerra R, Padovani CR et al. Reliability of pelvic floor muscle strength assessment in healthy continent women. BMC Urol. 2015;15:29.
11. Kerschan-Schindl K, Uher E, Wiesinger G, Kaider A, Ebenbichler G, Nicolakis P et al. Reliability of pelvic floor muscle strength measurement in elderly incontinent women. Neurourol Urodyn. 2002;21(1):42-47.
12. Ribeiro JS, Guirro ECO, Franco MM, Duarte TB, Pomini JM, Ferreira CHJ. Inter-rater reliability study of the PeritronTM perineometer in pregnant women. Physiother Theory Pract. 2016;32(3):209-217.
13. Slieker-ten Hove MCP, Pool-Goudzwaard AL, Eijkemans MJC, Steegers-Theunissen RPM, Burger CW, Vierhout ME. Face validity and reliability of the first digital assessment scheme of pelvic floor muscle function conform the new standardized terminology of the International Continence Society. Neurourol Urodyn. 2009;28(4):295-300.
14. Mokkink LB, Terwee CB, Patrick DL, Alonso J, Stratford PW, Knol DL et al. The COSMIN study reached international consensus on taxonomy, terminology, and definitions of measurement properties for health-related patient – reported outcomes. J Clin Epidemiol. 2010;63(7):737-745.
15. Da Roza T, Mascarenhas T, Araujo M, Trindade V, Jorge RN. Oxford Grading Scale vs manometer for assessment of pelvic floor muscle strength in nulliparous sports students. Physiotherapy. 2013;99(3):207-211.
16. Barbosa PB, Franco MM, Souza FO, Antônio FI, Montezuma T, Ferreira CHJ. Comparison between measurements obtained with three different perineometers. Clinics (Sao Paulo). 2009;64(6):527-533.
17. Haslam J. Biofeedback for the assessment and re-education of the pelvic floor musculature. In: Laycock J, Haslam J. Therapeutic management of incontinence and pelvic pain. London: Springer, 2002.
18. Vasconcelos E, Ribeiro A. Força e função muscular do assoalho pélvico: como avaliar? Fisioterapia Brasil. 2013;11:465-469.
19. Neurodyn Evolution. Manual de operação. Disponível em: https://manuais.smartbr.com /000000000000677/ neurodyn-evolution-n54-bivolt-ibramed-3.pdf. Acesso em: 03 jul. 2022.
20. Quark Produtos Médicos. Manual de operação – Perina Biofeedback. Disponível em: https://quarkmedical.com.br/pdf/PERINA.pdf. Acesso em: 03 jul. 2022.
21. Nunes EFC, Sampaio LMM, Biasotto-Gonzalez DA, Nagano RCR, Lucareli PRG, Politti F. Biofeedback for pelvic floor muscle training in women with stress urinary incontinence: a systematic review with meta-analysis. Physiotherapy. 2019;105(1):10-23.
22. Fitz FF, Resende APM, Stüpp L, Sartori MGF, Girão MJB, Castro RA. Biofeedback for the treatment of female pelvic floor muscle dysfunction: a systematic review and meta-analysis. Int Urogynecol J. 2012;23(11):1495-1516.

23. Herderschee R, Hay-Smith EJC, Herbison GP, Roovers JP, Heineman MJ. Feedback or biofeedback to augment pelvic floor muscle training for urinary incontinence in women. Cochrane Database Syst Rev. 2011(7):CD009252.
24. Bø K. Pressure measurements during pelvic floor muscle contractions: the effect of different positions of the vaginal measuring device. Neurourol Urodyn. 1992;11:107-113.
25. Kegel AH. Progressive resistance exercise in the functional restoration of the perineal muscles. Am J Obstet Gynecol. 1948;56(2):238-248.
26. Kegel A. Stress incontinence and genital relaxation. Ciba Clin Symp. 1952;4(2):35-51.
27. Bø K, Sherburn M. Evaluation of female pelvic-floor muscle function and strength. Phys Ther. 2005;85(3):269-282.
28. Talasz H, Kofler M, Lechleitner M. Misconception of the Valsalva maneuver. Int Urogynecol J. 2011;22(9):1197-1198.
29. Bø K, Finckenhagen HB. Is there any difference in measurement of pelvic floor muscle strength in supine and standing position? Acta Obstet Gynecol Scand. 2003;82(12):1120-1124.
30. Thubert T, Villot A, Billecocq S, Auclair L, Amarenco G, Deffieux X et al. Influence of a distraction task on the involuntary reflex contraction of the pelvic floor muscles following cough. Neurourol Urodyn. 2017;36(1):160-165.
31. Bø K, Raastad R, Finckenhagen HB. Does the size of the vaginal probe affect measurement of pelvic floor muscle strength? Acta Obstet Gynecol Scand. 2005;84(2):129-133.
32. Frawley H, Shelly B, Morin M, Bernard S, Bø K, Digesu GA, Dickinson T et al. An International Continence Society (ICS) report on the terminology for pelvic floor muscle assessment. Neurourol Urodyn. 2021;40(5):1217-1260.
33. BioClinical Services. Handbook Peritron handbook and operating instructions. Disponível em: https://www.bio-clinicalservices.com.au/cardio-design-australia/pelvic-floor-muscle-contraction-monitor/peritron-handbook--and-operating-instructions. Acesso em: 03 jul. 2022.
34. Rahmani N, Mohseni-Bandpei MA. Application of perineometer in the assessment of pelvic floor muscle strength and endurance: a reliability study. J Bodyw Mov Ther. 2011;15(2):209-214.
35. Cacciari LP, Kruger J, Goodman J, Budgett D, Dumoulin C. Reliability and validity of intravaginal pressure measurements with a new intravaginal pressure device: the FemFit®. Neurourol Urodyn. 2020;39:253-260.
36. Chevalier F, Fernandez-Lao C, Cuesta-Vargas AI. Normal reference values of strength in pelvic floor muscle of women: a descriptive and inferential study. BMC Women's Health. 2014;14:143.
37. Isherwood PJ, Rane A. Comparative assessment of pelvic floor strength using a perineometer and digital examination. BJOG. 2000;107(8):1007-1011.
38. Angelo PH, Varella LRD, de Oliveira MCE, Matias MGL, Azevedo MAR, Almeida LM et al. A manometry classification to assess pelvic floor muscle function in women. PLoS One. 2017;12(10): e0187045.
39. Tennfjord MK, Engh ME, Bø K. An intra- and interrater reliability and agreement study of vaginal resting pressure, pelvic floor muscle strength, and muscular endurance using a manometer. Int Urogynecol J. 2017;28(10):1507-1514.
40. Chehrehrazi M, Arab AM, Karimi N, Zargham M. Assessment of pelvic floor muscle contraction in stress urinary incontinent women: comparison between transabdominal ultrasound and perineometry. Int Urogynecol J Pelvic Floor Dysfunct. 2009;20(12):1491-1496.

Avaliação fisioterapêutica dos músculos do assoalho pélvico feminino por meio da dinamometria

Vilena Barros de Figueiredo
Mayle Andrade Moreira
Simony Lira do Nascimento

Introdução

Entre os aspectos envolvidos na avaliação da função dos músculos do assoalho pélvico, a força, certamente, tem sido o mais estudado, por isso vários pesquisadores têm se esforçado para desenvolver e validar equipamentos de dinamometria adaptados à avaliação vaginal.

Como visto em capítulos anteriores, a avaliação dos músculos do assoalho pélvico deve incluir alguns aspectos, como: força muscular; capacidade de relaxamento; resistência muscular (capacidade de sustentar a força máxima); repetibilidade (número de vezes que a mulher consegue repetir a contração máxima); controle e coordenação; e tônus (estado de tensão do músculo em repouso, que pode ser determinado pela resistência do músculo ao movimento passivo).[1] É importante lembrar que, para a avaliação da musculatura do assoalho pélvico feminino, além dos aspectos citados sobre a função desses músculos, devem ser consideradas as limitações nas atividades e a restrição da participação social.

A contração muscular voluntária e o relaxamento do assoalho pélvico podem ser avaliados por inspeção visual, palpação vaginal, manometria, eletromiografia, ultrassonografia ou dinamometria, a qual será abordada neste capítulo. Uma revisão sistemática identificou que a dinamometria apresenta, como pontos fortes para a avaliação da musculatura do assoalho pélvico, a precisão e a sensibilidade; como limitação, a avaliação da força dessa musculatura durante os movimentos dinâmicos.[2]

A força muscular é definida como a capacidade de um músculo ou grupo muscular de gerar força máxima (ou tensão), geralmente expressa como medidas de contração voluntária máxima e como uma repetição máxima (1RM) para medidas dinâmicas.[1] A contração voluntária máxima corresponde à tentativa do músculo de recrutar o máximo de fibras possíveis com o propósito de desenvolver força.[3]

A dinamometria mensura as forças contráteis e de repouso dos músculos do assoalho pélvico, permitindo a realização de uma avaliação objetiva da força dessa musculatura,[4] que pode ser mensurada em Newtons (N), quilograma-força (kgf) ou libra-força (lb).[1] Ressalta-se que o uso do dinamômetro não apresenta as interferências que ocorrem com outros recursos, como a manometria (p. ex., possibilidade de contração simultânea de outros músculos ou aumento da pressão abdominal, que podem ser captadas pelo manômetro e superestimar a avaliação da contração da musculatura do assoalho pélvico) e a eletromiografia (p. ex., interferências excedentes do campo eletromagnético, dificuldade quanto à normalização do sinal, entre outras).[2]

Considerações biofísicas sobre os dinamômetros

Estrutura de um dinamômetro

Na estrutura do dinamômetro, existem sensores que ficam acoplados a um dispositivo vaginal.[1] Esses sensores são conhecidos como *strain gauges* ou extensômetros. Um sensor resistivo (elétrico) consiste em um conjunto de fios ou tiras metálicas dispostas como grade. O comprimento da grade é considerado a dimensão do extensômetro, uma vez que é o comprimento ativo do sensor. A grade é fixada a um suporte de espessura fina (a base do extensômetro), conhecido como *carrier*.[5]

No estudo de Sampselle et al.,[6] o primeiro que descreveu o uso do dinamômetro para a avaliação dos músculos do assoalho pélvico, foi utilizado um dispositivo em formato de espéculo ginecológico, com dois ramos (superior e inferior) e sensores dispostos numa ponte de Wheatstone (tipo de circuito elétrico que faz a leitura da variação da resistência elétrica, provocada pela deformação da grade que compõe o corpo do sensor).[5]

O dinamômetro proposto por Dumoulin et al.,[7] com formato de espéculo, possui dois ramos de alumínio. Quando o ramo superior do espéculo é fixo, o outro ramo pode ser aberto por meio de um parafuso ajustável, permitindo que a força dos músculos do assoalho pélvico seja mensurada em diâmetros anteroposteriores diferentes. A contração desses músculos induz uma tensão, que é medida pelos sensores (*strain gauges*), modificando, assim, a resistência elétrica, sendo detectada uma variação de tensão. A Figura 1, adaptada de Dumoulin et al.,[7] apresenta a disposição espacial dos sensores desse equipamento, representados na lateral do ramo inferior do dinamômetro. Dois pares de sensores (1 e 3; 2 e 4) são estruturados em um arranjo diferencial, para detectar a força (F) exercida no eixo vertical. Esse arranjo garante que a força (F) seja medida independentemente do local exato da sua aplicação. Os dois pares de sensores são conectados a uma ponte de Wheatstone.

Nos últimos 20 anos, vários pesquisadores desenvolveram protótipos de dinamômetros. El-Sayegh et al.[8] propuseram um novo equipamento, com tecnologia

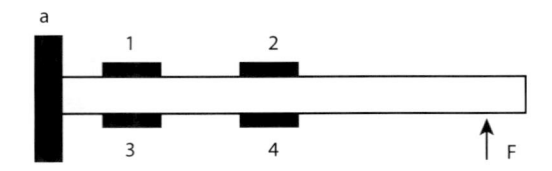

Figura 1 Disposição espacial dos sensores. Dois pares de sensores (1 e 3; 2 e 4) são acoplados na lateral do ramo do dinamômetro para monitorar a força (F) exercida no eixo vertical.[7]

bluetooth (comunicação sem fio), que permite a visualização das variações de força em tempo real, seja por computador, *smartphones* ou *tablets*. Esse é um aspecto relevante na avaliação, pois, apesar do adequado funcionamento, os sistemas de detecção que utilizam fios acabam limitando a paciente a ficar na posição supina, quando a posição vertical seria mais apropriada, uma vez que é nessa que as pacientes mais referem perdas urinárias.

Tipos de dinamômetros

Os dinamômetros apresentam diversas dimensões, oferecem variados posicionamentos dos *strain gauges* (sensores/extensômetros), avaliam diferentes planos de parede vaginal e têm múltiplos formatos de dispositivos vaginais (especular, cilíndrico e esférico).[9] Nos dias atuais, os dinamômetros ainda não estão amplamente disponíveis comercialmente, sendo mais utilizados em pesquisas.

A maioria dos dinamômetros tem formato de espéculo, como mostra a Figura 2. A síntese de alguns desses equipamentos está disponível no Quadro 1.

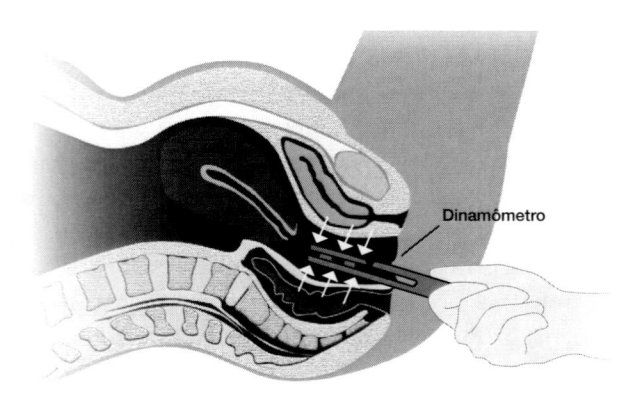

Figura 2 Dispositivo intravaginal em formato de espéculo.
Fonte: adaptada de Ashton-Miller et al.[10].

Quadro 1 Síntese dos dinamômetros utilizados para a avaliação da força dos músculos do assoalho pélvico feminino.

Referências	Formato do dispositivo vaginal	Dimensões do dispositivo vaginal	Planos da parede vaginal avaliados
Sampselle et al.,[6] Morgan et al.,[11] Miller et al.[12]	Espéculo	Comprimento: 70 mm Largura: 25 mm	Anteroposterior
Dumoulin et al.,[7] Dumoulin et al.[13]	Espéculo	Espessura do ramo superior: 6 mm; ramo inferior: 8 mm	Anteroposterior
Guerette et al.,[14] Lukban et al.,[15] Jean-Michel et al.[16]	Esférico	Esferas disponíveis em seis diâmetros diferentes: 44, 42, 39, 36, 32 e 28 mm	Informação não disponível
Verelst e Leivseth[17]	Espéculo	Diâmetro do dispositivo de 30 mm, podendo aumentar de 5 em 5 mm até o valor máximo de 50 mm	Laterolateral
Parezanović-Ilić et al.[18]	Espéculo	Comprimento máximo que adentra a vagina: 55 mm	Anteroposterior
Constantinou e Omata[19]	Cilíndrico	Diâmetro mínimo: 23 mm Diâmetro máximo: 70 mm Diâmetro do sensor: 6 mm	Anteroposterior e laterolateral
Saleme et al.[20]	Cilíndrico	Diâmetro externo: 35 mm	Anteroposterior e laterolateral
Morin et al.[4]	Espéculo	Largura: 19,4 mm Tem uma distância de 15 mm entre os ramos inferior e superior	Anteroposterior
Nunes et al.[21]	Espéculo	Espessura: 2,45 mm em cada ramo Largura: 24,81 mm	Anteroposterior e laterolateral
Kruger et al.[22]	Espéculo	Dispositivo totalmente fechado, com diâmetro de 26 mm	Laterolateral
Ashton-Miller et al.[10]	Espéculo	Comprimento: 70 mm Largura: 25 mm	Anteroposterior
Martinho et al.[23]	Cilíndrico	Comprimento: 95 mm Diâmetro: 33 mm	Anteroposterior
Romero-Cullerés et al.[24]	Espéculo	Informação não disponível	Anteroposterior
Bérubé et al.[25]	Espéculo	Informação não disponível	Anteroposterior

Recomendações para a utilização do dinamômetro

Na avaliação dos músculos do assoalho pélvico, antes de utilizar o dinamômetro, o fisioterapeuta deverá realizar a inspeção e a palpação vaginal, a fim de verificar se a mulher consegue contrair corretamente essa musculatura.

Para a avaliação fidedigna da força desses músculos por meio de um dinamômetro, é importante que ocorra o correto acoplamento do dispositivo vaginal.[21] A Figura 3 descreve um exemplo do procedimento operacional padrão para o uso do dinamômetro, com base no procedimento de avaliação realizado por Morin et al.[26]

Clinicamente, o dinamômetro apresenta algumas limitações: não deve ser utilizado em mulheres com hímen intacto, prolapsos em estágios avançados de órgãos pélvicos, cicatriz vaginal excessiva ou hipertonia da musculatura do assoalho pélvico, pois essas condições afetam a inserção do dispositivo intravaginal.[7] Além disso, devem ser consideradas algumas contraindicações para a realização da palpação

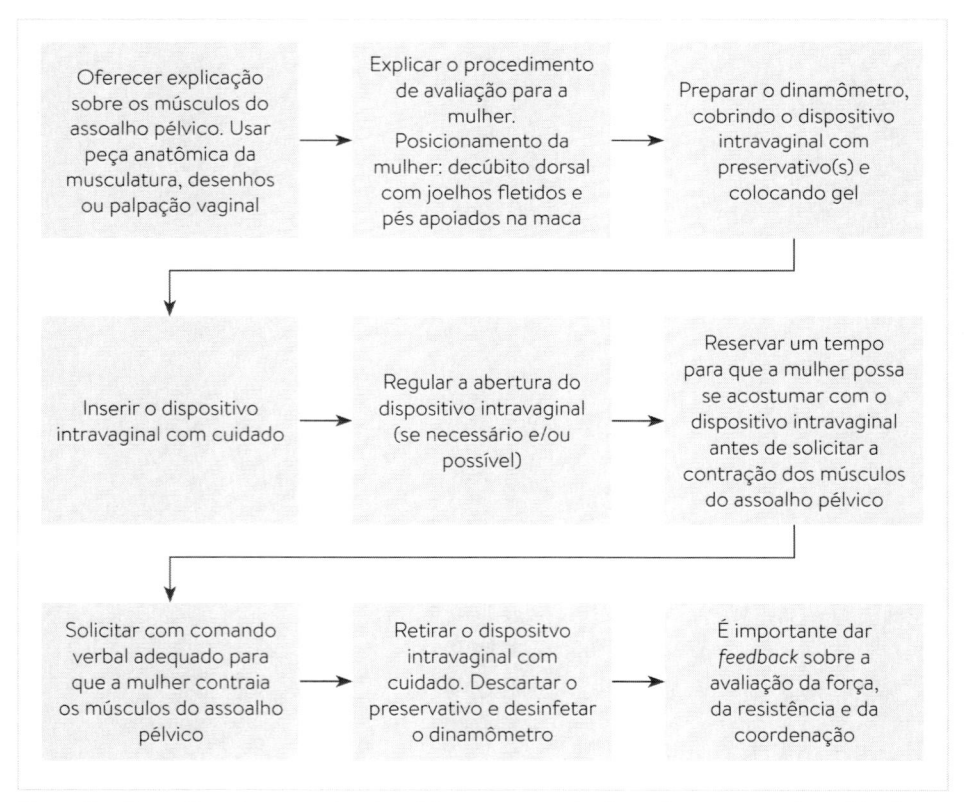

Figura 3   Procedimento operacional padrão para o uso de dinamômetro com dispositivo intravaginal.

vaginal, que podem se aplicar também para a dinamometria, como lesões e infecções vaginais e mulheres que não possuem um grau de instrução adequado para compreender a utilização do equipamento. É necessário também que o fisioterapeuta observe e tenha especial cuidado quanto à presença de dor e aderências.

Propriedades de medida do dinamômetro

Os músculos do assoalho pélvico estão localizados a cerca de 3,5 cm da abertura da cavidade vaginal. A porção perivaginal do assoalho pélvico pode comprimir o ramo inferior do dinamômetro (na profundidade de 5 cm), enquanto o ramo superior pressiona a região sob o osso púbico para fornecer estabilidade.[27]

Os dinamômetros com dispositivo em formato de espéculo têm uma adaptação maior em relação ao tamanho do canal vaginal de cada mulher, uma vez que permitem a abertura do espéculo.[7] Os dinamômetros com dispositivo vaginal em formato cilíndrico proporcionam maior conforto durante a avaliação, principalmente no momento de sua inserção na vagina, mas o seu tamanho pode não ser adequado ao canal de todas as mulheres.[20]

Embora a dinamometria tenha contribuído para o incremento da avaliação da força dos músculos do assoalho pélvico, ainda existem desafios quanto à precisão dessa medição pelos dinamômetros, sendo importante o uso de propriedades psicométricas para que o equipamento seja considerado adequado para pesquisas e para a prática clínica. Uma das principais propriedades psicométricas é a confiabilidade, que se refere ao grau de consistência das respostas após aplicações repetidas do protocolo de medição.[13] A confiabilidade pode ser intra-avaliador (os dados são mensurados por um único avaliador, em duas ou mais avaliações com as mesmas condições de avaliação) ou interavaliadores (dados mensurados por dois ou mais avaliadores).

A síntese dos equipamentos avaliados quanto à confiabilidade intra-avaliador e interavaliadores está disponível no Quadro 2.

A literatura sugere que a dinamometria é confiável para medir aspectos da função dos músculos do assoalho pélvico em mulheres com prolapso de órgãos pélvicos (estágio inicial), incontinência anal e/ou incontinência urinária.[28] O mesmo estudo também demonstrou alta correlação entre a manometria e a dinamometria, sugerindo que os dois métodos podem ser válidos para medir a capacidade de gerar força em posição supina. Embora a palpação vaginal possa ser útil para verificar aspectos da morfologia e do controle motor, a força dos músculos do assoalho pélvico parece ser medida com mais precisão pela dinamometria do que por meio das escalas de palpação vaginal digital. A eletromiografia transperineal não deve ser usada para inferir informações sobre a capacidade de geração de força desses músculos em mulheres com disfunções do assoalho pélvico.[28]

Quadro 2 Dinamômetros avaliados quanto à confiabilidade intra-avaliador e interavaliadores.

Referências	Características do estudo	Confiabilidade intra-avaliador	Confiabilidade interavaliadores
Miller et al.[12]	12 mulheres nulíparas e continentes Medição da força máxima de fechamento vaginal em Newtons (N) 1 avaliador/3 avaliações	As medidas no mesmo dia eram repetíveis em 3,8 N na terceira avaliação, com menor repetibilidade no primeiro e no segundo dia de visita. Ao longo do estudo, a repetibilidade nas avaliações 2 e 3 melhorou, gerando um coeficiente de repetibilidade entre esses dias de 5,5 N	–
Dumoulin et al.[13]	29 mulheres com incontinência urinária de esforço: 3 visitas, 4 semanas de intervalo, 3 contrações voluntárias máximas para cada abertura do espéculo (resultando nas seguintes aberturas da vagina: 19, 24 e 29 mm) 1 avaliador	Força máxima: maior CCI de 0,88, obtido a 1,0 cm de abertura Erro padrão da medida: 1,49 N Resistência: coeficiente 0,86 e erro padrão da medida de 0,056 N/s	–
Nunes et al.[21]	17 mulheres nulíparas continentes, avaliadas 3 vezes em 3 semanas consecutivas	Força máxima anteroposterior: CCI = 0,78 Força máxima laterolateral: CCI = 0,48	–
Kruger et al.[22]	20 mulheres (repetibilidade) e 12 mulheres (reprodutibilidade) na mesma visita 1 avaliador	CCI para reprodutibilidade = 0,934 (IC95%, 0,779-0,981) CCI para repetibilidade = 0,986 (IC95%, 0,964-0,994)	–
Martinho et al.[23]	18 mulheres nulíparas sem queixas uroginecológicas, avaliadas 3 vezes (2 no mesmo dia e 1 na semana seguinte) 2 avaliadores	Força máxima CCI = 0,95 (1° avaliador) e 0,96 (2° avaliador) Média de força: CCI = 0,96 (1° avaliador) e 0,94 (2° avaliador) Endurance CCI = 0,88 (1° avaliador) e 0,86 (2° avaliador)	Força máxima CCI = 0,96 Força média CCI = 0,97 Endurance CCI = 0,92
Romero--Cullerés et al.[24]	104 mulheres com incontinência urinária de esforço. Duas medidas consecutivas (repouso de 30 segundos) na mesma visita 1 avaliador	Força (força máxima – força basal) CCI = 0,98 (0,97-0,99)	–

(continua)

Quadro 2 Dinamômetros avaliados quanto à confiabilidade intra-avaliador e interavaliadores. (*continuação*)

Referências	Características do estudo	Confiabilidade intra-avaliador	Confiabilidade interavaliadores
Romero-Cullerés et al.[30]	152 mulheres (122 com incontinência urinária de esforço e 30 continentes) 1 visita por 3 avaliadores (intervalo de 5 minutos entre as medidas)	Força máxima CCI = 0,94 (0,92-0,95)	Força máxima CCI = 0,93 (0,91-0,95)
Bérubé et al.[25]	20 mulheres nulíparas, sem fatores de risco significativos para incontinência urinária e prolapso vaginal CCI avaliado em 2 visitas (intervalo de 1 semana), por um 1 avaliador Desfechos: força basal, pico de força, pico de força relativa, taxa de desenvolvimento de força, rigidez e relaxamento	Na mesma visita: CCI entre 0,82 e 0,98 para todas as medidas, exceto para pico de força durante o alongamento passivo (0,56 < CCI <0,93) Entre as visitas: taxa de desenvolvimento de força ativa e passiva (0,75 < CCI < 0,93), rigidez (CCI = 0,77), pico de força relativa (0,71 < CCI < 0,87), força absoluta (0,11 < CCI < 0,85) e respostas de relaxamento (0,19 < CCI < 0,98)	–

CCI: coeficiente de correlação intraclasse; IC: intervalo de confiança.

Mulheres com incontinência urinária de esforço demonstraram valores mais baixos de força passiva (força em repouso), resistência absoluta, taxa máxima de desenvolvimento de força e número de contrações realizadas do que as mulheres continentes, mas não houve diferença com relação à média de força máxima na dinamometria.[30] Assim, além da conhecida utilidade da dinamometria de avaliar objetivamente a força, pesquisadores têm estudado a sua capacidade de avaliar as propriedades passivas dos músculos do assoalho pélvico. Essas propriedades são especialmente importantes, pois atuam, juntamente com outras estruturas (fáscias, ligamentos, tecidos conjuntivos), como uma rede de suporte passiva, contra a qual a uretra é comprimida durante o aumento da pressão intra-abdominal; essa condição também é definida como tônus por alguns autores. O dinamômetro em formato de espéculo teria a capacidade de avaliar o estiramento dinâmico dos músculos do assoalho pélvico e, portanto, suas propriedades viscoelásticas.[4]

Diante das diferentes justificativas biológicas envolvidas nos efeitos das modalidades de reabilitação das disfunções do assoalho pélvico, como aumento das pressões uretral e anal diante de uma forte contração, melhor suporte do colo vesical e melhor controle e coordenação musculares, percebe-se que não há um método único capaz de avaliar todos os aspectos envolvidos nas várias funções musculares.

Considerações finais

O dinamômetro pode ser uma importante ferramenta de medida da função muscular, contribuindo para a avaliação dos resultados das intervenções fisioterapêuticas nas disfunções do assoalho pélvico. No entanto, são necessários mais estudos que avaliem as propriedades psicométricas desses equipamentos e que permitam maior comercialização e acesso para a prática clínica. Os dinamômetros têm diferentes especificações técnicas, destacando-se o formato e a dimensão do dispositivo vaginal, assim como o número e a localização de sensores. Vale ressaltar a importância do procedimento operacional padronizado para uma medição fidedigna, respeitando a individualidade de cada mulher.

Referências bibliográficas

1. Haylen BT, de Ridder D, Freeman RM, Swift SE, Berghmans B, Lee J et al. An International Urogynecological Association (IUGA)/International Continence Society (ICS) joint report on the terminology for female pelvic floor dysfunction. Neurourol Urodyn. 2010;29(1):4-20.
2. Deegan EG, Stothers L, Kavanagh A, Macnab AJ. Quantification of pelvic floor muscle strength in female urinary incontinence: a systematic review and comparison of contemporary methodologies. Neurourol Urodyn. 2018;37(1):33-45.
3. Bø K, Frawley HC, Haylen BT, Abramov Y, Almeida FG, Berghmans B et al. An International Urogynecological Association (IUGA)/International Continence Society (ICS) joint report on the terminology for the conservative and nonpharmacological management of female pelvic floor dysfunction. Neurourol Urodyn. 2017;36(2):221-244.
4. Morin M, Gravel D, Bourbonnais D, Dumoulin C, Ouellet S, Pilon JF. Application of a new method in the study of pelvic floor muscle passive properties in continent women. J Electromyogr Kinesiol. 2010;20(5):795-803.
5. Minela, SN. Extensometria: estudo e aplicação. [Tese]. Joinvile: Universidade Federal de Santa Catarina, 2017.
6. Sampselle CM, Miller JM, Mims BL, Delancey JOL, Ashton-Miller JA, Antonakos CL. Effect of pelvic muscle exercise on transient incontinence during pregnancy and after birth. Obstet Gynecol. 1998;91(3):406-412.
7. Dumoulin C, Bourbonnais D, Lemieux MC. Development of a dynamometer for measuring the isometric force of the pelvic floor musculature. Neurourol Urodyn. 2003;22(7):648-653.
8. El-Sayegh B, Dumoulin C, Ali M, Assaf H, Sawan M. A dynamometer-based wireless pelvic floor muscle force monitoring. Proceedings of the Annual International Conference of the IEEE Engineering in Medicine and Biology Society, EMBS. Institute of Electrical and Electronics Engineers Inc., 2020. p.6127-6130.
9. Orth DL. Métodos de avaliação direta da força dos músculos do assoalho pélvico feminino: revisão sistemática e modelo de utilidade. [Tese]. São Carlos: Universidade Federal de São Carlos, 2016.
10. Ashton-Miller JA, Zielinski R, Miller JM, Delancey JOL. Validity and reliability of an instrumented speculum designed to minimize the effect of intra-abdominal pressure on the measurement of pelvic floor muscle strength. Clin Biomech. 2014;29(10):1146-1150.
11. Morgan DM, Kaur G, Hsu Y, Fenner DE, Guire K, Miller J et al. Does vaginal closure force differ in the supine and standing positions? Am J Obstet Gynecol. 2005;192(5 SPEC ISS):1722-1728.

12. Miller JM, Ashton-Miller JA, Perruchini D, DeLancey JOL. Test-retest reliability of an instrumented speculum for measuring vaginal closure force. Neurourol Urodyn. 2007;26(6):858-863.
13. Dumoulin C, Gravel D, Bourbonnais D, Lemieux MC, Morin M. Reliability of dynamometric measurements of the pelvic floor musculature. Neurourol Urodyn. 2004;23(2):134-142.
14. Guerette N, Neimark M, Kopka SL, Jones JE, Davila GW. Initial experience with a new method for the dynamic assessment of pelvic floor function in women: the Kolpexin pull test. Int Urogynecol J. 2004;15(1):39-43.
15. Lukban JC, Aguirre OA, Davila GW, Sand PK. Safety and effectiveness of Colpexin Sphere in the treatment of pelvic organ prolapse. Int Urogynecol J. 2006;17(5):449-454.
16. Jean-Michel M, Biller DH, Bena JF, Davila GW. Measurement of pelvic floor muscular strength with the Colpexin pull test: a comparative study. Int Urogynecol J. 2010;21(8):1011-1017.
17. Verelst M, Leivseth G. Force-length relationship in the pelvic floor muscles under transverse vaginal distension: a method study in healthy women. Neurourol Urodyn. 2004;23(7):662-667.
18. Parezanović-Ilić K, Parezanović -Ilić K, Jevtić M, Arsenijević S, Jeremić B, Zečević -Luković T, et al. A model for objective measurement of pelvic floor muscle strength in women. Medicus. 2006;7(1):9-14.
19. Constantinou CE, Omata S. Direction sensitive sensor probe for the evaluation of voluntary and reflex pelvic floor contractions. Neurourol Urodyn. 2007;26(3):386-391.
20. Saleme CS, Rocha DN, del Vecchio S, Silva Filho AL, Pinotti M. Multidirectional pelvic floor muscle strength measurement. Ann Biomed Eng. 2009;37(8):1594-1600.
21. Nunes FR, Martins CC, Guirro EC O, Guirro RRJ. Reliability of bidirectional and variable-opening equipment for the measurement of pelvic floor muscle strength. PM and R. 2011;3(1):21-26.
22. Kruger JA, Nielsen PMF, Budgett SC, Taberner AJ. An automated hand-held elastometer for quantifying the passive stiffness of the levator ani muscle in women. Neurourol Urodyn. 2015;34(2):133-138.
23. Martinho NM, Marques J, Silva VR, Silva SLA, Carvalho LC, Botelho S. Intra and inter-rater reliability study of pelvic floor muscle dynamometric measurements. Braz J Phys Ther. 2015;19(2):97-104.
24. Romero-Culterés G, Peña-Pitarch E, Jané-Feixas C, Arnau A, Montesinos J, Abenoza-Guardiola M. Intra-rater reliability and diagnostic accuracy of a new vaginal dynamometer to measure pelvic floor muscle strength in women with urinary incontinence. Neurourol Urodyn. 2017;36(2):333-337.
25. Bérubé M-È, Czyrnyj CS, McLean L. An automated intravaginal dynamometer: reliability metrics and the impact of testing protocol on active and passive forces measured from the pelvic floor muscles. Neurourol Urodyn. 2018;37(6):1875-1888.
26. Morin M, Dumoulin C, Gravel D, Bourbonnais D, Lemieux MC. Reliability of speed of contraction and endurance dynamometric measurements of the pelvic floor musculature in stress incontinent parous women. Neurourol Urodyn. 2007;26(3):397-403.
27. Bø K. Pressure measurements during pelvic floor muscle contractions: the effect of different positions of the vaginal measuring device. Neurourol Urodyn. 1992;11(2):107-113.
28. Navarro Brazález B, Torres Lacomba M, de la Villa P, Sánchez Sánchez B, Prieto Gómez V, Asúnsolo del Barco Á, et al. The evaluation of pelvic floor muscle strength in women with pelvic floor dysfunction: a reliability and correlation study. Neurourol Urodyn. 2018;37(1):269-277.
29. Morin M, Bourbonnais D, Gravel D, Dumoulin C, Lemieux MC. Pelvic floor muscle function in continent and stress urinary incontinent women using dynamometric measurements. Neurourol Urodyn. 2004;23(7):668-674.
30. Romero-Culterés G, Peña-Pitarch E, Jané-Feixas C, Vilaseca-Grané A, Montesinos J, Arnau A. Reliability and diagnostic accuracy of a new vaginal dynamometer to measure pelvic floor muscle strength. Female Pelvic Med Reconstr S. 2020;26(8):514-519.

CAPÍTULO 10

Eletromiografia para a avaliação da musculatura do assoalho pélvico feminino

Patricia Driusso
Mariana Arias Avila

Introdução

O sinal elétrico produzido com a contração de um músculo, chamado de eletromiograma, é composto por variações fisiológicas das membranas celulares das fibras musculares.[1] O estudo dos eletromiogramas é chamado de eletromiografia (EMG).[2] A EMG é a técnica experimental que se refere à produção, ao registro e à análise dos sinais elétricos musculares. Esses sinais representam a corrente gerada pelo fluxo iônico transversalmente pela membrana das fibras musculares, propagando-se por meio dos tecidos interpostos para alcançar o eletrodo.[3] O sinal eletromiográfico pode ser afetado pelas propriedades anatômicas e fisiológicas dos músculos, pelo controle neural e pela instrumentação utilizada para detectá-lo e observá-lo.[3]

A EMG, utilizada como instrumento de avaliação tanto em pesquisa como em prática fisioterapêutica, possibilita que o profissional e a paciente possam visualizar, de forma mais objetiva, o músculo. De modo geral, pode-se utilizar a EMG como *biofeedback* na prática clínica; em contexto de pesquisa, a eletromiografia pode ser usada para verificar a atividade muscular em determinada tarefa e observar alterações nos padrões de ativação dos músculos em resposta ao treinamento muscular.[4]

Fisiologia da contração muscular e composição do sinal eletromiográfico

Para compreender o sinal eletromiográfico, é necessário analisar alguns aspectos fundamentais da fisiologia. As fibras musculares são inervadas em grupos, chamados de unidades motoras, que são as menores unidades funcionais a atuar no controle neuromuscular. Uma unidade motora é composta por um nervo motor e todas as fibras musculares que são por ele inervadas. Normalmente, o interior da fibra muscular tem um potencial de repouso de cerca de –90 mV – e, por isso, mesmo em repouso, pode-se registrar atividade elétrica muscular. Esse gradiente de voltagem resulta da presença de diferentes concentrações de íons de sódio (Na^+), potássio (K^+) e cloro (Cl^-) pelo sarcolema.[3,5] Para produzir força muscular, as fibras musculares devem receber um impulso de um motoneurônio. Uma vez que o motoneurônio é ativado pelo sistema nervoso central, um impulso elétrico se propaga pelo motoneurônio para cada placa motora (junção entre a ramificação terminal do nervo e a fibra muscular). Nessa sinapse especializada, ocorrem eventos iônicos, que resultam na geração de um potencial de ação da fibra muscular.[2,4,5] O potencial de ação é a mensagem neural responsável por ativar cada segmento da fibra muscular, de modo que cada sarcômero contribua com a geração de força muscular.[2] Quando as unidades motoras são ativadas, elas geram um potencial de ação.[4] O sinal elétrico gerado nas fibras musculares, como resultado do recrutamento de uma unidade motora, é um potencial de ação da unidade motora.[2]

O processo começa quando a membrana fica mais permeável para a entrada do Na^+. Como os íons Na^+ estão em maior concentração do lado de fora da fibra muscular, qualquer mudança da permeabilidade resulta em uma entrada (influxo) de Na^+ através da membrana. Consequentemente, um número suficiente de íons Na^+ entra na célula para reverter a polaridade do potencial de membrana, de modo que o interior da fibra muscular se torne positivo (cerca de 30 mV) em relação ao meio extracelular adjacente.[3-5] Como a polaridade do potencial de membrana se reverte, a permeabilidade da membrana para o K^+ muda, levando o K^+ a sair da célula. É basicamente esse fluxo de K^+ que repolariza a célula e restaura o potencial da membrana de repouso. Para garantir a ativação eletromecânica completa da fibra muscular, um potencial de ação produzido em um pequeno segmento adjacente à junção neuromuscular deve se espalhar pelas fibras musculares próximas. Por um processo passivo, o potencial de ação se propaga ao longo da fibra muscular e em ambas as direções da junção neuromuscular, de maneira que a fibra muscular inteira seja eletricamente ativada. Com o espalhamento do potencial de ação, o potencial de membrana de cada seção das fibras musculares subsequentes muda de negativo para positivo e, depois, de volta para negativo, a fim de que cada área da fibra muscular adjacente seja ativada com êxito. As porções mais profundas da fibra muscular também precisam ser eletricamente ativadas. Assim, por meio do sistema de túbulos transversos, o potencial de ação se propaga para seções mais profundas.[4,5] Enquanto houver necessidade de produção de força, o sistema nervoso central é continuamente ativado, o que gera trens (conjuntos) de potencial de ação da unidade motora.[3,6] Esses trens das unidades motoras ativadas simultaneamente se superpõem e formam o sinal eletromiográfico. Como a excitação do sistema nervoso central aumenta para gerar maior força nos músculos, um maior número de unidades motoras é ativado (ou recrutado), e as taxas de disparo de todas as unidades motoras também aumentam.[3]

As variações das taxas de transmissão do potencial de ação propagado determinam muitas das características da EMG. Potenciais de ação se movendo em taxas mais baixas, por exemplo, contribuem para os componentes de baixa frequência do sinal eletromiográfico. Assim, a compreensão dos fatores que determinam a taxa em que essa propagação ocorre é importante. Como o potencial de ação é um processo iônico, a velocidade em que esse potencial é conduzido ao longo da fibra muscular depende da razão em que esses íons podem ser permutados. A característica de permeabilidade passiva da membrana determina parte dessa taxa, assim como o mecanismo metabólico ativo do bombeamento de Na^+ para fora da fibra.[3,5] As diferenças na velocidade de condução entre variadas fibras musculares podem ser atribuídas tanto a fatores histoquímicos quanto a aspectos arquitetônicos da fibra muscular. A amplitude do potencial de ação da fibra muscular tende a ser maior em fibras de contração rápida. Além disso, as formas dos potenciais de ação de fibras de contrações lenta e rápida são diferentes, levando o potencial de ação da fibra de contração rápida a ocorrer mais rapidamente (incluindo a despolarização e a repolarização) do que o seu correspondente de contração lenta. Consequentemente, fibras de contração rápida têm maiores velocidades de condução do que fibras de contração lenta. Fibras musculares de grandes diâmetros também produzem potenciais de ação maiores do que fibras menores, parcialmente por causa da maior atividade do Na^+. Fibras atrofiadas têm velocidade de condução mais lenta. Fibra muscular mais comprida tende a diminuir a velocidade de condução, o que pode resultar de outras mudanças arquitetônicas que ocorrem na fibra.[5]

A produção de força muscular é controlada pela ação dos músculos que agem na articulação. Em um único músculo, a força muscular é iniciada pela ativação de um número crescente de unidades motoras, em um processo chamado recrutamento.[3,5] Para produzir qualquer ação muscular, as unidades motoras menores são recrutadas primeiro, e as unidades motoras maiores vão sendo recrutadas sucessivamente, com o aumento da demanda de força. O sistema nervoso também controla a frequência de ativação das unidades motoras – a quantificação desse fenômeno é chamada de taxa de descarga ou taxa de disparo. Com as unidades motoras disparando em taxas mais altas, elas produzem maior quantidade de força muscular.[2,3,5]

Durante a realização de uma tarefa, como a flexão de punho, existe uma tendência de ativação de outros músculos (sinergistas), que realizam ações similares. A flexão de punho pode ser realizada pela ativação do flexor superficial e profundo dos dedos, do flexor radial e ulnar do carpo, do palmar longo e de outros flexores de punho. A EMG pode detectar a atividade de um volume muscular grande; logo, se os músculos circunvizinhos realizarem ações musculares similares, essa atividade será registrada pelos eletrodos da EMG.[5]

Em uma contração muscular muito leve, uma única unidade motora pode ser ativada. Isso é registrado na superfície como o potencial de ação da unidade motora, seguido de um silêncio elétrico até o próximo disparo da unidade. Com o aumento da força muscular desejada, outras unidades motoras podem ser recrutadas, disparando em frequências cada vez maiores.[5] A amplitude do sinal eletromiográfico registrado por eletrodos de superfície varia com a tarefa, com o grupo muscular estudado, entre outros. Naturalmente, a amplitude da EMG cresce com o aumento da intensidade da contração muscular. Entretanto, a relação entre o aumento da amplitude da EMG e a força é frequentemente não linear. Além disso, a atividade de cocontração dos antagonistas pode exigir atividade compensatória do grupo agonista, a partir do qual os registros da EMG estão sendo realizados. Assim, não se pode assumir que aumentos da atividade na EMG são indicativos de aumento de força.[4,5]

Tipos de eletromiografia

A eletromiografia pode ser classificada de diversas maneiras. A mais comum é a classificação de acordo com o tipo de eletrodo utilizado. Assim, a EMG pode ser de superfície (a mais utilizada por fisioterapeutas), de agulha ou com fios, também chamada de invasiva. As vantagens da EMG invasiva são a possibilidade de mensuração do potencial de ação local, a avaliação de fibras musculares específicas e a redução do *crosstalk* (captação de outros músculos que não estão necessariamente sendo avaliados) ou das interferências.[2,3,5] No entanto, trata-se de um procedimento muitas vezes considerado doloroso, o que pode influenciar a produção da força muscular. Além disso, a EMG invasiva fica restrita a ambientes de pesquisa e avalia apenas a atividade de poucas fibras musculares, o que pode não retratar a atividade do músculo como um todo.

A EMG de superfície apresenta algumas vantagens: é indolor, é utilizada superficialmente e possibilita a medida quantitativa da ativação muscular. Entre as desvantagens, destacam-se a qualidade do sinal, que depende do comprimento do músculo em relação aos instrumentos (um músculo muito pequeno e um eletrodo com uma distância intereletrodos muito grande não permitem uma avaliação fidedigna), a captação do sinal, que ocorre somente em áreas adjacentes ao eletrodo, e a análise visual, que não é suficiente para que se possa fazer inferências a respeito da atividade muscular. Portanto, esse sinal deve ser processado para, posteriormente, ser analisado.[4]

A eletromiografia de superfície pode ser dividida em dois tipos, a depender do objetivo: clínica e cinesiológica. Enquanto a primeira tem como propósito ser adjuvante no tratamento de disfunções musculares, contribuindo para um melhor recrutamento motor por meio de estímulos visuais e/ou sonoros para o paciente (*biofeedback*), a segunda objetiva avaliar o grau e a duração da atividade muscular, a ocorrência de fadiga muscular, a alteração da composição das unidades motoras (resultado de um programa de treinamento muscular) e as estratégias neurais de controle motor.[3,5]

Utilização da eletromiografia de superfície

A EMG de superfície é um instrumento muito utilizado, pois permite que sejam obtidas informações objetivas sobre o grau e a duração da atividade muscular, ocorrência de fadiga, alteração da composição das unidades motoras, resultantes de um programa de treinamento muscular, e estratégias neurais de controle motor.

O grau e a duração da atividade muscular podem ser avaliados pela relação entre a amplitude do sinal EMG e a tarefa que está sendo avaliada. A amplitude do sinal EMG pode ser determinada por meio de um processamento matemático conhecido como RMS (do inglês *root mean square*, ou média da raiz quadrada). A RMS reflete a medida de energia do sinal[3] e está relacionada com a magnitude da contração muscular. A RMS é um valor da amplitude do sinal EMG em relação a um determinado período. Apesar da relação não linear,[2,5] normalmente a maior força de contração muscular vem acompanhada de valores maiores de RMS.

A ocorrência de fadiga é avaliada por meio do processamento do sinal EMG, utilizando-se uma ferramenta matemática chamada transformação rápida de Fourier (do inglês *fast Fourier transformation* – FFT). A FFT permite que seja delineado o espectro de potência do sinal, permitindo, assim, que se verifique não somente a frequência média, mas também a frequência mediana. A frequência mediana apresenta queda quando um músculo entra em fadiga. Entre outros fatores, isso ocorre porque a velocidade de condução dos potenciais de ação das unidades motoras também apresenta queda, fazendo com que o espectro total de potência do sinal apresente uma mudança para a esquerda, em direção a frequências menores.[4]

Quando um músculo é submetido a um determinado estímulo, seja ele treinamento ou um estímulo que gera atrofia (p. ex., imobilização prolongada), esse músculo pode ter sua composição alterada, com hipertrofia ou atrofia de alguns tipos de fibras musculares. Por exemplo, sabe-se que o avançar da idade impacta diretamente a composição de alguns tipos de fibras musculares, pois ocorre uma atrofia especialmente das fibras musculares do tipo II (ou fibras de contração rápida).[7] Por meio da EMG, é possível determinar a razão EMG/força ou EMG/torque, o que permite inferir sobre o estado neuromuscular de um músculo. Durante a realização de uma ação isométrica de produção de força crescente (em rampa), músculos bem treinados mostram uma mudança clara para a direita, enquanto músculos atróficos ou não treinados realizam uma mudança para a esquerda.

Por fim, as estratégias neurais de controle motor podem ser observadas por meio da observação do *onset/offset* do músculo. O *onset* é o momento em que o músculo começa a ser ativado, e o *offset* ocorre quando o músculo retorna para o estado de repouso. A ideia principal desses parâmetros é calcular quanto tempo um músculo precisa para ser ativado, quanto tempo ele permanece ativado, quanta atividade muscular é necessária durante esse período de *onset* e quando o músculo entra em relaxamento, diminuindo sua atividade.[4]

Aquisição do sinal eletromiográfico

A aquisição do sinal EMG é tipicamente realizada por meio de um equipamento chamado eletromiógrafo, acoplado a um computador. O sinal eletromiográfico captado no corpo humano é analógico (um sinal contínuo no tempo), devendo ser, então, convertido para digital (um sinal discreto, que é definido somente para certos intervalos de tempo), a fim de que possa ser registrado no computador.[8] Para tanto, certos parâmetros devem ser ajustados na aquisição do sinal eletromiográfico. Os principais parâmetros são frequência de amostragem, componentes (como eletrodo, amplificadores, filtro e conversor analógico/digital) e o equipamento utilizado para a armazenagem dos dados.[8] Os parâmetros devem ser ajustados de acordo com o objetivo da aquisição do sinal (p. ex., para avaliar a quantidade de ativação muscular ou para captar início e final de ativação muscular) e com a tarefa (p. ex., sentar, andar ou pegar um objeto).

Os eletrodos são dispositivos de entrada e saída de corrente em um sistema elétrico. O eletrodo é o local de conexão entre o corpo e o sistema de aquisição, devendo ser colocado próximo o bastante do músculo para que possa captar sua corrente iônica. A área da interface eletrodo-tecido é chamada de superfície de detecção, comportando-se como um filtro passa-baixa, cujas características dependem do tipo de eletrodo e de eletrólito utilizados.[6,9]

Normalização do sinal eletromiográfico

Como o sinal EMG pode ser muito influenciado pela condição da sua captação, ele pode variar intensamente entre as localizações dos eletrodos, entre sujeitos e, até mesmo, entre dias.[4] Uma das soluções para superar esse problema é a normalizar o sinal para um valor de referência. Um parâmetro muito utilizado para essa normalização é a contração isométrica voluntária máxima. A ideia básica é "calibrar" o valor obtido (em microvolts) em relação a um valor com relevância fisiológica, tornando o sinal "um percentual da capacidade máxima" de um determinado músculo.[4] O principal efeito da normalização é que a influência de uma determinada condição de detecção do sinal EMG é eliminada e os dados são passados da escala de microvolts para uma escala percentual, sem que haja mudanças no aspecto das curvas de EMG.[4]

Para realizar a normalização pela contração isométrica voluntária máxima, é importante que o músculo seja isolado, na medida do possível, para o cumprimento de sua função. Para extremidades, atividades uniarticulares, em que o músculo fica tipicamente isolado, proporcionam o melhor resultado, especialmente se os músculos estiverem fixados estaticamente na posição média de sua amplitude de movimento. Já para os músculos do tronco, a melhor posição é a da cadeia muscular a que o músculo pertence. Essa normalização oferece uma estimativa do esforço muscular necessário para a realização de uma determinada tarefa (em relação à contração isométrica voluntária máxima), assim como permite uma padronização entre todos os sujeitos do estudo, eliminando a influência variável das condições de detecção do sinal local.[4] Entretanto, ainda existe muita dificuldade em se determinar a contração isométrica voluntária máxima em sujeitos que não sejam saudáveis e treinados, de modo que a normalização para populações diferentes (p. ex., idosos ou pessoas com algum tipo de afecção) ou musculaturas diferentes (p. ex., músculos do tronco ou do assoalho pélvico) ainda é tema de debate.

Quando os movimentos são muito rápidos, recomenda-se normalizar pela própria atividade realizada, como no caso de uma corrida rápida.[10] Alguns estudos estão trazendo possibilidades para a realização da normalização. Há, por exemplo, a possibilidade de se realizar a normalização utilizando a amplitude média ou a amplitude pico do sinal, obtida durante a atividade que está sendo observada.[10,11] Em relação à musculatura do assoalho pélvico (MAP), Pereira-Baldon et al.[12] avaliaram mulheres jovens e realizaram a normalização da EMG de superfície usando diferentes contrações voluntárias máximas da MAP e três atividades de vida diária que são reconhecidas por aumentarem a pressão intra-abdominal (tossir, manobra de Valsalva e exercício abdominal), provocando, com isso, uma contração reflexa da MAP. Os resultados mostraram que os melhores índices de reprodutibilidade e confiabilidade foram, para a RMS, pico da contração máxima da MAP, ou, para a RMS média, pico da contração do exercício abdominal.

Eletromiografia de superfície da musculatura do assoalho pélvico feminino

A avaliação funcional da musculatura do assoalho pélvico por meio da EMG proporciona ao fisioterapeuta a visualização da capacidade de a mulher realizar a contração dessa musculatura. Por meio da eletromiografia, pode-se avaliar o momento em que a musculatura do assoalho pélvico é ativada (*onset*) e quando ela retorna aos níveis basais (*offset*). Também é possível avaliar o momento em que essa musculatura começa a fadigar e o pico e a duração da contração sustentada e de contrações rápidas.

Uma das principais variáveis analisadas com a EMG da musculatura do assoalho pélvico é a contração voluntária máxima. Para isso, solicita-se que a paciente realize mais de uma contração da musculatura do assoalho pélvico e registra-se a maior delas, podendo-se considerar a primeira contração como parte do aprendizado.[13] Pode-se adotar, como medida, o valor da média de duas ou três contrações. Na Figura 1, é possível visualizar um exemplo de traçado eletromiográfico da contração da musculatura do assoalho pélvico sustentada e de contrações rápidas.

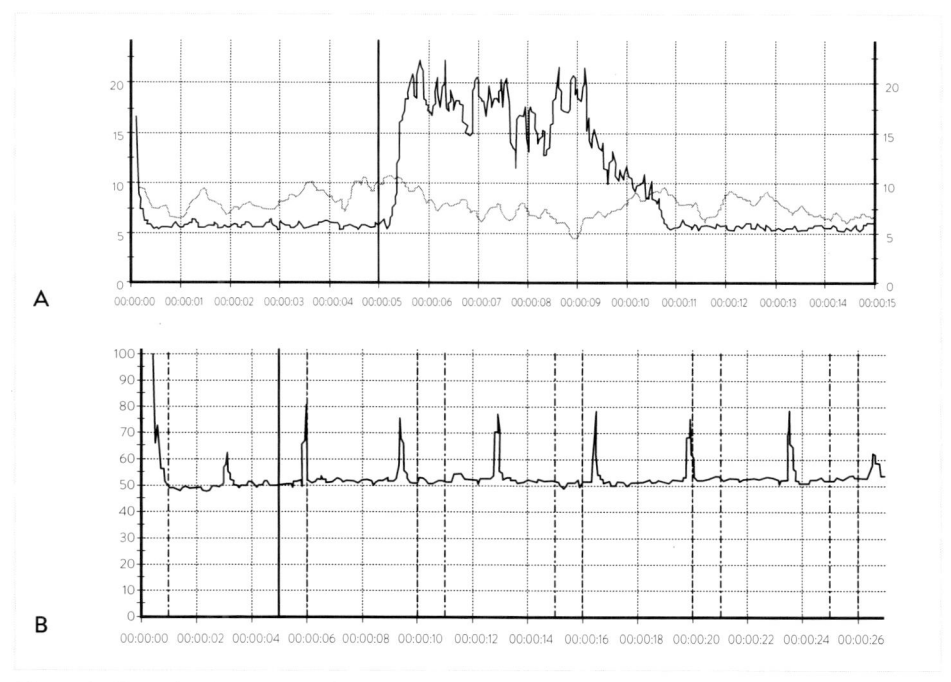

Figura 1 Traçado eletromiográfico da avaliação da musculatura do assoalho pélvico feminino. É possível visualizar um exemplo de traçado eletromiográfico da contração da musculatura do assoalho pélvico sustentada e de contrações rápidas.

De acordo com a revisão sistemática realizada por Resende et al.,[14] a EMG necessita de padronizações em relação à metodologia a ser empregada na avaliação do assoalho pélvico. Há, ainda, a necessidade de desenvolver um eletrodo (ou *probe*) que seja ideal para a avaliação dessa musculatura, para a padronização do posicionamento do eletrodo e para a normalização da contração.

Em revisão sistemática, Keshwani e McLean[15] sugerem que todos os *probes* vaginais disponíveis comercialmente apresentam problemas com o formato e/ou com a configuração, localização ou tamanho do eletrodo. *Probes* com formato irregular podem ser bastante incômodos para a mulher; por outro lado, o *probe* cilíndrico, que parece ser mais confortável, tende a rodar durante a avaliação, o que pode prejudicar a captação do sinal eletromiográfico. Eletrodos grandes apresentam maior área de captação do sinal, aumentando a chance de *crosstalk*, enquanto eletrodos pequenos podem não conseguir captar a atividade elétrica muscular.

Para o posicionamento dos eletrodos, a pele deve receber preparação, geralmente realizada por meio de tricotomia e limpeza, com a intenção de diminuir a impedância da pele.[6,16] O projeto europeu *Surface electromyography for the non-invasive assessment of muscles* (Seniam) indica que os eletrodos sejam posicionados sobre o ventre muscular, obedecendo a orientação das fibras musculares, de forma que os sítios de captação do sinal fiquem perpendiculares às fibras;[16] para alguns músculos, indica o posicionamento ideal do eletrodo, de modo que haja uma qualidade melhor do sinal eletromiográfico adquirido. No entanto, em razão da musculatura do assoalho pélvico ser um grupamento muscular, com fibras musculares em direções diversas, e do eletrodo estar em contato com a mucosa vaginal, há, ainda, a necessidade de investigação do local mais adequado para o posicionamento e a disposição do eletrodo no canal vaginal.[15]

Não está definido, na literatura, como deve ser realizada a normalização para a avaliação da musculatura do assoalho pélvico. De acordo com a Sociedade Internacional de Eletromiografia e Cinesiologia (ISEK) e o Seniam, para pesquisas científicas, devem ser descritos os seguintes dados sobre os eletrodos: forma, material, tamanho, utilização de meio de contato, preparação da pele, distância entre os eletrodos e orientação dos eletrodos em relação às fibras musculares.[9,16] Devem constar, também, a descrição do modo de detecção e a amplificação do sinal, bem como se houve algum tipo de filtro para a análise do sinal.[9]

Considerações finais

A eletromiografia pode ser utilizada para a avaliação da musculatura do assoalho pélvico e também como tratamento fisioterapêutico (*biofeedback*). Como modo de avaliação, pode ser uma ferramenta importante para o fisioterapeuta, pois permite acompanhar o tempo que a mulher demora para ativar a musculatura do assoalho pélvico durante a contração até a fadiga muscular, os quais podem ser importantes parâmetros para determinação do tratamento fisioterapêutico.

Referências bibliográficas

1. Basmanjian JV, de Luca CJ. Muscles alive: their functions revealed by electromyography. Baltimore: Williams & Wilkins, 1985.
2. Winter DA. Kinesiological electromyography in biomechanics and motor control of human movement. 4.ed. New Jersey: Wiley & Sons, Inc., 2009.
3. De Luca CJ. Electromyography in encyclopedia of medical devices and instrumentation. Hoboken: John Wiley & Sons, Inc., 2006.
4. Konrad P. The ABC of EMG – a practical introduction to kinesiological electromyography. Disponível em: https://www.noraxon.com/wp-content/uploads/2014/12/ABC-EMG-ISBN.pdf. Acesso em: 03 jul. 2022.
5. Kamen G. Electromyographic kinesiology in research methods in biomechanics. 2.ed. Champaign: Human Kinetics, 2013.
6. De Luca CJ. The use of surface eletromyography in biomechanics. J Appl Biomechan. 1997;13(2):135-163.
7. Walston JD. Sarcopenia in older adults. Curr Opin Rheumatol. 2012;24(6):623-627.
8. Marchetti PH, Duarte M. Instrumentação em eletromiografia. São Paulo: Universidade de São Paulo, 2006.
9. Merletti R. Standards for reporting EMG data. J Electromyogr Kinesiol. 1999;9(1):III-IV.
10. Chuang TD, Acker SM. Comparing functional dynamic normalization methods to maximal voluntary isometric contractions for lower limb EMG from walking, cycling and running. J Electromyogr Kinesiol. 2019;44:86-93.
11. Sinclair J, Taylor PJ, Hebron J, Brooks D, Hurst HT, Atkins S. The reliability of electromyographic normalization methods for cycling analyses. J Hum Kinet. 2015;46:19-27.
12. Pereira-Baldon VS, de Oliveira AB, Padilha JF, Degani AM, Avila MA, Driusso P. Reliability of different electromyographic normalization methods for pelvic floor muscles assessment. Neurourol Urodyn. 2020;39(4):1145-1151.
13. Bø K, Kvarstein B, Hagen RR, Larsen S. Pelvic floor muscle exercise for the treatment of female stress urinary incontinence: II. Validity of vaginal pressure measurements of pelvic floor muscle strength and the necessity of supplementary methods for control of correct contraction. Neurourol Urodyn. 1990;9(5):479-487.
14. Resende APM, Nakamura UM, Ferreira EAG, Petricelli CD, Alexandre SM, Zanetti MRD. Eletromiografia de superfície para avaliação dos músculos do assoalho pélvico feminino: revisão de literatura. Fisioterapia e Pesquisa. 2011;18(3):292-297.
15. Keshwani N, McLean L. State of the art review: intravaginal probes for recording electromyography from the pelvic floor muscles. Neurourol Urodyn. 2015;34(2):104-112.
16. Hermens HJ, Freriks B, Disselhorst-Klug C, Rau G. Development of recommendations for SEMG sensors and sensor placement procedures. J Electromyogr Kinesiol. 2000;10(5):361-374.

CAPÍTULO 11

Ultrassonografia para a avaliação da função da musculatura do assoalho pélvico feminino

Ana Jéssica dos Santos Sousa
Juliana Falcão Padilha

Introdução

Com os avanços tecnológicos nos serviços de saúde, a ultrassonografia tornou-se uma das principais ferramentas de avaliação e diagnóstico por imagem.[1] Em comparação a outras modalidades de exame de imagem, é considerada um equipamento seguro,[1-4] sem radiação,[3,5] de baixo custo, portátil, de fácil manuseio[3] e com ampla aplicabilidade clínica.[3,6] Nesse contexto, os fisioterapeutas, respaldados pelas Resoluções do Conselho Federal de Fisioterapia e Terapia Ocupacional (COFFITO) n. 404, de 2011, e n. 428, de 2013, estão aptos a realizar o exame de ultrassonografia cinesiológica, que possibilita uma avaliação funcional e anatômica do aparelho osteomuscular.[7]

O exame ultrassonográfico é um dos procedimentos mais conhecidos e utilizados para a avaliação dos órgãos e da musculatura do assoalho pélvico.[2,8] As imagens da ultrassonografia possibilitam uma avaliação dinâmica e funcional dessa musculatura,[5] auxiliando o diagnóstico diferencial de disfunções do assoalho pélvico e contribuindo para o planejamento e a escolha do tratamento mais adequado.[2,5] Além disso, a ultrassonografia também tem aplicabilidade terapêutica ao ser utilizada como um recurso de *biofeedback* visual, possibilitando ensinar as pacientes a contrair e relaxar os músculos do assoalho pélvico.[9]

Neste capítulo, será abordado o uso clínico da ultrassonografia cinesiológica transperineal e transabdominal para a avaliação fisioterapêutica do assoalho pélvico feminino. Além disso, será contextualizada a sua aplicabilidade clínica como um recurso de *biofeedback* visual para o tratamento fisioterapêutico de disfunções do assoalho pélvico em mulheres.

Avaliação transperineal

O método transperineal, também chamado de translabial, é provavelmente o mais conhecido para o uso da ultrassonografia na avaliação do assoalho pélvico. Esse método é amplamente disseminado pela facilidade de realização da técnica, por sua natureza minimamente invasiva e por possibilitar uma avaliação funcional do assoalho pélvico durante manobras, como a de Valsalva.[10,11]

A avaliação transperineal pode ser realizada por duas técnicas distintas de posicionamento da *probe* (também chamada de sonda ou transdutor): longitudinal e transversal (Figura 1).[8]

Na primeira técnica, quando a *probe* está posicionada no plano longitudinal, é possível avaliar o colo da bexiga e a mobilidade da uretra.[8] Recentemente, um estudo identificou que essa técnica é reprodutível nas avaliações intra e interexaminador da mobilidade uretral pela ultrassonografia translabial.[12] Após o posicionamento do paciente em litotomia modificada, a *probe*, previamente preparada com cuidados específicos de limpeza e higiene (assunto que será abordado no final deste capítulo), deve ser posicionada sobre o períneo, contra a sínfise púbica e entre os grandes lábios.

Com a *probe* posicionada no plano longitudinal, é possível observar a sínfise púbica, a uretra, a bexiga, o colo vesical e a vagina.[10] Durante contração da musculatura do assoalho pélvico, a uretra se desloca em direção à sínfise púbica; ao realizar a manobra de Valsalva, a uretra se desloca na direção oposta (Figura 2).[8,13]

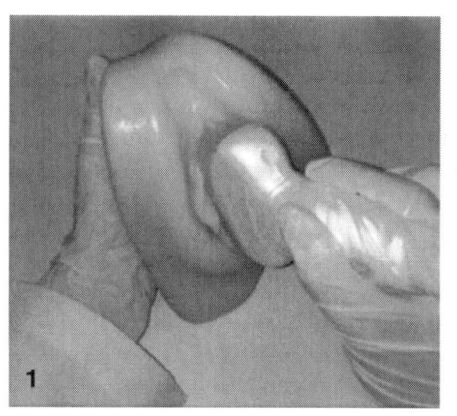
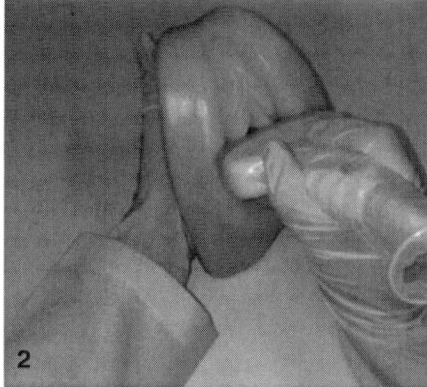

Figura 1   Exemplo, em modelo anatômico, do posicionamento no plano longitudinal (**1**) e no plano transversal (**2**) para o exame de ultrassom transperineal acoplado a uma *probe* convexa (4 MHz).

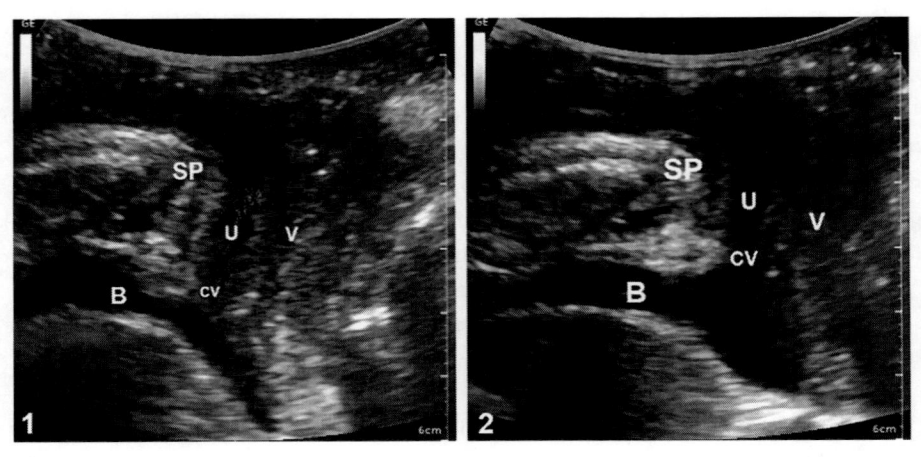

Figura 2 Imagem de um exame de ultrassom transperineal no plano longitudinal: momento da imagem em repouso (**1**) e momento da imagem em Valsalva (**2**). Equipamento utilizado: ultrassom bidimensional Venue 40® (GE Healthcare Venue, NZCART, Medical Systems, Ltd, Wuxi, Changjiang Road, China) acoplado a uma *probe* convexa (4 MHz).

SP: sínfise púbica; U: uretra; CV: colo vesical; B: bexiga; V: vagina.

Quando o deslocamento da uretra durante a manobra de Valsalva produz uma descida maior que 0,2 cm em relação à sínfise púbica, isso é indicativo de hipermobilidade do colo da bexiga, condição que está associada à incontinência urinária.[13,14]

Outra aplicabilidade do uso da ultrassonografia transperineal no plano longitudinal é a avaliação do prolapso de órgãos pélvicos e a integridade do músculo elevador do ânus.[8] Em 2015, Tan et al. identificaram que essa técnica também possui reprodutibilidade intraexaminador na quantificação da descida dos órgãos pélvicos e no diagnóstico da integridade do músculo levantador do ânus.[15] Ou seja, é uma técnica reprodutível e confiável quanto à avaliação da mobilidade uretral, do prolapso dos órgãos pélvicos e da integridade do músculo levantador do ânus. Em situações em que a mulher apresenta prolapso, pode-se observar, durante a realização da manobra de Valsalva, o deslocamento dos órgãos pélvicos. Essas estruturas são apresentadas em imagens hiperecogênicas.[14]

Como citado anteriormente, a avaliação transperineal também pode ser realizada com a *probe* posicionada transversalmente, porém com aplicabilidade e objetivos clínicos distintos. Ao posicionar a *probe* no plano transversal, é possível avaliar a integridade dos esfíncteres anais externo e interno.[8] O esfíncter anal é normalmente avaliado pela ultrassonografia endoanal, que é uma técnica de baixa acessibilidade e invasiva.[16,17] Em contrapartida, o exame de ultrassom transperineal transversal possibilita uma avaliação dinâmica, pois sua característica não invasiva não distorce a anatomia e a biomecânica da contração do esfíncter anal, facilitando o diagnóstico das disfunções do assoalho pélvico.[14,17,18]

A *probe* deve ser posicionada transversalmente e inclinada verticalmente, pois, assim, é possível observar os esfíncteres anais externo e interno.[8] Na imagem da ultrassonografia, o esfíncter anal interno pode ser visto como um anel hipoecoico, enquanto o esfíncter anal externo é observado como um anel hiperecoico.[8]

Avaliação transabdominal

Outro modo de avaliação da função dos músculos do assoalho pélvico é a ultrassonografia transabdominal, considerada uma maneira fácil de avaliar e reeducar a função dos músculos do assoalho pélvico.[19] Nessa técnica, é utilizada uma *probe* convexa, com um espectro de frequência de 3~5 MHz, recomendada para áreas abdominais.[6]

A ultrassonografia transabdominal tem várias vantagens clínicas: é segura, não invasiva e confortável para a paciente, que não precisa se despir, além de ser importante em populações específicas, para as quais a avaliação vaginal pode não ser desejável ou possível.[20] Além disso, a ultrassonografia transabdominal apresenta alta validade e confiabilidade inter e intraexaminador para medir a ação dos músculos do assoalho pélvico, tanto em planos longitudinais quanto transversais.[21]

Para captar as imagens da técnica transabdominal, posiciona-se a *probe* imediatamente acima da sínfise púbica da paciente, na parte inferior do abdome,[22] podendo ser aplicada nos planos longitudinal e transversal (Figura 3).

Geralmente, a ultrassonografia transabdominal consiste na obtenção de imagens no plano longitudinal da linha média, bem como nos planos parassagitais angulados para a periferia de cada hemipelve. Da mesma maneira, as imagens do plano transversal são obtidas angulando a *probe* superior e inferiormente, a partir de uma posição do meio da bexiga.[23] É permitida uma angulação sutil da *probe* para obter as melhores imagens anatômicas, mesmo que as estruturas não estejam em um alinhamento longitudinal ou transversal perfeito.[23] Assim, uma imagem de ultrassom transabdominal da contração da musculatura do assoalho pélvico resulta em um deslocamento vertical da base da bexiga, representando um movimento cefálico dos músculos do assoalho pélvico.[21,24]

A imagem obtida pela ultrassonografia transabdominal não fornece ao clínico o grau da força muscular, mas, sim, a visualização da capacidade da paciente de ativar os músculos do assoalho pélvico o suficiente para elevar a base da bexiga.[25] Para Ariail et al.,[25] operacionalmente, uma contração correta do assoalho pélvico é visível com a elevação da base da bexiga em direção cefálica, com movimento simétrico e sem a depressão das faces laterais da base da bexiga. A manobra de Valsalva é definida como depressão visível da base da bexiga ou migração caudal de toda a bexiga.[25]

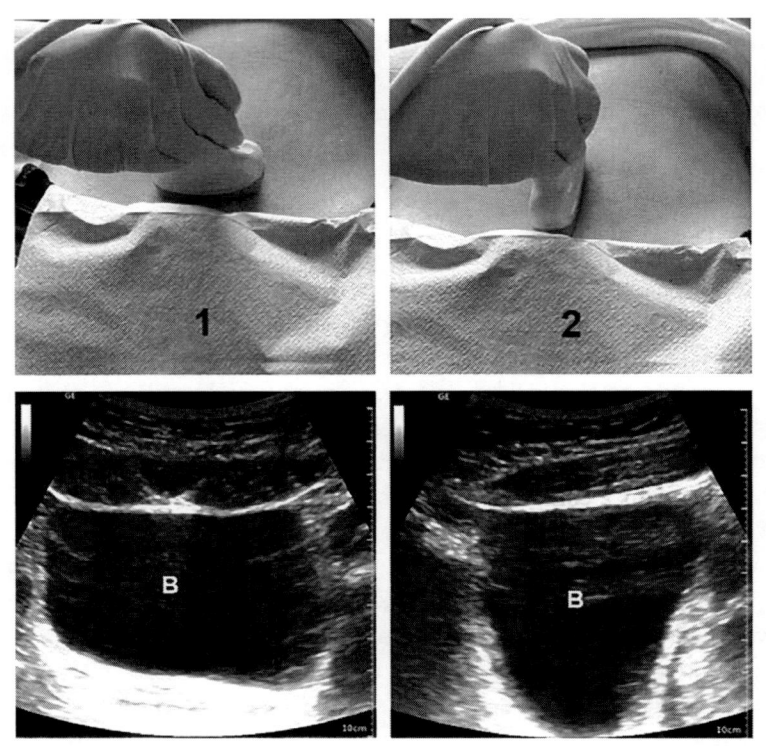

Figura 3 Exemplo do posicionamento para exame de ultrassonografia transabdominal: plano transversal, com a respectiva imagem da ultrassonografia abaixo (**1**); e plano longitudinal, com a respectiva imagem da ultrassonografia abaixo (**2**). Momento das imagens em repouso. Equipamento utilizado: ultrassom bidimensional Venue 40® (GE Healthcare Venue, NZCART, Medical Systems, Ltd, Wuxi, Changjiang Road, China) acoplado a uma *probe* convexa (4 MHz).
B: bexiga.

Biofeedback

Como discutido anteriormente, a ultrassonografia cinesiológica é caracterizada por ser um instrumento que realiza uma avaliação biomecânica e fisiológica, um método confiável e válido para avaliar a estrutura anatômica e a função da atividade muscular do assoalho pélvico.[26] Deve-se destacar sua bem-sucedida aplicabilidade como um recurso de *feedback* visual da ativação muscular,[27] podendo ser utilizada para auxiliar as mulheres a aprenderem a realizar os exercícios para os músculos do assoalho pélvico,[28] uma vez que é possível visualizar, em tempo real,[29] os movimentos de contração e relaxamento, promovendo a educação da paciente quanto à movimentação correta dessa musculatura.[9,26]

Em muitas situações, as instruções verbais de como contrair os músculos do assoalho pélvico, realizadas pelo profissional de saúde, não são suficientes para que a mulher compreenda a maneira adequada de executar esses movimentos, surgindo, assim, a necessidade de algum recurso que auxilie o profissional a ensinar a paciente a realizar a contração dessa musculatura adequadamente.[29,30] Segundo Galea et al.,[31] o *feedback* visual, utilizando imagens do ultrassom transabdominal, parece ser eficaz no ensino das contrações musculares do assoalho pélvico para mulheres idosas com incontinência urinária. Reafirmando a importância da ultrassonografia como um *biofeedback*, o estudo de Dietz et al.[30] relata que 57% das mulheres que não conseguiam realizar a contração da musculatura do assoalho pélvico aprenderam o movimento após um treinamento de 5 minutos com o *biofeedback* da ultrassonografia transperineal. Sendo assim, a esse exame é um recurso clinicamente útil durante a reeducação e o treinamento dos músculos do assoalho pélvico.[25,29]

Além de detectar a contração dos músculos do assoalho pélvico como forma de *biofeedback* para as pacientes, a ultrassonografia pode ser utilizada como *feedback* visual para o fisioterapeuta, complementando a avaliação do assoalho pélvico. Uma pesquisa de Fani et al.[19] mostrou que o deslocamento da base da bexiga, observado pela ultrassonografia transabdominal, nas mulheres com incontinência urinária de esforço e mista foi maior do que em mulheres continentes durante as manobras que aumentam a pressão intra-abdominal. Os autores concluíram que esse achado pode refletir uma diminuição no desempenho dos músculos do assoalho pélvico.[19] Assim, a ultrassonografia cinesiológica pode ser utilizada como ferramenta para avaliar a contratilidade dos músculos do assoalho pélvico, pois fornece um bom *biofeedback* visual às pacientes durante o treinamento dos músculos do assoalho pélvico, além da vantagem de ser um método não invasivo, o que pode ser a melhor opção para muitas mulheres, ao serem submetidas a uma avaliação ou para o *biofeedback* durante seu tratamento.[28]

Cuidados específicos

A assistência do fisioterapeuta à saúde das mulheres possui especificidades na avaliação e no tratamento de condições clínicas na área de uroginecologia, sendo intolerável qualquer conduta do profissional que fira o direito à autonomia ou a um atendimento, assim como que desrespeite o natural pudor e a intimidade da paciente.[32-34] É fundamental que o fisioterapeuta esclareça à paciente os objetivos do exame e explique como ele será realizado, elucidando todas e quaisquer dúvidas que possam surgir.[35] Diante disso, o profissional deve adotar os cuidados necessários ao utilizar a ultrassonografia em seu atendimento fisioterapêutico.

O local deve ser limpo, climatizado (em uma temperatura agradável para a paciente) e com luminosidade reduzida, para uma melhor visualização da imagem da ultrassonografia.[36] O profissional da saúde que realiza o exame de ultrassonografia deverá seguir todos os procedimentos de biossegurança necessários, como assepsia das mãos, uso de luvas de procedimento, tanto na preparação da *probe* quanto na execução do exame, e uso de jaleco.[35] Para operadores destros dominantes, a máquina de ultrassom deve ser posicionada à direita anatômica do paciente, próxima à cabeceira da maca.[36]

Deve-se ressaltar que, em ambas as técnicas (transperineal e transabdominal), é utilizada uma *probe* convexa, com um espectro de frequência de 3,5 a 6 MHz.[37] Independentemente da técnica adotada, a *probe* deve ser limpa, higienizada e desinfetada entre seus usos, seguindo rigorosamente as instruções fornecidas pelo fabricante da probe.[35,36] Na técnica transperineal, em razão do contato com mucosas, há o risco de contaminação cruzada ambulatorial entre as pacientes;[4,38] por isso, a *probe* deve ser revestida com um preservativo sem lubrificante,[35] que deve ser preenchido com uma pequena quantidade de gel condutor antes de revestir a *probe*. Em seguida, o gel também deve ser adicionado externamente à *probe* (revestida pelo preservativo).[35] Para exames de ultrassonografia transabdominal, em que não há contato com mucosas, o gel é aplicado diretamente sobre a *probe* (sem preservativo revestindo-a), que, em seguida, é posicionada sobre a pele da paciente, na região do abdome inferior.[23]

Em relação ao volume vesical, para a técnica transabdominal, Sherburn et al.[21] relatam que não há necessidade de especificar o volume vesical necessário para avaliar a atividade muscular do assoalho pélvico, uma vez que esse volume não influencia as medidas de deslocamento da bexiga. Contudo, na técnica transperineal, é preferível que a paciente esvazie a bexiga antes do início do exame.[10]

A posição adotada pela paciente deve estar de acordo com o tipo de técnica de avaliação. Para a realização do exame de ultrassonografia transperineal, a paciente deve estar com os membros inferiores desnudos e adotar a posição de litotomia modificada, com os pés apoiados sobre a maca e abdução de quadril.[8] Ao realizar a ultrassonografia transabdominal, a paciente deve estar posicionada em decúbito dorsal, com os membros inferiores em extensão e braços ao longo do corpo, com apenas a região inferior do abdome desnuda.[22]

Considerações finais

O assoalho pélvico é considerado uma estrutura complexa,[39] que pode desenvolver algumas disfunções incapacitantes, prejudicando a qualidade de vida da população feminina.[40-42] Diante desse contexto, é fundamental que fisioterapeutas que atuam na área de uroginecologia realizem uma avaliação anatômica-funcional ampla e completa do assoalho pélvico.

Um dos recursos que podem ser inseridos na rotina profissional do especialista em saúde da mulher é o exame de ultrassonografia cinesiológica do assoalho pélvico. Tal recurso possibilita uma avaliação dinâmica-funcional da musculatura e conhecimento da estrutura anatômica, além de auxiliar o diagnóstico cinesiológico-funcional das disfunções do assoalho pélvico e contribuir para um planejamento terapêutico mais adequado para as pacientes.

Além desses benefícios, a ultrassonografia cinesiológica pode ser utilizada como recurso de *biofeedback* visual tanto para o fisioterapeuta quanto para a paciente. Esse recurso possibilita verificar se a contração dos músculos do assoalho pélvico está sendo realizada de maneira correta durante a avaliação, o tratamento e a prevenção das disfunções dos músculos do assoalho pélvico feminino.

Referências bibliográficas

1. World Health Organization. Diagnostic imaging – ultrasound. Genebra: World Health Organization, 2020.
2. Hainsworth AJ, Solanki D, Schizas AMP, Williams AB. Total pelvic floor ultrasound for pelvic floor defaecatory dysfunction: a pictorial review. Br J Radiol. 2015;88(1055):20150494.
3. Meister KD, Vila PM, Bonilla-Velez J, Sebelik M, Orloff LA. Current experience of ultrasound training in otolaryngology residency programs. J Ultrasound Med. 2019;38(2):393-397.
4. Miyague AH, Mauad FM, Martins WP, Benedetti ACG, Ferreira AEGM, Mauad-Filho F et al. Ultrasound scan as a potential source of nosocomial and cross-infection: a literature review. Radiol Bras. 2015;48(5):319-323.
5. Oliveira LCC. Endoanal, endovaginal, and transperineal ultrasound. In: Oliveira LCC (ed). Anorectal physiology. Cham: Springer, 2020. p.103-124.
6. World Health Organization. Manual of diagnostic ultrasound. Genebra: World Health Organization, 2011.
7. Conselho Federal de Fisioterapia e Terapia Ocupacional (COFFITO). Resolução n. 428, de 08 de julho de 2013. Fixa e estabelece o Referencial Nacional de Procedimentos Fisioterapêuticos e dá outras providências. Brasília: Conselho Federal de Fisioterapia e Terapia Ocupacional, 2013.
8. AIUM/IUGA practice parameter for the performance of urogynecological ultrasound examinations: developed in collaboration with the ACR, the AUGS, the AUA, and the SRU. J Ultrasound Med. 2019;38(4):851-864.
9. Madkour NM. Transperineal ultrasound imaging of the pelvic floor muscles in women with pelvic floor dysfunction symptoms: a cross-sectional study. Middle East Fertil Soc J. 2018;23(3):232-237.
10. Dietz HP. Ultrasound imaging of the pelvic floor. Part I: two-dimensional aspects. Ultrasound Obstet Gynecol. 2004;23(1):80-92.
11. Shek KL, Dietz HP. Assessment of pelvic organ prolapse: a review. Ultrasound Obstet Gynecol. 2016;48(6):681-692.
12. Sousa AJS, Padilha JF, da Silva JB, Hirakawa HS, Seidel EJ, Driusso P. Intra- and inter-rater reliability of urethral mobility measurement by ultrasound in women: a cross-section study. Int Urogynecol J. 2021;32(1):119-125.
13. Santoro GA, Wieczorek AP, Dietz HP, Mellgren A, Sultan AH, Shobeiri SA et al. State of the art: an integrated approach to pelvic floor ultrasonography. Ultrasound Obstet Gynecol. 2011;37(4):381-396.
14. Dietz HP. Ultrasound imaging of the pelvic floor. Part II: three-dimensional or volume imaging. Ultrasound Obstet Gynecol. 2004;23(6):615-625.
15. Tan L, Shek KL, Atan IK, Rojas RG, Dietz HP. The repeatability of sonographic measures of functional pelvic floor anatomy. Int Urogynecol J. 2015;26(11):1667-1672.
16. Guzmán Rojas RA, Shek KL, Langer SM, Dietz HP. The prevalence of anal sphincter injury in primiparous women. Ultrasound Obstet Gynecol. 2013;42(4):461-466.
17. Steensma AB, Burger CW, Schouten WR. OP24.13: Is dynamic investigation of the anal sphincter complex useful for assessment of the anal sphincter complex? Ultrasound Obstet Gynecol. 2008;32(3):397.
18. Valsky DV, Yagel S. Three-dimensional transperineal ultrasonography of the pelvic floor. J Ultrasound Med. 2007;26(10):1373-1387.

19. Fani M, Salehi R, Chitsaz N, Goharpey S, Zahednejad S. Transabdominal ultrasound imaging of pelvic floor muscles activity in women with and without stress urinary incontinence: a case-control study. J Obstet Gynaecol Canada. 2020;42(11): 1358-1363.

20. Arab AM, Behbahani RB, Lorestani L, Azari A. Correlation of digital palpation and transabdominal ultrasound for assessment of pelvic floor muscle contraction. J Man Manip Ther. 2009;17(3):e75-e79.

21. Sherburn M, Murphy CA, Carroll S, Allen TJ, Galea MP. Investigation of transabdominal real-time ultrasound to visualise the muscles of the pelvic floor. Aust J Physiother. 2005;51(3):167-170.

22. Okamoto M, Murayama R, Haruna M, Matsuzaki M, Kozuma S, Nakata M et al. Evaluation of pelvic floor function by transabdominal ultrasound in postpartum women. J Med Ultrason. 2010;37(4):187-193.

23. Narayanan M, Tafti D, Cohen HL. Pelvic ultrasound. StatPearls [Internet]. Treasure Island (FL): StatPearls Publishing, 2020.

24. Bø K, Sherburn M, Allen T. Transabdominal ultrasound measurement of pelvic floor muscle activity when activated directly or via a transversus abdominis muscle contraction. Neurourol Urodyn. 2003;22(6):582-588.

25. Ariail A, Sears T, Hampton E. Use of transabdominal ultrasound imaging in retraining the pelvic-floor muscles of a woman postpartum. Phys Ther. 2008;88(10):1208-1217.

26. Khorasani B, Arab AM, Gilani MAS, Samadi V, Assadi H. Transabdominal ultrasound measurement of pelvic floor muscle mobility in men with and without chronic prostatitis/chronic pelvic pain syndrome. Urology. 2012;80(3):673-677.

27. Van K, Hides JA, Richardson CA. The use of real-time ultrasound imaging for biofeedback of lumbar multifidus muscle contraction in healthy subjects. J Orthop Sports Phys Ther. 2006;36(12):920-925.

28. van Delft K, Thakar R, Sultan AH. Pelvic floor muscle contractility: digital assessment vs transperineal ultrasound. Ultrasound Obstet Gynecol. 2015;45(2):217-222.

29. Whittaker JL, Thompson JA, Teyhen DS, Hodges P. Rehabilitative ultrasound imaging of pelvic floor muscle function. J Orthop Sports Phys Ther. 2007;37(8):487-498.

30. Dietz HP, Wilson PD, Clarke B. The use of perineal ultrasound to quantify levator activity and teach pelvic floor muscle exercises. Int Urogynecol J. 2001;12(3):166-169.

31. Galea MP, Tisseverasinghe S, Sherburn M. A randomised controlled trial of transabdominal ultrasound biofeedback for pelvic floor muscle training in older women with urinary incontinence. Aust New Zeal Cont Journal. 2013;19(2):38.

32. Conselho Federal de Fisioterapia e Terapia Ocupacional (COFFITO). Resolução n. 372, de 06 de novembro de 2009. Reconhece a Saúde da Mulher como especialidade do profissional fisioterapeuta e dá outras providências. Diário Oficial da União, 30 nov. 2009, seção 1, p.101.

33. Driusso P, Beleza ACS. Avaliação fisioterapêutica da musculatura do assoalho pélvico feminino. 1.ed. vol 1. Barueri: Manole, 2018.

34. Conselho Federal de Fisioterapia e Terapia Ocupacional (COFFITO). Resolução n. 424, de 08 de julho de 2013. Estabelece o Código de Ética e Deontologia da Fisioterapia. Diário Oficial da União, 01 ago. 2013; n. 147, seção 1. Disponível em: https://www.coffito.gov.br/nsite/?p=3187. Acesso em: 03 jul. 2022.

35. Moorthy R. Transvaginal sonography. Med J Armed Forces India. 2000;56(3):181-183.

36. Kurzweil A, Martin J. Transabdominal ultrasound. Treasure Island (FL): StatPearls Publishing, 2018.

37. Dietz HP. Pelvic floor ultrasound: a review. Clin Obstet Gynecol. 2017;60(1):58-81.

38. Rutala WA, Weber DJ. Guideline for disinfection and sterilization in healthcare facilities. 2008.

39. Corton MM. Anatomy of the pelvis: how the pelvis is built for support. Clin Obstet Gynecol. 2005;48(3):611-626.

40. Barber MD, Walters MD, Bump RC. Short forms of two condition-specific quality-of-life questionnaires for women with pelvic floor disorders (PFDI-20 and PFIQ-7). Am J Obstet Gynecol. 2005;193(1):103-113.

41. Brandt C, van Vuuren ECJ. An International Classification of Function, Disability and Health (ICF)-based investigation of movement impairment in women with pelvic organ prolapse. South African J Physiother. 2019;75(1):1-9.

42. Chong EC, Khan AA, Anger JT. The financial burden of stress urinary incontinence among women in the United States. Curr Urol Rep. 2011;12(5):358-362.

Avaliação da qualidade de vida em mulheres com disfunções dos músculos do assoalho pélvico

Ana Carolina Sartorato Beleza
Daniele Furtado Albanezi
Amanda Magdalena Feroldi Fabricio
Michele Elisabete Rúbio Alem

Introdução

As disfunções dos músculos do assoalho pélvico afetam diretamente a qualidade de vida das mulheres. Nesse sentido, a Sociedade Internacional de Continência recomenda a utilização de questionários da mais alta qualidade que avaliem o impacto causado por essas disfunções na vida das mulheres.[1] Vale destacar que a utilização de questionários permite que as disfunções do assoalho pélvico sejam avaliadas sob a perspectiva da paciente, uma vez que o diagnóstico pode ser considerado a partir do relato da queixa da mulher ao profissional de saúde.

A avaliação dos resultados do tratamento sob a perspectiva da mulher, denominada de *patient-reported outcome measure* (PROM), segue cada vez mais os métodos clínicos tradicionais de medir aspectos da saúde e o impacto da doença e de seu tratamento no estilo de vida e, consequentemente, na qualidade de vida (QV) do indivíduo.[2] Trata-se, portanto, de questionários que podem ser preenchidos por pacientes ou indivíduos sobre si mesmos ou, alternativamente, por outros em seu nome.[2]

A Organização Mundial de Saúde (OMS) define qualidade de vida como "a percepção do indivíduo de sua posição na vida sob o contexto da cultura e o sistema de valores nos quais ele vive em relação aos seus objetivos, expectativas, padrões e preocupações". A OMS considera que três aspectos são fundamentais para a definição desse conceito: subjetividade, multidimensionalidade e presença de dimensões positivas e negativas.[3,4]

A partir da definição consensual de qualidade de vida, foi elaborado o instrumento *World Health Organization Quality of Life* (WHOQOL),[3] primeiramente numa versão com 100 perguntas (WHOQOL-100); e, para reduzir o tempo de preenchimento, posteriormente foi elaborado o WHOQOL-BREF, com apenas 26 questões. As duas versões foram traduzidas e validadas para o português/Brasil.[4,5]

Ambas as versões são constituídas de seis domínios: físico, psicológico, nível de independência, relações sociais, meio ambiente e espiritualidade/religião/crenças pessoais. Todas as perguntas dos questionários apresentam quatro escalas como opções de resposta, baseadas na escala de Likert: intensidade (nada a extremamente), capacidade (nada a completamente), avaliação (muito insatisfeito a muito satisfeito; muito ruim a muito bom) e frequência (nunca a sempre).[4]

Outro questionário genérico que avalia a qualidade de vida é o *Medical Outcomes Study 36-Item Short-Form Health Survey* (SF-36), composto por 36 itens que avaliam oito componentes: capacidade funcional, aspectos físicos, dor, estado geral da saúde, vitalidade, aspectos sociais, aspectos emocionais e saúde mental. É validado para o português/Brasil e apresenta reprodutibilidade inter e intra-avaliador satisfatórias.[6,7]

Vale destacar que os questionários descritos anteriormente não são específicos para a avaliação dos sintomas relacionados às disfunções dos músculos do assoalho pélvico e que, sempre que houver possibilidade, é recomendado que sejam utilizados questionários específicos para cada condição de saúde a ser avaliada.[8] Os questionários específicos são mais sensíveis à avaliação dos aspectos clínicos e do sucesso do tratamento, enquanto os questionários genéricos podem ter seus resultados influenciados por muitos fatores, sendo normalmente empregados em estudos epidemiológicos e de planejamento e avaliação em saúde.[9,10]

Para avaliar a qualidade de vida, recomenda-se o uso de instrumentos que tenham boas propriedades de medidas e cujos domínios e pontuação dos escores sejam claros, favorecendo a interpretação dos resultados.[9] A melhora da qualidade de vida pode ser considerada um desfecho para a pesquisa científica, para a prática clínica e para as políticas públicas, seja na promoção da saúde ou na prevenção de doenças.[10] Nesse sentido, o uso de questionários desenvolvidos originalmente em outros países precisam passar por um processo de tradução e adaptação para o português/Brasil (validação transcultural). De forma sucinta, são realizadas as seguintes etapas: tradução para o português e retrotradução, pré-teste (comunidade), adequações (quando necessário) e teste com a população-alvo (para quem o instrumento se destina). Para analisar o questionário e verificar se ele cumpre o seu objetivo, são utilizados três pilares: confiabilidade, validade e responsividade. Cada pilar contém uma ou mais propriedades de medida específica, que serão analisadas dependendo da natureza do questionário.[11]

A Sociedade Internacional de Continência descreve três níveis de recomendação para questionários que avaliam os sintomas e o impacto das disfunções dos músculos do assoalho pélvico sobre a qualidade de vida de mulheres: A, altamente recomendado; B, recomendado; e C, com potencial,[1,12] como mostra o Quadro 1.

Quadro 1   Questionários recomendados pela Sociedade Internacional de Continência.

Nível de recomendação A (altamente recomendados)

Sintomas do trato urinário inferior:
ICIQ Female Lower Urinary Tract Symptoms (ICIQ-FLUTS)

Sintomas vaginais e questões sexuais:
ICIQ Vaginal Symptoms (ICIQ-VS)

Incontinência urinária:
ICIQ Urinary Incontinence Short Form (ICIQ-UI SF)

Noctúria:
ICIQ Nocturia (ICIQ-N)
ICIQ Nocturia Quality of Life (ICIQ-Nqol)

Bexiga hiperativa:
ICIQ Overactive Bladder (ICIQ-OAB)
ICIQ Overactive Bladder Quality of Life (ICIQ-OABqol)

Sintomas sexuais:
ICIQ Female Sexual Matters Associated with Lower Urinary Tract Symptoms (ICIQ-FLUTSsex)

Incontinência fecal:
ICIQ Anal Incontinence Symptoms and Quality of Life
Faecal Incontinence Quality of Life Scale
Birmingham Bowel and Urinary Symptom Questionnaire
Questionnaire for Assessment of Faecal Incontinence and Constipation

Prolapso de órgãos pélvicos:
ICIQ Vaginal Symptoms (ICIQ-VS)
Pelvic Floor Distress Inventory (PFDI)
Pelvic Floor Impact Questionnaire (PFIQ)
Prolapse Quality of Life Questionnaire (P-QOL)

Nível de recomendação B (recomendado)

Prolapso de órgãos pélvicos:
The Australian Pelvic Floor Questionnaire (APFQ)
Pelvic Floor Symptom Bother Questionnaire (PFBQ)
Pelvic Organ Prolapse Urinary Incontinence Sexual Questionnaire (PISQ) (PISQ-12)
The Electronic Personal Assessment Questionnaire – Pelvic Floor (ePAQ-PF)

Incontinência fecal:
Colorectal Functional Outcome Questionnaire
Manchester Health Questionnaire
Bowel Control Self-assessment Questionnaire
Pelvic Floor Bother Questionnaire
Faecal Incontinence Questionnaire
Elderly Bowel Symptom Questionnaire
Faecal Incontinence and Constipation Assessment

Nível de recomendação C (com potencial)

Prolapso de órgãos pélvicos:
Pelvic Floor Dysfunction Questionnaire
Danish Prolapse Questionnaire

Incontinência fecal:
Faecal Incontinence Questionnaire

A seguir, serão apresentados os questionários específicos que avaliam o impacto das disfunções dos músculos do assoalho pélvico sobre a qualidade de vida de mulheres. Vale destacar que o objetivo deste capítulo não é explorar todos os questionários disponíveis na literatura científica, mas, sim, descrever os principais, aqueles recomendados pela Sociedade Internacional de Continência e validados para o português/Brasil.

Questionários de avaliação dos sintomas, de qualidade de vida e de diagnóstico de mulheres com disfunções do trato urinário inferior

O *King's Health Questionnaire* (KHQ) é um instrumento utilizado para avaliar a qualidade de vida de mulheres com incontinência urinária. É composto por 18 itens, distribuídos em cinco domínios: limitações de atividade diária, severidade dos sintomas, relacionamento pessoal, emoções, sono/disposição. Além disso, esse questionário apresenta duas escalas independentes, denominadas medida de gravidade (avalia a gravidade da incontinência urinária) e escala de sintomas urinários (avalia a intensidade dos sintomas).[13,14] O escore varia de 0 a 100; quanto maior a pontuação, pior a qualidade de vida.[13,14]

O *Incontinence Quality of Life Questionnaire* (I-QoL) é um questionário autoaplicável, válido e confiável para avaliar a qualidade de vida de mulheres com incontinência urinária de esforço, sendo composto por 22 questões em três domínios: limitação de comportamento, impacto psicológico e impacto social.[15,16] Cada pergunta oferece cinco opções de respostas, que, somadas, fornecem um escore total, variando de 0 a 100; quanto maior o escore, melhor a qualidade de vida.[16]

Validado para o português/Brasil, o Questionário de Diagnóstico de Incontinência (QUID) é um questionário curto, composto por seis itens, utilizado para discriminar, nas mulheres, a incontinência urinária de esforço da incontinência de urgência.[17] As questões são divididas em dois domínios, sendo três perguntas relacionadas aos sintomas de incontinência urinária de esforço (tosse, espirro e atividade física) e três aos sintomas de incontinência urinária de urgência, existentes na bexiga hiperativa. Para cada questão, as respostas variam de 0 (nunca) a 5 (o tempo todo), resultando em uma pontuação de 0 a 15 para cada domínio (subescala). Ao final, as mulheres avaliadas são diagnosticadas com incontinência urinária de esforço quando a pontuação da subescala (questões 1 a 3) é maior ou igual a 4 e com incontinência urinária de urgência quando a pontuação da subescala (questões 4 a 6) é maior ou igual a 6.[17]

O *Incontinence Severity Index* (ISI) é uma ferramenta que pode ser utilizada para identificar e avaliar a gravidade da incontinência urinária de esforço em mulheres brasileiras, sendo composto pelas seguintes perguntas: "Com qual frequência você perde urina?" e "Qual a quantidade de urina que você perde em cada vez?". O escore final obtido a partir da multiplicação dos escores da frequência pela quantidade da perda urinária possibilita que a incontinência seja classificada em leve, moderada, grave ou muito grave.[18]

O *Three Incontinence Questionnaire* (3IQ) possui apenas três questões, por meio das quais é possível distinguir o tipo de incontinência urinária feminina: se de esforço, de urgência ou mista. Trata-se de um instrumento breve e autoadministrado, sendo possível respondê-lo em aproximadamente 30 segundos.[19]

Questionários de avaliação do impacto das disfunções do assoalho pélvico sobre a qualidade de vida

Para a avaliação do impacto das disfunções do assoalho pélvico sobre a qualidade de vida, alguns dos questionários validados para o português/Brasil e altamente recomendados (nível A) pela Sociedade Internacional de Incontinência são: o *International Consultation on Incontinence Questionnaire – Short Form* (ICIQ-SF), o *International Consultation on Incontinence Questionnaire Overactive Bladder* (ICIQ-OAB) e o *International Consultation on Incontinence Modular Questionnaire on Female Lower Urinary Tract Symptoms* (ICIQ-FLUTS).[1,12,20]

O ICIQ-SF é um questionário autoadministrável, composto por seis questões e um conjunto de oito itens de autoavaliação. Tem como objetivo avaliar o impacto da incontinência urinária sobre a qualidade de vida e quantificar a perda urinária por meio da frequência e da gravidade.[21,22] Ao ser validado para a língua portuguesa, mostrou-se com satisfatória consistência interna, além de válido para toda a população brasileira, tanto homens quanto mulheres.[22] As seis questões são pontuadas e somadas, fornecendo um escore total que varia de 0 a 21; quanto maior a pontuação, maior é a gravidade da incontinência urinária.

O ICIQ-OAB é um questionário especificamente indicado para a avaliação dos sintomas da bexiga hiperativa, mas é capaz de avaliar também o impacto da noctúria e da frequência, da urgência e da incontinência urinárias sobre a qualidade de vida. É composto por quatro questões, que são somadas para a obtenção de um escore total, que varia de 0 a 16; assim, quanto maior o valor do escore, maior o comprometimento da qualidade de vida.[23] Após ser traduzido e adaptado culturalmente, o ICIQ-OAB mostrou-se confiável e válido para avaliar sintomas miccionais irritativos em mulheres e homens brasileiros.[23]

Em um estudo envolvendo a tradução e a validação de questionários para 14 línguas, dentre elas português/Brasil, foram traduzidos e validados os seguintes questionários para avaliar o impacto da bexiga hiperativa sobre a qualidade de vida: *Overactive Bladder Questionnaire* (OAB-q), *Overactive Bladder Questionnaire – Short*

Form (OAB-q SF) e *Overactive Bladder Questionnaire – V8* (OAB-V8).[24] Todos são altamente recomendados (nível A) pela Sociedade Internacional de Continência.[12]

O questionário OAB-q é composto por 33 itens, dos quais oito avaliam o sintoma/incômodo e 25 dividem-se em quatro subescalas, que avaliam a qualidade de vida: enfrentamento, preocupação, sono e interação social. Cada item da escala oferece seis opções de resposta, com base na escala de Likert. Ao final, essas respostas fornecem um escore de 0 a 100; quanto maior o escore, melhor a qualidade de vida. Inversamente, quanto maior a pontuação dos oito itens de sintoma/incômodo, maior a gravidade dos sintomas.[24]

Com o objetivo de criar uma ferramenta que demande menor tempo de utilização, o OAB-SF foi proposto. Esse questionário é composto pelas oito primeiras perguntas do OAB-q, que avaliam a presença de sintomas/incômodo – e, do mesmo modo que o anterior, quanto maior a pontuação, maior a gravidade dos sintomas.[24]

Baseado na versão original do questionário do Bristol Urological Institute, o *International Consultation on Incontinence Modular Questionnaire* (ICIQ), de 2018, Angelo et al.[20] apresentou a validação do *International Consultation on Incontinence Modular Questionnaire on Female Lower Urinary Tract Symptoms* (ICIQ-FLUTS) para o português brasileiro.

O ICIQ-FLUTS é uma ferramenta breve para avaliar os sintomas do trato urinário inferior feminino e seu impacto na qualidade de vida. Com boa aceitação na prática clínica, é capaz de identificar outros sintomas urinários além da incontinência, como noctúria, urgência urinária, dor, esforço, enurese noturna, entre outros. É composto por 12 questões relacionadas aos sintomas do trato urinário inferior e relativas às quatro semanas anteriores ao seu preenchimento, sendo divididas em três domínios: enchimento (quatro perguntas), esvaziamento (três perguntas) e incontinência (cinco perguntas). O escore é calculado por domínio e varia de 0 a 4 em cada questão. Quanto maior a pontuação, maior o impacto dos sintomas. Além disso, cada questão possui uma escala de incômodo de 0 a 10, que, apesar de não ser incorporada na pontuação final, também contribui para indicar o impacto dos sintomas.[20]

Para a avaliação do impacto das disfunções dos músculos do assoalho pélvico, que vão além das disfunções do trato urinário inferior descritas anteriormente, estão disponíveis os seguintes questionários validados para o português/Brasil: *Pelvic Floor Impact Questionnaire* (PFIQ), *Pelvic Floor Distress Inventory* (PFDI) e *Prolapse Quality-of-life Questionnaire* (PQOL), sendo os três altamente recomendados (nível A) pela Sociedade Internacional de Continência.[12]

O PFIQ-7 é composto por sete perguntas em três subescalas: questionário de impacto urinário (UIQ-7), questionário de impacto colorretal-anal (CRAIG-7) e questionário de impacto de prolapso de órgão pélvico (POPIQ-7). As respostas incluem: "nem um pouco" (0), "um pouco" (1), "moderadamente" (2) ou "bastante" (3). O escore final é calculado após a multiplicação da pontuação de cada subescala por 33,3. O valor total pode variar de 0 a 300.[25]

O PFDI-20 apresenta 20 perguntas distribuídas em três domínios: questionário de desconforto de prolapso de órgão pélvico (POPDI-6), questionário de desconforto colorretal-anal (CRADI-8) e questionário de desconforto urinário (UDI-6). O valor total do escore varia de 0 a 300 e, tanto no PFIQ-7 quanto no PFIQ-20, quanto maior a pontuação, maior será o impacto na qualidade de vida.[25,26]

O P-QoL tem por objetivo avaliar a qualidade de vida em mulheres com prolapso urogenital.[27] Traduzido e validado para o português (em duas versões), mostrou-se confiável e válido para avaliar a qualidade de vida em brasileiras com prolapso.[27,28] É dividido em nove domínios que avaliam a condição geral de saúde, o impacto do prolapso na qualidade de vida, a limitação nas atividades de vida diária, as limitações físicas, as limitações sociais, o impacto nos relacionamentos pessoais, as emoções, os aspectos relacionados a sono/energia e a gravidade dos sintomas. Cada questão oferece uma pontuação de 1 a 4, que, somadas, resultarão em uma pontuação de 0 a 100 em cada domínio; assim, quanto maior a pontuação, maior o comprometimento da qualidade de vida.[29]

Uma versão da classe do ICIQ, que avalia os sintomas vaginais em mulheres com prolapso de órgão pélvico, é o *International Consultation on Incontinence Questionnaire – Vaginal Symptoms* (ICIQ-VS). Esse questionário é composto por quatorze questões e dividido em três domínios: sintoma vaginal (pontuação de 0 a 53), disfunção sexual (de 0 a 58) e qualidade de vida (de 0 a 10); quanto maior a pontuação, pior será a gravidade dos sintomas e o comprometimento da qualidade de vida.[30,31] Cada questão tem também uma escala numérica de incômodo, cujo subtotal não é somado à pontuação do questionário. O ICIQ-VS também é recomendado (nível B) pela Sociedade Internacional de Continência.[12]

Avaliação da qualidade de vida em mulheres com disfunção sexual

É possível encontrar diversos questionários em português/Brasil que avaliam a função sexual de mulheres e sua repercussão na qualidade de vida; alguns foram formulados diretamente na nossa língua e em nosso país, enquanto outros foram validados e adaptados culturalmente.

O Quociente Sexual foi desenvolvido no Programa de Estudos em Sexualidade (ProSex), do Instituto de Psiquiatria do Hospital das Clínicas da Faculdade de Medicina da Universidade de São Paulo, com o objetivo de avaliar a satisfação e o desempenho sexual de mulheres brasileiras. É composto por 10 questões, sendo que cada uma tem um valor de 0 a 5 para a resposta. Essas questões relacionam-se com os domínios/fases da atividade sexual (desejo, excitação, orgasmo e correlatos psicofísicos).

O escore total deve ser multiplicado por 2, resultando em valores de 0 a 100; quanto mais próximo de 100, melhor o desempenho e a satisfação sexual da mulher.[32]

Para avaliar as mudanças da função sexual de mulheres climatéricas, foi desenvolvido, em 2009, no Brasil, o instrumento Função Sexual Feminina na Menopausa.[33] A classificação de Basson et al.[34] foi a base para a construção desse questionário, que classifica a disfunção sexual em quatro categorias: desordens do desejo sexual, desordens da excitação sexual, desordens do orgasmo e desordens dolorosas. O instrumento é composto por 43 questões, que avaliam as respostas sexuais periféricas (lubrificação) e centrais (excitação e desejo).[33]

Outros questionários internacionais foram validados e adaptados para o português brasileiro. O *Female Sexual Function Index* (FSFI) foi adaptado/validado três vezes no Brasil[35-37] e é considerado um questionário com potencial (nível C de recomendação) pela Sociedade Internacional de Continência.[1] Trata-se de um questionário específico e multidimensional, originalmente construído e validado na língua inglesa. É composto por 19 questões que abrangem cinco domínios: desejo e estímulo subjetivo, lubrificação, orgasmo, satisfação e dor ou desconforto. A pontuação final é obtida pela soma dos escores ponderados de cada domínio, podendo variar de 2 a 36.[36,38]

A Escala de Satisfação Sexual para Mulheres (SSS-W), proposta por Meston e Trapnell,[39] foi traduzida e adaptada para o Brasil em 2010.[40] Essa escala é composta por 30 itens, distribuídos em 5 domínios: contentamento, comunicação, compatibilidade, preocupação relacional e preocupação pessoal. Os itens são apresentados em escala Likert de cinco pontos, em que "discordo totalmente" corresponde a 5 pontos e "concordo totalmente", a 1 ponto. O escore total é obtido pela soma dos itens; quanto maior a pontuação, maior a satisfação sexual.[39]

Com o objetivo de avaliar o impacto do prolapso de órgãos pélvicos na função sexual, foi desenvolvido o *Pelvic Organ Prolapse/Urinary Incontinence Sexual Questionnaire* (PISQ-12).[41] O PISQ-12 é a versão reduzida do PISQ-31, sendo, portanto, mais indicado para uso clínico. Trata-se de um questionário autoadministrável, com 12 questões divididas em três domínios: emotivo-comportamental (quatro questões), físico (cinco questões) e relacionamento afetivo (três questões). As respostas, baseadas na escala de Likert, variam entre "sempre", "frequentemente", "às vezes", "raramente" e "nunca". Quanto maior o escore, melhor a função sexual. O PISQ-12 também foi adaptado e validado para o português do Brasil.[42]

Para avaliar a função sexual de mulheres idosas brasileiras, pode-se utilizar a *Aging Sexual Attitudes and Knowledge Scale* (Askas), traduzida e adaptada culturalmente para o Brasil em 2010.[43] Essa escala não avalia os hábitos individuais em relação à sexualidade do idoso, mas, sim, o conhecimento e a atitude dos indivíduos em relação a esse tema de maneira indireta. Apresenta 61 itens, que são divididos em duas partes: a primeira, composta por 35 questões, avalia o conhecimento do idoso sobre a sexualidade, sendo que um escore baixo indica alto conhecimento; a segunda parte avalia a atitude do idoso em relação à sexualidade, sendo que o escore baixo indica uma atitude menos favorável à sexualidade na velhice.[43]

Para avaliar as modificações da função sexual durante a gravidez, o *Pregnancy and Sexual Function Questionnaire* (PSFQ),[44] um instrumento original da Turquia, foi adaptado e validado para o português brasileiro.[45] Trata-se de um questionário composto por 27 questões, que relacionam os seguintes aspectos: a ideia geral sobre sexo durante a gravidez, a percepção do corpo, a vida íntima do casal, a frequência das relações sexuais, o desejo e a satisfação sexual, a lubrificação vaginal e a disparenuia. A avaliação da função sexual pode ser realizada nos três trimestres da gestação.[45] O FSFI, já descrito anteriormente, também pode ser utilizado para avaliar a função sexual de mulheres grávidas.[46]

A fim de avaliar as questões sexuais femininas associadas aos sintomas do trato urinário inferior e seu impacto na qualidade de vida, há o *International Consultation on Incontinence Questionnaire Female Sexual Matters Associated with Lower Urinary Tract Symptoms* (ICIQ-FLUTSsex), que é um instrumento detalhado, traduzido para 24 idiomas e considerado um questionário altamente recomendado (nível A de recomendação) pela Sociedade Internacional de Continência. É composto por oito questões: quatro avaliam a presença de dor ou desconforto resultante da secura vaginal, o impacto dos sintomas urinários na vida sexual, a presença de dor e a perda de urina na relação sexual, e as quatro restantes são escalas numéricas de incômodo, que variam de 0 ("nem um pouco") a 10 ("demais").[47] A pontuação varia de 0 a 14; quanto maior o valor, maior a gravidade dos sintomas. As escalas de incômodo não são somadas à pontuação, mas indicam o impacto dos sintomas.[47]

Avaliação da qualidade de vida em mulheres com sintomas vulvovaginais

Desenvolvido para avaliar os sintomas vulvovaginais em mulheres pós-menopausa, o *Vulvovaginal Symptoms Questionnaire* (VSQ) é uma ferramenta autoaplicável, em processo de validação no Brasil, composta por 21 questões separadas em quatro subescalas, que avaliam sintomas, emoções, impacto na vida e impacto sexual. As respostas seguem categorias dicotômicas: a resposta "não" recebe pontuação 0, e a resposta "sim" recebe 1 ponto. As questões de 1 a 7 são referentes aos sintomas, portanto, apenas uma resposta afirmativa já caracteriza a presença de sintomas vulvovaginais.[48,49] A pontuação é calculada sem contabilizar a questão dezessete (que diz respeito a ter ou não vida sexual ativa), podendo variar de 0 a 16, para mulheres sem vida sexual ativa, ou de 0 a 20, para aquelas que apresentam vida sexual ativa. Quanto maior a pontuação, maior o impacto dos sintomas.[49]

Além do VSQ, vale lembrar que os instrumentos ICIQ-FLUTS e ICIQ-VS, previamente citados, também podem ser utilizados para avaliar sintomas vulvovaginais.[20,30,31]

Outros questionários

O ciclo vital feminino é marcado por eventos específicos, como a primeira menstruação, gestações, partos e a menopausa. Tão importante quanto avaliar o assoalho pélvico feminino e suas diferentes disfunções é lançar um olhar ampliado na condição de saúde da mulher nas diferentes fases do seu ciclo vital.

Assim, os instrumentos de avaliação devem ser capazes de identificar e qualificar o impacto desses eventos sobre a vida da mulher e sua consequente qualidade de vida. A seguir, serão apresentados três questionários relacionados à fase que compreende o climatério e a menopausa: o Índice Menopausal de Kupperman, a Escala de Cervantes e o Questionário da Saúde da Mulher.

Em 1953, Kupperman e Blatt criaram o Índice Menopausal de Kupperman,[50] que, desde então, vem sendo utilizado em pesquisas com o objetivo de avaliar os sintomas da menopausa. No entanto, apesar de ser utilizado no Brasil, ainda não foi validado em português. Esse questionário contém 11 sintomas classificados em leves, moderados e intensos, sugerindo o diagnóstico do climatério e da menopausa. Para todos os sintomas (ondas de calor, parestesia, insônia, nervosismo, depressão, vertigens, fadiga, artralgia/mialgia, cefaleia, palpitação e zumbido), um peso diferente é atribuído, de acordo com a intensidade. Com a pontuação final, conforme o índice obtido, considera-se síndrome climatérica leve (pontuações menor ou igual a 19), moderada (entre 20 a 35) ou acentuada (acima de 35).[50]

A Escala de Cervantes (CS) foi desenvolvida na Espanha e aplicada em mulheres na pré, peri e pós-menopausa. Validada no Brasil, é uma escala autoadministrável que avalia a qualidade de vida das mulheres por meio de quatro domínios: saúde e menopausa, sexualidade, relacionamento do casal e aspectos psicológicos.[51]

Outra ferramenta validada no Brasil que avalia a qualidade de vida da mulher e os sintomas menopausais é o Questionário da Saúde da Mulher (QSM, originalmente *Woman's Health Questionnaire* [WHQ]).[52] É composto de 36 questões, com quatro alternativas de respostas ("sim, sempre" [1 ponto]; "sim, algumas vezes" [2]; "não, não muito" [3]; "não, nunca" [4]) e uma questão aberta, na qual a mulher pode relatar qualquer outro sintoma não citado nas perguntas anteriores. As questões são divididas em sete domínios, relacionados aos seguintes aspectos: depressão, sintomas somáticos, memória/concentração, sintomas vasomotores, ansiedade/temores, comportamento sexual, problemas de sono, sintomas menstruais e atratividade. Quanto maior a pontuação, maior o sofrimento/disfunção e, assim, pior a qualidade de vida.[52]

Considerações finais

Existem diversos questionários disponíveis no Brasil, traduzidos e validados para a nossa cultura e língua, relacionados à avaliação da qualidade de vida em mulheres com disfunções dos músculos do assoalho pélvico e sintomas do trato urinário inferior. Esses questionários podem ser utilizados tanto para a pesquisa científica quanto na prática clínica do fisioterapeuta. Entretanto, vale destacar a necessidade do conhecimento a respeito da adaptação cultural e da validação desses instrumentos para o Brasil. Se esses processos não forem bem conduzidos, os instrumentos podem não ser capazes de avaliar o impacto do sintoma sobre a vida da paciente e não atingir o objetivo proposto pelo questionário. A utilização dos questionários é indicada para avaliar o estado atual de saúde da mulher, podendo também ser utilizados como método de avaliação e seguimento das intervenções realizadas.

Referências bibliográficas

1. Donovan J, Bosh R, Gotoh M, Jackson S, Naughton M, Radley S et al. Symptom and quality of life assessment. In: Abrams P, Cardozo L, Khoury S, Wein A. Incontinence. Basics & evaluations. 21.ed. Paris: International Continence Society, 2005. p.519-584.
2. Meadows KA. Patient-reported outcome measures: an overview. Br J Community Nurs. 2011;16(3):146-151.
3. The WHOQOL Group. The development of the World Health Organization quality of life assessment instrument (the WHOQOL). In: Orley J, Kuyken W (eds). Quality of life assessment: international perspectives. Heidelberg: Springer Verlag, 1994. p.41-60.
4. Fleck MPA, Fachel O, Louzada S, Xavier M, Chachamovich E, Vieira G et al. Desenvolvimento da versão em português do instrumento de avaliação de qualidade de vida da Organização Mundial da Saúde (WHOQOL-100). Rev Bras Psiquiatr. 1999;21(1):19-28.
5. Fleck MPA, Louzada S, Xavier M, Chachamovich E, Vieira G, Santos L et al. Aplicação da versão em português do instrumento abreviado de avaliação da qualidade de vida "WHOQOL-bref". Rev Saúde Pública. 2000;34(2):178-183.
6. Ciconelli RM, Ferraz MB, Santos W, Meinão I, Quaresma MR. Tradução para a língua portuguesa e validação do questionário genérico de avaliação de qualidade de vida SF-36 (Brasil SF-36). Rev Bras Reumatol. 1999;39(3):143-150.
7. Ware JE, Kosinski SD, Keller SD. SF-36 physical and mental health summary scales: a user's manual. Boston, MA: The Health Institute, 1994.
8. Pereira EF, Teixeira CS, Santos A. Qualidade de vida: abordagens, conceitos e avaliação. Rev Bras Educ Fís Esporte. 2012;26(2):241-250.
9. Pinto-Neto AM, Conde DM. Qualidade de vida. Rev Bras Ginecol Obstet. 2008;30(11):535-536.
10. Monteiro R, Braile DM, Brandau R, Jatene FB. Qualidade de vida em foco. Rev Bras Cir Cardiovasc. 2010;25(4):568-574.
11. Beaton DE, Bombardier C, Guillemin F, Ferraz MB. Guidelines for the process of cross-cultural adaptation of self-report measures. Spine (Phila Pa 1976). 2000;25(24):3186-3191.

12. Kelleher C, Staskin D, Cherian P, Cotterill N, Coyne K, Kopp Z et al. Patient-reported outcome assessment. In: Abrams P, Cardozo L, Khoury S, Wein A. 5th International Consultation on Incontinence. Paris: European Association of Urology, 2013.

13. Kelleher CJ, Cardozo LD, Khullar V, Salvatore S. A new questionnaire to assess the quality of life of urinary incontinent women. BJOG. 1997;104(12):1374-1379.

14. Brusaca LA, Rocha APR, Cardozo L, Oliveira AB, Driusso P. Brazilian version of the King's Health Questionnaire: assessment of the structural validity and internal consistency in female urinary incontinence. Int Urogynecol J. 2022 Nov;33(11):3143-3154.

15. Ross S, Soroka D, Karahalios A, Glazener CMA, Hay-Smith EJC, Drutz HP. Incontinence-specific quality of life measures used in trials of treatment for female urinary incontinence: a systematic review. Int Urogynecol J Pelvic Floor Dysfunct. 2006;17(3):271-285.

16. Souza CCC. Tradução e validação para a língua portuguesa do questionário de qualidade de vida IQOL (Incontinence Quality of Life Questionnaire), em mulheres brasileiras com incontinência urinária. São Paulo. [Dissertação de Mestrado]. São Paulo: Universidade Federal de São Paulo, 2010.

17. Alem MER, Chaves TC, Figueiredo VB, Nascimento SL, Beleza ACS, Driusso P. Cross-cultural adaptation to Brazilian Portuguese and assessment of the measurement properties of the Questionnaire for Urinary Incontinence Diagnosis (QUID). Eur J Obstet Gynecol Reprod Biol. 2020;255:111-117.

18. Pereira VS, Santos JYC, Correia GN, Driusso P. Translation and validation into Portuguese of a questionnaire to evaluate the severity of urinary incontinence. Rev Bras Ginecol Obstet. 2011;33(4):182-187.

19. Brown JS, Bradley CS, Subak LL, Richter HE, Kraus SR, Brubaker L et al. The sensitivity and specificity of a simple test to distinguish between urge and stress incontinence. Ann Intern Med. 2006;144(10):715-723.

20. Angelo PH, Queiroz NA, Leitão ACR, Marini G. Validation of the International Consultation on Incontinence Modular Questionnaire – Female Lower Urinary Tract Symptoms (ICIQ-FLUTS) into Brazilian Portuguese. Int Braz J Urol. 2020;46(1):53-59.

21. Avery K, Donovan J, Peters TJ, Shaw C, Gotoh M, Abrams P. ICIQ: a brief and robust measure for evaluating the symptoms and impact of urinary incontinence. Neurourol Urodyn. 2004;23(4):322-330.

22. Tamanini JTN, Dambros M, D'Ancona CAL, Palma PCR, Netto Jr NR. Validation of the "International Consultation on Incontinence Questionnaire – Short Form" (ICIQ-SF) for Portuguese. Rev Saúde Pública. 2004;38(3):438-444.

23. Pereira SB, Thiel RRC, Riccetto C, Silva JM, Pereira LC, Herrmann V et al. Validação do International Consultation Incontinence Questionnaire Overactive Bladder (ICIQ-OAB) para a língua portuguesa. Rev Bras Ginecol Obstet. 2010;32(6):273-278.

24. Acquadro C, Kopp Z, Coyne KS, Corcos J, Tubaro A, Choo MS et al. Translating overactive bladder questionnaires in 14 languages. Urology. 2006;67(3):536-540.

25. Arouca MA, Duarte TB, Lott DA, Magnani PS, Nogueira AA, Rosa-E-Silva JC et al. Validation and cultural translation for Brazilian Portuguese version of the Pelvic Floor Impact Questionnaire (PFIQ-7) and Pelvic Floor Distress Inventory (PFDI-20). Int Urogynecol J. 2016;27(7):1097-1106.

26. Figueiredo VB, Ferreira CHJ, Silva JB, Esmeraldo GNDO, Brito LGO, Nascimento SL et al. Responsiveness of Pelvic Floor Distress Inventory (PFDI-20) and Pelvic Floor Impact Questionnaire (PFIQ-7) after pelvic floor muscle training in women with stress and mixed urinary incontinence. Eur J Obstet Gynecol Reprod Biol. 2020;255:129-133.

27. Digesu GA, Khullar V, Cardozo L, Robinson D, Salvatore S. P-QoL: a validated questionnaire to assess the symptoms and quality of life of women with urogenital prolapse. Int Urogynecol J Pelvic Floor Dysfunct. 2005;16(3):176-181.

28. de Oliveira MS, Tamanini JT, de Aguiar Cavalcanti G. Validation of the Prolapse Quality-of-Life Questionnaire (P-QoL) in Portuguese version in Brazilian women. Int Urogynecol J Pelvic Floor Dysfunct. 2009;20(10):1191-1202.

29. Scarlato A, Souza CCC, Fonseca ESM, Sartori MGF, Girão MJBC, Castro RA. Validation, reliability, and responsiveness of Prolapse Quality of Life Questionnaire (P-QoL) in a Brazilian population. Int Urogynecol J. 2011;22(6):751-755.

30. Price N, Jackson SR, Avery K, Brookes ST, Abrams P. Development and psychometric evaluation of the ICIQ Vaginal Symptoms Questionnaire: the ICIQ-VS. BJOG. 2006;113(6):700-712.

31. Tamanini JT, Almeida FG, Girotti ME, Riccetto CL, Palma PC, Rios LA. The Portuguese validation of the International Consultation on Incontinence Questionnaire-Vaginal Symptoms (ICIQ-VS) for Brazilian women with pelvic organ prolapse. Int Urogynecol J Pelvic Floor Dysfunct. 2008;19(10):1385-1391.

32. Abdo CHN. Quociente sexual feminino: um questionário brasileiro para avaliar a atividade sexual da mulher. Diag Tratamento. 2009;14(2):80-81.

33. Borges VL, Medeiros SF. Validation of a questionnaire to evaluate the female sexual function in postmenopausal women. Rev Bras Ginecol Obst. 2009;31(6):293-299.
34. Basson R, Berman J, Burnett A, Derogatis L, Ferguson D, Fourcroy J et al. Report of the International Consensus Development Conference on female sexual dysfunction: definitions and classifications. J Urol. 2000;163(3):888-893.
35. Hentschel HA, Capp E, Goldim JR, Passos EP. Validation of The Female Sexual Function Index (FSFI) for Portuguese language. Rev HCPA. 2007;27(1):10-14.
36. Thiel RRC, Dambros M, Palma PCR, Thiel M, Riccetto CLZ, Ramos MF. Tradução para português, adaptação cultural e validação do Female Sexual Function Index. Rev Bras Ginecol Obstet. 2008;30(10):504-510.
37. Pacagnella RC, Martinez EZ, Vieira EM. Construct validity of a Portuguese version of the Female Sexual Function Index. Cad Saúde Pública. 2009;25(11):2333-2344.
38. Rosen R, Brown C, Heiman, J, Leiblum S, Meston C, Shabsigh R et al. The Female Sexual Function Index (FSFI): a multidimensional self-report instrument for the assessment of female sexual function. J Sex Marital Ther. 2000;26(2):191-208.
39. Meston C, Trapnell P. Development and validation of a five-factor sexual satisfaction and distress scale for women: the Sexual Satisfaction Scale for Women (SSS-W). J Sex Med. 2005;2(1):66-81.
40. Catão E, Rodrigues J OM, Viviani DH, Finotelli Jr I, Silva FRCS. Escala de Satisfação Sexual para Mulheres: tradução, adaptação em estudo preliminar com amostra clínica. Bol Psicol. 2010;60(33):181-190.
41. Rogers RG, Coates KW, Kammerer-Doak D, Khalsa S, Qualls C. A short form of the Pelvic Organ prolapse/Urinary Incontinence Sexual Questionnaire (PISQ-12). Int Urogynecol J. 2003;14(3):164-168.
42. Santana GWRM. Validação para o português do questionário sexual para incontinência urinária/Prolapso de Órgãos Pélvicos (Pelvic Organ Prolapse/Urinary Incontinence Sexual Questionnaire) – PISQ-12. São Paulo. [Dissertação de Mestrado]. São Paulo: Faculdade de Ciências Médicas da Santa Casa de São Paulo, 2010.
43. Viana HB, Guirardello EB, Madruga V. Tradução e adaptação cultural da Escala Askas – Aging Sexual Knowledge And Attitudes Scale em idosos brasileiros. Texto Contexto Enferm. 2010;19(2):238-245.
44. Gökyildiz Ş, Beji NK. The effects of pregnancy on sexual life. J Sex Marital Ther. 2005;31(3):201-215.
45. Amaral TLM, Monteiro GTR. Tradução e validação de questionário de função sexual na gravidez (PSFQ). Rev Bras Ginecol Obstet. 2014;36(3):131-138.
46. Leite APL, Moura EA, Campos AAS, Mattar R, Souza ES, Camano L. Validação do Índice da Função Sexual Feminina em grávidas brasileiras. Rev Bras Ginecol Obst. 2007;29(8):414-419.
47. Andrade BF, Katz L, Rangel AEO, Guendler JA. Avaliação das propriedades de medida da versão em português do "International Consulation on Incontinence Questionnaire Female Sexual Matters Associated with Lower Urinary Tract Symptoms Module" (ICIQ-FLUTSsex). Rev Bras Saúde Mater Infant. 2020;20(2):565-573.
48. Erekson EA, Yip SO, Wedderburn TS, Martin DK, Li FY, Choi JN et al. The VSQ: a questionnaire to measure vulvovaginal symptoms in postmenopausal women. Menopause. 2013;20(9):973-979.
49. Erekson EA, Li FY, Martin DK, Fried TR. Vulvovaginal symptoms prevalence in postmenopausal women and relationship to other menopausal symptoms and pelvic floor disorders. Menopause. 2015;23(4):368-375.
50. Kupperman HS, Blatt MHG. Menopausal index. J Clin Endocrinol. 1953;13(1): 688-694.
51. Lima JE, Palacios S, Wender MC. Quality of life in menopause women: a Brazilian Portuguese version of the Cervantes Scale. Sci World J. 2012;620519.
52. Silva Filho CR, Baracat EC, Conterno LO, Haidar MA, Ferraz MB. Climacteric symptoms and quality of life: validity of Women's Health Questionnaire. Rev Saúde Pública. 2005;39(3):333-339.

CAPÍTULO 13

Quantificação da perda urinária

Cristiano Carvalho
Renata Cristina Martins Silva Vieira
Ana Carolina Sartorato Beleza

Introdução

A Sociedade Internacional de Continência define incontinência urinária como qualquer perda involuntária de urina,[1] condição que pode afetar negativamente a qualidade de vida das mulheres em vários aspectos, como psicológicos, sociais, físicos, pessoais e sexuais.[2] A incontinência urinária é classificada em três tipos mais comuns: incontinência urinária de esforço, incontinência urinária de urgência e incontinência urinária mista.[1,3,4]

A incontinência urinária de esforço é a perda involuntária de urina que ocorre durante os esforços, como tosse ou espirro,[1] sendo a mais prevalente entre as mulheres.[5] A incontinência urinária de urgência é definida como a perda involuntária de urina precedida ou acompanhada de urgência miccional.[1] Por fim, a incontinência urinária mista é a queixa de perda involuntária de urina associada aos sintomas de incontinência de esforço e de urgência.[1] Vale mencionar que a urgência miccional – definida pela Sociedade Internacional da Continência como uma vontade repentina de urinar, difícil de adiar e controlar – está presente na incontinência urinária de urgência, na incontinência urinária mista e na síndrome da bexiga hiperativa.[3] A síndrome da bexiga hiperativa é a presença do sintoma de urgência miccional, com ou sem perda urinária, geralmente acompanhado de polaciúria e noctúria, na ausência de infecção do trato urinário inferior ou de outras doenças.[3,6,7]

A incontinência urinária afeta as mulheres duas vezes mais do que homens, sendo que a prevalência dessa condição entre a população feminina é estimada entre 25 e 45% no mundo.[8] Além disso, aproximadamente 50% das mulheres serão acometidas por algum episódio de perda urinária em algum momento de suas vidas.[9] Os sintomas urinários, como a incontinência, entre outros (Quadro 1),[3] podem promover grande impacto na vida das mulheres, que tendem a evitar algumas atividades da vida diária, como visitar amigos, atividades de lazer, realizar compras e ir ao seu local de trabalho.[10] Essa menor participação em atividades sociais pode levar ao desenvolvimento de sintomas de depressão e ansiedade.[11] O impacto da incontinência urinária sobre a qualidade de vida é bem documentado pela literatura. Diversos estudos sugerem a difícil relação social das pacientes, com caracterização de isolamento e afastamento de seus parceiros, pois podem apresentar dificuldade de controle da continência urinária durante o ato sexual, o que interfere negativamente nas relações conjugais.[10,12-14]

Quadro 1 Alguns sintomas urinários e suas definições.[3]

Sintomas urinários	Definições
Urina residual	Volume de líquido que permanece na bexiga após o ato de micção
Urgência	Forte e súbito desejo de urinar
Incontinência urinária coital	Queixa de perda involuntária de urina que ocorre durante a penetração ou durante o orgasmo
Incontinência urinária postural	Queixa de perda involuntária de urina associada à mudança de posição do corpo
Polaciúria	Queixa do aumento da frequência de micções ao longo do dia
Noctúria	Queixa de interrupção do sono uma ou mais vezes em função da necessidade de urinar
Disúria	Queixa de desconforto ou dor durante a micção
Enurese noturna	Perda involuntária de urina durante o sono

Para a avaliação dos sintomas relacionados à incontinência urinária, podem ser utilizados diversos métodos e técnicas, como: história clínica, exame físico, diário miccional, teste do absorvente (*pad test*), questionários (ver Capítulo 12) e exame urodinâmico.[1]

A gravidade dos sintomas referidos durante a avaliação individual da paciente pode ser avaliada e confirmada com o uso dos diários miccionais. Durante o tratamento fisioterapêutico, o diário miccional permite ao fisioterapeuta avaliar se o tratamento está sendo efetivo e se há ou não necessidade de alteração da conduta fisioterapêutica adotada, além de permitir o acompanhamento da evolução da paciente mediante os sintomas relatados.[15,16]

O teste de absorvente é outro método que pode ser utilizado para avaliar a incontinência urinária.[17-22] Por meio dele, é possível quantificar e classificar a perda urinária em leve, moderada ou severa, além de avaliar a evolução do tratamento fisioterapêutico.

Esses métodos serão descritos a seguir.

Registro de micção

Segundo a Sociedade Internacional da Continência,[23] solicitar ao paciente que registre micções e sintomas por um período fornece informações valiosas ao profissional da saúde. O registro de eventos de micção pode ser feito de três formas principais:[23]

1. registros de micção: registram apenas o número de episódios de micção durante o dia e a noite, por, pelo menos, 24 horas;
2. registros de frequência e volume: registram o volume urinado e o tempo entre cada micção, durante o dia e a noite, por, pelo menos, 24 horas;
3. diários miccionais: também registram o volume e o tempo entre cada micção, além de outras informações, como episódios de incontinência, ingestão de líquidos, uso de absorventes ou protetores, grau de urgência e grau de incontinência.

O diário miccional é uma ferramenta bastante utilizada na prática clínica, pois se trata de um recurso de fácil acesso e baixo custo. É utilizado por diversos profissionais da saúde e tem boa aceitação por parte das mulheres.[24] Os dados obtidos a partir desse instrumento permitem a avaliação dos sintomas do trato urinário inferior. Além disso, os diários miccionais podem ser utilizados tanto no monitoramento dos sintomas quanto na quantificação da resposta ao tratamento fisioterapêutico.[16]

Durante o preenchimento do diário, a mulher deve ser orientada a anotar a frequência miccional (diurna e noturna), o volume de líquido ingerido, o volume urinado, o número de episódios de perda urinária, a quantidade de absorventes utilizados diariamente e a ocorrência de enurese noturna e de urgência miccional, bem como descrever a atividade que estava realizando no momento das perdas.[3] Cabe destacar que o diário miccional deve refletir um dia comum da vida da mulher. Ela deverá realizar as anotações durante os dias em que suas atividades são típicas e reflitam sua rotina, e não durante um final de semana, por exemplo, no qual os horários e os hábitos miccionais podem ser alterados.

Existem diversos modelos de diários miccionais disponíveis na literatura. Sabe-se, porém, que é preciso que a mulher compreenda como as informações devem ser anotadas para que consiga realizar o correto preenchimento. Embora os diários miccionais sejam comumente utilizados tanto na prática clínica quanto na pesquisa, há evidência limitada em relação às propriedades clinimétricas (validade de construto, confiabilidade, critério de validade, capacidade de resposta) dos diários miccionais na literatura. Assim, o *International Consultation of Incontinence Questionnaire* (ICIQ) elaborou e validou o ICIQ *Bladder Diary*,[25] que pode ser utilizado na avaliação dos sintomas do trato urinário inferior em pacientes de ambos os sexos. Entretanto, ainda não há uma tradução oficial e validação desse diário miccional para a população brasileira. A Figura 1 mostra uma tradução livre do ICIQ *Bladder Diary* para o português.

Como existem muitos modelos de diários disponíveis, é possível realizar adaptações, dependendo dos objetivos estabelecidos para cada paciente. Na Figura 2, observa-se um modelo de diário miccional desenvolvido pela Federação Brasileira das Associações de Ginecologia e Obstetrícia (Febrasgo).[26]

O período de aplicação (tempo) dos diários miccionais durante o tratamento ou a avaliação é ainda alvo de discussão, porém os casos devem ser avaliados isoladamente, e o tempo de uso da ferramenta deve ser pensado de acordo com o objetivo do tratamento e/ou pesquisa que está sendo desenvolvida. Para Brown et al.,[15] o diário miccional parece ser um instrumento confiável e válido para avaliar os sintomas de incontinências em especial da bexiga hiperativa, e pode ser aplicado durante três ou quatro dias. Mesmo com duração menor, a confiabilidade é grande, além de apresentar menor trabalho para as pacientes, visto que a aplicação não se estende muito e não há dispêndio de tempo para o preenchimento.[15] Nygaard e Holcomb[27] demonstraram que os resultados do preenchimento de um diário miccional por sete dias apresentam uma boa correlação entre o período dos três primeiros dias e o dos quatro dias finais do teste, concluindo, assim, que um diário de três dias é suficiente para validar a informação coletada em estudos que avaliam pacientes com incontinência urinária de esforço. No estudo realizado por Bright et al.,[16] cujo objetivo foi revisar a literatura publicada para coletar evidências de desenvolvimento e validação do diário miccional, em termos de formato, conteúdo e duração do diário, viu-se que a duração do preenchimento do diário pelas pacientes variou de 1 a 14 dias. Tradicionalmente, o uso de diários de período longo era considerado necessário para obter informações precisas. Todavia, estudos verificaram que há uma maior precisão nas informações em diários miccionais preenchidos durante três dias em comparação aos diários preenchidos durante sete dias.[10,22]

Cameron et al.[28] realizaram um estudo de coorte com o objetivo principal de descrever a integridade e a acurácia de uma versão modificada do ICIQ *Bladder Diary* de três dias utilizada por pessoas com sintomas do trato urinário inferior. Participaram do estudo 1.064 pessoas (545 mulheres e 519 homens), com média de idade de 59 anos. Dentre os participantes, 902 (84,8%) indivíduos preencheram adequadamente o diário miccional. Com base nos critérios de elegibilidade propostos pelo grupo de pesquisa, alguns diários foram excluídos, resultando, assim, em 796 diários úteis. Apesar dos critérios rigorosos utilizados para classificar um diário como "completo", quase 50% dos diários atingiram esse limite. Outros 39% renderam dados incompletos, mas utilizáveis. Segundo os autores, isso não significa que os outros diários não tenham sido interpretados ou que não pudessem ter utilidade clínica, mas, para fins da pesquisa, não foram considerados úteis para a análise.

ICIQ-Diário miccional

Seu nome:

DIA 1   **DATA:** ___/___/___

Por favor, complete este diário miccional por 3 dias. Preencha cada coluna de acordo com a hora. Você pode alterar os horários, se precisar. Na coluna HORA, por favor, escreva DORMIR quando for dormir e ACORDEI na hora em que você acordou.

Ingestão de líquidos: escreva a quantidade e o tipo de líquido que você tomou.

Urina: preencha a quantidade que você urinou em mililitros (mL) na coluna URINA, de dia e à noite. Qualquer quantidade que você fizer. Se urinar e não conseguir medir a quantidade, marque um X nesta coluna. Se perder urina, escreva "perda" na coluna e o horário correspondente.

Sensação na bexiga: descreva a sensação na sua bexiga quando foi ao banheiro usando os números abaixo:

   0 – Se você não teve necessidade de urinar, mas urinou por "razões sociais", como antes de sair de algum lugar ou por não ter certeza de quando iria achar um banheiro.

   1 – Se você teve uma vontade normal de urinar, sem urgência. "Urgência" é diferente de uma vontade normal de urinar; é o desejo repentino de urinar que é difícil de adiar ou uma súbita sensação de que você precisa urinar e, se não fizer isso, você vai perder urina.

   2 – Se você teve urgência, mas a vontade de urinar passou antes de ir ao banheiro.

   3 – Se você teve urgência, mas conseguiu chegar ao banheiro sem perder urina.

   4 – Se você teve urgência e não conseguiu chegar ao banheiro a tempo e perdeu urina.

Absorventes: se você colocar ou trocar o absorvente, marque um X na coluna absorvente.

Aqui está um exemplo de como completar seu diário:

Horário	Ingestão de líquidos		Urina	Sensação na bexiga	Absorventes
	Quantidade	Tipo			
6h Acordei			350 mL	2	
7h	300 mL	Chá			
8h			X	2	
9h					
10h	Copo	Água	Perda	4	X

Códigos para a sensação na bexiga

   0 – Sem necessidade de urinar, mas urinou por "razões sociais".

   1 – Vontade normal de urinar, sem urgência.

   2 – Urgência, mas a vontade de urinar passou antes de ir ao banheiro.

   3 – Urgência, mas chegou ao banheiro a tempo e não perdeu urina.

   4 – Urgência; não conseguiu chegar ao banheiro a tempo e perdeu urina.

Hora	Ingestão de líquido		Urina (mL)	Sensação na bexiga	Absorvente
	Quantidade	Tipo			
5h00					
6h00					
7h00					
8h00					
9h00					
10h00					
11h00					
Meio-dia					
13h00					
14h00					
15h00					
16h00					
17h00					
18h00					
19h00					
20h00					
21h00					
22h00					
23h00					
Meia-noite					
1h00					
2h00					
3h00					
4h00					
5h00					

Figura 1   ICIQ – Diário miccional.

DIÁRIO MICCIONAL									
Dia 1			Data:						
	Fluidos		Micção				Perdas acidentais		
Horário	Tipo	Quanto	Quantas vezes	Quan-tidade	Urgência	Que atividade teve de interromper?	Você teve perda de urina?	Quanto perdeu?	O que estava fazendo?
6-8									
8-10									
10-12									
12-14									
14-16									
16-18									
18-20									
20-22									
22-00									
00-2									
2-4									
4-6									

Figura 2   Diário miccional proposto pela Febrasgo.
Fonte: Febrasgo.[26]

O item ausente mais comum foi o volume urinado, que deixou de ser informado principalmente pelas mulheres. Os autores atribuem esse fato a uma possível dificuldade das participantes em coletar a urina. Outro aspecto interessante encontrado no estudo foi que pessoas com menos idade demonstraram uma maior probabilidade de não preencher o diário miccional ou, então, preenchê-lo com poucas informações, tornando-o inutilizável. Menores níveis de escolaridade foram associados a uma maior probabilidade de preenchimento de um diário com mínimas informações, inutilizando-o.

Diante disso, para o preenchimento do diário miccional, a mulher deve ser devidamente orientada pelo profissional, uma vez que se trata de uma ferramenta preenchida pela própria pessoa em seu domicílio. Assim, parte-se da premissa que a paciente saiba ler e tenha a cognição preservada, a fim de compreender as instruções de preenchimento e entender o que está sendo solicitado em cada item do instrumento.

No estudo de Menezes et al.,[29] realizado no Brasil, a escolaridade foi uma variável que se associou positivamente à incontinência urinária, mostrando que há maior prevalência em mulheres com menos de cinco anos de estudo em comparação às mulheres com cinco a nove anos de estudo (75,8% e 38,5%, respectivamente). Diante disso, há de se considerar um fator de dificuldade a aplicação dos diários miccionais no Brasil. Pensando na maior prevalência de incontinência urinária em mulheres brasileiras com baixo nível de escolaridade, o que pode dificultar a aplicação do diário miccional, Poubel[30] elaborou um diário miccional que utiliza figuras para demonstrar às pacientes como realizar suas anotações, como mostra a Figura 3.

Outro exemplo de diário miccional que tem como objetivo apenas monitorar a frequência miccional de mulheres com menor escolaridade é a utilização de símbolos. No exemplo de diário ilustrado na Figura 4, a mulher deve fazer um X quando urinar de dia (cujo símbolo é um sol) e outro X quando acordar para urinar após já ter adormecido (símbolo da cama). Há também a figura de uma gota, coluna que a mulher deverá assinalar caso ocorra perda involuntária de urina.

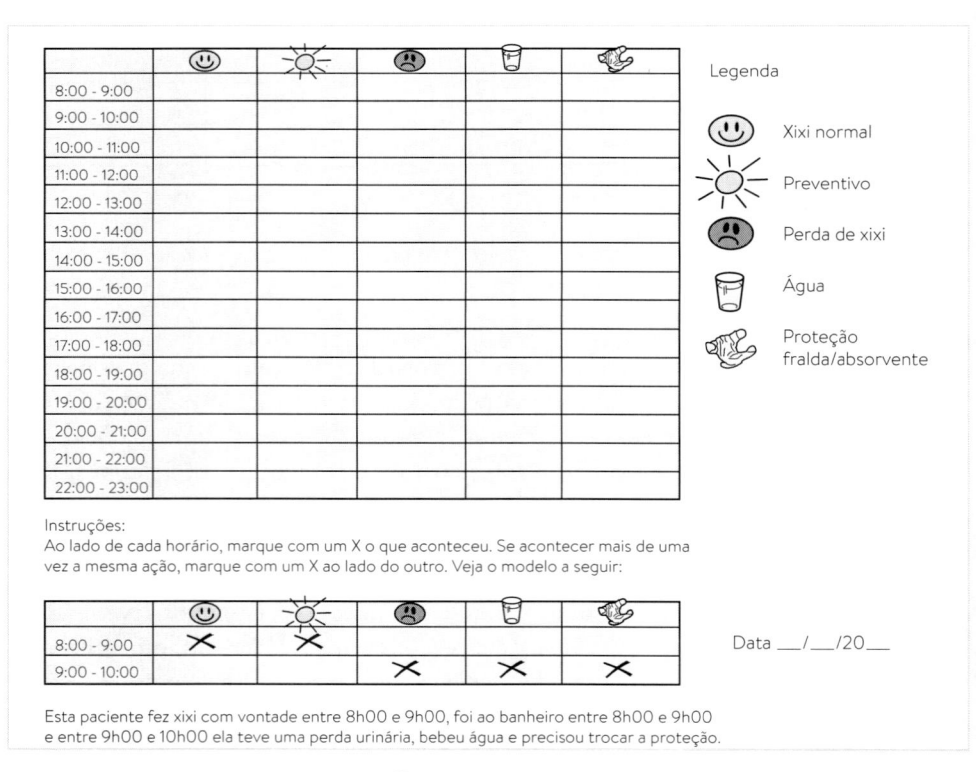

Figura 3 Diário miccional com figuras.[30]

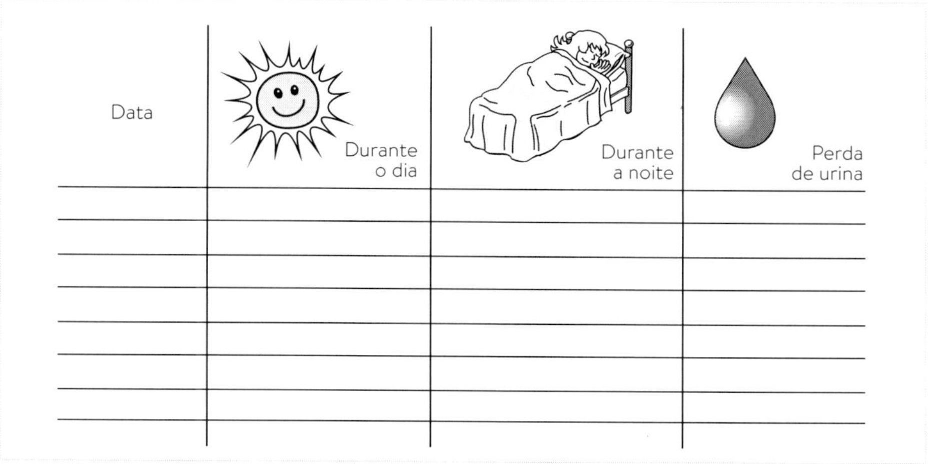

Figura 4 Diário miccional simplificado. Elaborado por Maria Elisabete Salina Saldanha e Patricia Driusso (não publicado).

Aplicativos para registro de micção

Tradicionalmente, o registro das informações sobre os hábitos miccionais e o funcionamento vesical tem sido realizado no papel. No entanto, com o amplo uso da tecnologia na atualidade, é possível encontrar, disponíveis no mercado, alguns aplicativos utilizados para esse mesmo fim. Sussman et al.[31] constataram a satisfação das pacientes e a confiabilidade em um aplicativo de diário miccional eletrônico chamado BladderTrakHer, desenvolvido pela Sociedade Americana de Uroginecologia, em comparação ao diário miccional impresso em papel. Os autores concluíram que o uso do aplicativo é viável e aceitável em mulheres com sintomas do trato urinário inferior, além de ter boa confiabilidade em relação ao diário miccional impresso. Entretanto, o número de micções e perdas de urina são relativamente menos inseridos no aplicativo quando comparado ao uso do papel. Nesse mesmo contexto, um grupo de pesquisa da Espanha desenvolveu[32] e validou[33] um aplicativo de diário miccional de três dias chamado eDM3d para uso em *smartphones*, baseado no diário miccional de três dias DM3d, validado em espanhol.[34] Os autores concluíram que o diário miccional eletrônico apresenta viabilidade, confiabilidade e validade adequadas para avaliar pacientes com bexiga hiperativa e noctúria, com alta taxa de satisfação dos pacientes.[33]

Além disso, um grupo de pesquisa na Suíça desenvolveu um aplicativo móvel em saúde, projetado tanto para dispositivos Android quanto iOS, chamado Tät II.[35] O Tät II é focado em quatro temas: treinamento da musculatura do assoalho pélvico, treinamento vesical, psicoeducação e conselhos de estilo de vida.[36] Ele também contém mensagens automáticas de reforço e um registro de exercícios, além de aconselhamento personalizado, baseado em informações do diário miccional do usuário e nas respostas ao questionário, que são fornecidas para a inclusão das participantes no estudo. Um diferencial do aplicativo é que ele foi projetado para orientar o usuário referente aos recursos que seriam mais relevantes para seus sintomas e estilo de vida (p. ex., treinamento vesical, para que o usuário possa aumentar o intervalo de tempo entre as micções e o controle sobre a urgência miccional, ou redução de massa corporal, caso o usuário esteja acima do peso).[35]

Wadensten et al.[35] realizaram um estudo controlado randomizado cujo objetivo era investigar a eficácia do aplicativo móvel Tät II para o autogerenciamento da incontinência urinária de urgência e da incontinência urinária mista em mulheres com idade igual ou superior a 18 anos. As participantes foram randomizadas (1:1) para receber acesso ao Tät II ou a um aplicativo apenas de informações (grupo de controle), sem o fornecimento de orientações de externas.[34] Os autores verificaram que o aplicativo móvel em saúde foi eficaz na redução dos sintomas de incontinência, com pontuações mais baixas nos questionários *International Consultation on Incontinence Questionnaire – Urinary Incontinence Short Form*, *International Consultation on Incontinence Questionnaire – Overactive Bladder Module*, *International Consultation on Incontinence Questionnaire – Lower Urinary Tract Symptoms Quality of Life Module* e na Escala de Catastrofização da Incontinência. Essa eficácia foi observada no acompanhamento de 15 semanas do grupo de tratamento em comparação ao grupo controle. Também foi encontrado que as usuárias do Tät II apresentaram melhorias em relação à qualidade de vida, aos sintomas de urgência, ao número de episódios de incontinência e à catastrofização.[35]

Em razão da ampla variedade de aplicativos disponíveis nas plataformas digitais brasileiras, Vaccari et al.[36] desenvolveram um estudo com o objetivo de analisar descritivamente os aplicativos de diários miccionais não pagos, disponíveis para celulares nas plataformas iTunes (Apple Inc., Brasil) e Google Play (Google Inc., Brasil) do Brasil, e compará-los quanto à qualidade, aos recursos de funcionalidade, aos itens abordados nos diários eletrônicos e à classificação objetiva dos aplicativos. De acordo com a classificação realizada pelos autores, os três melhores aplicativos disponíveis nas lojas brasileiras são UroLog, Mictionary e Diário Miccional, nessa ordem. Entretanto, UroLog e Mictionary estão disponíveis em inglês e francês, respectivamente, o que pode ser um fator limitante ao acesso da população brasileira. Em contrapartida, o aplicativo Diário Miccional está disponível em português, sendo este um aspecto importante para a maior acessibilidade da população. Nesse aplicativo, é permitido inserir informações de 1 a 3 dias, episódios de micção, volume urinado, episódios de incontinência, tipo de incontinência, grau da urgência, uso de absorventes e episódios de noctúria.

Nesse mesmo sentido, Dantas et al.[37] realizaram um estudo de revisão de aplicativos para o manejo da incontinência urinária disponíveis nas lojas brasileiras, sendo o idioma português um dos critérios de inclusão, a fim de contemplar, da melhor maneira possível, a população brasileira como um todo. Referente aos aplicativos com o objetivo de registrar a micção, os autores encontraram dois específicos: o Diário Miccional e o UrinApp. Entretanto, nenhum dos dois aplicativos foi testado quanto à confiabilidade, à validade e à eficácia. A falta de informações científicas baseadas em evidências dos aplicativos avaliados no estudo pode ser explicada pelo fato de que ambos os aplicativos foram desenvolvidos para fins comerciais, sugerindo a necessidade de se promover uma melhor parceria entre indústria e instituições acadêmicas, a fim de desenvolver aplicativos de saúde que sejam confiáveis, válidos e apresentem eficácia no automanejo dos sintomas urinários. Portanto, mais uma vez, destaca-se a importância de estudos acerca da confiabilidade e da validade desses aplicativos.

Teste do absorvente

O teste do absorvente (*pad test*) é um método de avaliação padronizado, reconhecido como uma ferramenta confiável e de fácil reprodução,[38] que pode ser realizado em ambiente clínico ou em domicílio.[39] É considerado um método simples, objetivo, efetivo e não invasivo para quantificar a perda urinária,[40-42] possibilitando a classificação dessa perda em leve, moderada ou grave, com base na diferença do peso do absorvente antes e após o teste.[17-22,42,43] Além disso, esse método também pode ser utilizado para avaliar a eficácia de um determinado tratamento.[38,44] O teste do absorvente foi descrito pela primeira vez por James et al.,[45] em 1971, como um método de diagnóstico para a incontinência urinária. Em 1981, Sutherst et al.[40] testaram a aplicabilidade do teste do absorvente por meio de um conjunto de atividades e exercícios que provocassem a perda de urina, de acordo com o relato da paciente. O teste do absorvente foi modificado pelo Comitê da Sociedade Internacional de Continência.[46]

Há, na literatura, diversas padronizações do teste do absorvente, que pode ser dividido em dois grupos: curta ou longa duração. O teste de curta duração pode ser realizado no consultório e dura de 15 minutos a 2 horas. Já no teste de longa duração, realizado na própria casa da paciente, os absorventes são utilizados por 24 horas ou mais, durante as atividades diárias.[42,47] Estudos documentaram que os testes do absorvente mais longos são mais reprodutíveis do que os testes de curta duração.[40,48]

O teste de longa duração apresenta algumas desvantagens quando comparado ao teste de curta duração, uma vez que é exigido mais planejamento por parte da paciente. A variabilidade de atividades realizadas ao longo do dia e do consumo de líquidos pela paciente pode limitar a precisão do teste. Esses fatores podem estar associados a uma baixa adesão ao teste de longa duração ou, ainda, levar a uma imprecisão na medida da perda de urina.[48-50] O teste do absorvente de 1 hora apresenta as vantagens de ser rápido e fácil, fornecer informações imediatas da perda de urina, evitar que ocorram potenciais erros com a evaporação da urina do absorvente,[21,41,47,51] além de já ter um protocolo específico padronizado para a sua utilização durante a avaliação clínica.[46] Os testes do absorvente de curta duração (1 hora) também têm sido usados no período pré-operatório, como medida de gravidade da incontinência, e no pós-operatório, como uma das medidas de verificação do resultado do procedimento cirúrgico.[44,52]

O teste do absorvente geralmente é realizado com a bexiga cheia ou com um volume conhecido de solução salina, que é instilada na bexiga antes do início da série de exercícios.[53] Previamente à execução do teste, o absorvente que a paciente utilizará deve ser embalado em um saco plástico e fechado com uma fita adesiva. Após esse procedimento, deve ser pesado em uma balança de precisão, e o peso do absorvente deve ser anotado.

Seguindo o protocolo elaborado pela Sociedade Internacional de Continência,[42,46] para a realização do teste do absorvente de 1 hora, a mulher deve ser orientada a usar o absorvente previamente pesado, sem urinar, e ingerir 500 mL de água. O passo a passo do teste pode ser verificado no Quadro 2.

Quadro 2 Passo a passo do teste do absorvente de 1 hora.

Passos	Orientações
Início do teste	Uso do absorvente previamente pesado, sem urinar
Ingesta hídrica	Ingerir 500 mL de água
Descanso/repouso	Ficar sentada ou apenas descansando por 15 minutos
Primeira tarefa	Após o período de descanso, a mulher precisa caminhar e subir e descer escadas e rampas durante 30 minutos
Segunda tarefa	Sentar-se e levantar-se 10 vezes da cadeira
Terceira tarefa	Tossir 10 vezes vigorosamente
Quarta tarefa	Corrida estacionária por 1 minuto
Quinta tarefa	Agachar para pegar um objeto no chão por 5 vezes
Sexta tarefa	Lavar as mãos em água corrente por 1 minuto
Final do teste	Após a realização de todas as tarefas, o peso do absorvente deverá ser verificado novamente

Para a realização do teste do absorvente de 24 horas, a mulher recebe dez absorventes numerados e previamente pesados e o diário miccional. A paciente é orientada a realizar as suas atividades diárias normalmente e registrá-las no diário miccional. Também é orientada sobre a troca dos absorventes, o que deve ocorrer a cada 4 a 6 horas durante o dia; os absorventes utilizados devem ser colocados dentro de seus respectivos sacos plásticos. No dia seguinte, a paciente levará os absorventes ao fisioterapeuta, que irá pesá-los. O teste deve ser iniciado com a bexiga vazia.[42,54]

Alguns fatores devem ser averiguados antes da realização do teste do absorvente, pois, de acordo com o estudo de Figueiredo et al.,[55] condições ambientais, como o clima em que o teste é realizado, devem ser levadas em consideração, pois podem impactar o resultado, uma vez que a temperatura e a umidade são capazes de interferir no aumento da transpiração da mulher. Esse mesmo estudo também mostrou que, além do clima, a menopausa e o uso de terapia hormonal também podem interferir no resultado do teste.

A classificação da gravidade da incontinência urinária por meio dos testes do absorvente de curta duração (1 hora)[42] e de longa duração (24 horas)[43] pode ser visualizada no Quadro 3. É importante mencionar que um ganho de peso inferior a 1,4 g no teste de 1 hora ou 4,4 g no teste de 24 horas pode ser resultado de sudorese ou corrimento vaginal.[42]

Além do teste do absorvente amplamente conhecido, existe um outro teste, descrito em diversos estudos,[38,51,56] que também utiliza absorventes para investigar a perda urinária; esse segundo teste é conhecido como *pad per day* (ou "absorvente por dia", em tradução livre). Trata-se de um teste simples, realizado a partir da contagem do número de absorventes que são trocados durante o dia e relatados em um diário miccional.[38,51,56] Entretanto, em estudos comparativos que incluíam o método de contagem de absorventes que eram trocados (*pad per day*) com o teste do absorvente (*pad test*), em que os absorventes são pesados, foi possível verificar que o teste do absorvente não deve ser substituído pelo teste de contagem de absorventes trocados (*pad per day*), por ser um método de avaliação mais preciso e eficaz.[51,56]

Quadro 3 Classificação da gravidade da incontinência urinária por meio dos testes do absorvente de curta duração (1 hora) e de longa duração (24 horas).

Classificação da gravidade da incontinência urinária	Teste do absorvente de curta duração (1 hora)	Teste do absorvente de longa duração (24 horas)
Leve	1 a 10 g	4 a 20 g
Moderada	11 a 50 g	21 a 74 g
Grave	Maior que 50 g	Maior ou igual a 75 g

Considerações finais

O diário miccional e o teste do absorvente compõem importantes ferramentas na condução fisioterapêutica e no auxílio diagnóstico para diversos profissionais da área da saúde, que necessitam investigar e tratar disfunções do trato urinário inferior de suas pacientes. Para que o acompanhamento seja eficaz, a rotina da mulher deve ser bem detalhada. Descrever corretamente as informações no diário miccional é necessário para que este represente fidedignamente a função vesical e os hábitos miccionais da paciente. São diversos os modelos de diários, que também podem ser adaptados aos objetivos do fisioterapeuta e à compreensão de cada indivíduo. Entretanto, ressalta-se a necessidade de um instrumento validado no Brasil para fins clínicos e de pesquisa.

Referências bibliográficas

1. Abrams P, Andersson KE, Birder L, Brubaker L, Cardozo L, Chapple C et al. 4th International Consultation on Incontinence recommendations of the international scientific committee: evaluation and treatment of urinary incontinence, pelvic organ prolapse, and fecal incontinence. Neurourol Urodyn. 2010;29(1):213-240.
2. Dhillon HK, MZain AZ, Quek KF, Singh HJ, Kaur G, Nordin RB. Prevalence and risk factors of urinary incontinence and its impact on the quality of life and treatment seeking behavior among Malaysian women: a review. J Women's Health Care. 2016;05(06):1-9.
3. Haylen BT, de Ridder D, Freeman RM, Swift SE, Berghmans B, Lee J et al. An International Urogynecological Association (IUGA)/International Continence Society (ICS) joint report on the terminology for female pelvic floor dysfunction. Int Urogynecol J. 2010;21(1):5-26.
4. Goforth J, Langaker M. Urinary incontinence in women statistics. N C Med J. 2016;77(6):423-425.
5. Al-Hayek S, Abrams P. Stress incontinence: why it occurs. Women's Heal Med. 2005;2(6):26-28.
6. Corcos J, Przydacz M, Campeau L, Gray G, Hickling D, Honeine C et al. CUA guideline on adult overactive bladder. Can Urol Assoc J. 2017;11(5):e142-e173.
7. Truzzi JC, Gomes CM, Bezerra CA, Plata IM, Campos J, Garrido GL et al. Overactive bladder – 18 years – part I. Int Braz J Urol. 2016;42(2):188-198.
8. Buckley BS, Lapitan MCM. Prevalence of urinary incontinence in men, women, and children-current evidence findings of the 4th International Consultation on Incontinence. Urology. 2010;76(2):265-270.
9. Temml C, Haidinger G, Schmidbauer J, Schatzl G, Madersbacher S. Urinary incontinence in both sexes: prevalence rates and impact on quality of life and sexual life. Neurourol Urodyn. 2000;19(3):259-271.
10. Swithinbank LV, Abrams P. Impact of urinary incontinence on the quality of life of women. World J Urol. 1999;17:225-229.
11. Nygaard I, Turvey C, Burns TL, Crischilles E, Wallace R. Urinary incontinence and depression in middle-aged United States women. Obstet Gynecol. 2003;101(1):149-156.
12. Riss P, Kargl J. Quality of life and urinary incontinence in women. Maturitas. 2011;68(2):137-142.
13. Cohen BL, Barboglio P, Gousse A. The impact of lower urinary tract symptoms and urinary incontinence on female sexual dysfunction using a validated instrument. J Sex Med. 2008;5(6):1418-1423.
14. Kim YH, Seo JT, Yoon H. The effect of overactive bladder syndrome on the sexual quality of life in Korean young and middle-aged women. Int J Impot Res. 2005;17(2):158-163.
15. Brown JS, McNaughton KS, Wyman JF, Burgio KL, Harkaway R, Bergner D et al. Measurement characteristics of a voiding diary for use by men and women with overactive bladder. Urology. 2003;61(4):802-809.
16. Bright E, Drake MJ, Abrams P. Urinary diaries: evidence for the development and validation of diary content, format, and duration. Neurourol Urodyn. 2011;30(3):348-352.

17. Groutz A, Blaivas JG, Chaikin DC, Resnick NM, Engleman K, Anzalone D et al. Noninvasive outcome measures of urinary incontinence and lower urinary tract symptoms: a multicenter study of micturition diary and pad tests. J Urol. 2000;164(3 Pt I):698-701.

18. Simons AM, Yoong WC, Buckland S, Moore KH. Inadequate repeatability of the one-hour pad test: the need for a new incontinence outcome measure. BJOG. 2001;108(3):315-319.

19. Abdel-Fattah M, Barrington JW, Youssef M. The standard 1-hour pad test: does it have any value in clinical practice? Eur Urol. 2004;46(3):377-380.

20. Karantanis E, Fynes M, Moore KH, Stanton SL. Comparison of the ICIQ-SF and 24-hour pad test with other measures for evaluating the severity of urodynamic stress incontinence. Int Urogynecol J. 2004;15(2):111-116.

21. Peterson AC, Amundsen CL, Webster GD. The 1-hour pad test is a valuable tool in the initial evaluation of women with urinary incontinence. J Pelvic Med Surg. 2005;11(5):251-256.

22. Wu WY, Sheu BC, Lin HH. Twenty-minute pad test: comparison of infusion of 250 ml of water with strong--desire amount in the bladder in women with stress urinary incontinence. Eur J Obstet Gynecol Reprod Biol. 2008;136(1):121-125.

23. Abrams P, Cardozo L, Fall M, Griffiths D, Rosier P, Ulmsten U et al. The standardisation of terminology of lower urinary tract function: report from the standardisation sub-committee of the International Continence Society. Neurourol Urodyn. 2002;21(2):167-178.

24. López-Fando L, Carracedo D, Jiménez M, Gómez de Vicente JM, Martínez L, Gómez del Cañizo C et al. Análisis coste-efectividad de las principales herramientas diagnósticas en mujeres con vejiga hiperactiva: história clínica, diario miccional y estudio urodinámico. Actas Urológicas Españolas. 2015;39(1):40-46.

25. Bright E, Cotterill N, Drake M, Abrams P. Developing and validating the International Consultation on Incontinence Questionnaire Bladder Diary. Eur Urol. 2014;66(2):294-300.

26. Federação Brasileira das Associações de Ginecologia e Obstetrícia. Manual de orientação – Uroginecologia e cirurgia vaginal, 2010. Disponível em: http://professor.pucgoias.edu.br/SiteDocente/admin/arquivosUpload/13162/material/UROGINECOLOGIA%20-%20FEBRASGO%202010.pdf. Acesso em: 03 jul. 2022.

27. Nygaard I, Holcomb R. Reproducibility of the seven-day voiding diary in women with stress urinary incontinence. Int Urogynecol J. 2000;11(1):15-17.

28. Cameron AP, Wiseman JB, Smith AR, Merion RM, Gillespie BW, Bradley CS et al. Are three-day voiding diaries feasible and reliable? Results from the Symptoms of Lower Urinary Tract Dysfunction Research Network (LURN) cohort. Neurourol Urodyn. 2019;38(8):2185-2193.

29. Menezes GMD, Pinto FJM, Silva FAA, Castro ME, Medeiros CRB. Queixa de perda urinária: um problema silente pelas mulheres. Rev Gaúcha Enferm. 2012;33(1):100-108.

30. Poubel V. Avaliação fisioterapêutica na incontinência urinária masculina. In: Palma P (ed). Urofisioterapia. Aplicações clínicas das técnicas fisioterapêuticas nas disfunções miccionais e do assoalho pélvico. 1.ed. Campinas: Personal Link Comunicações, 2009. p.111-120.

31. Sussman RD, Richter LA, Tefera E, Park AJ, Sokol AI, Gutman RE et al. Utilizing technology in assessment of lower urinary tract symptoms. Female Pelvic Med Reconstr Surg. 2016;22(4):224-228.

32. Mateu Arrom L, Peri Cusi L, Franco de Castro A, López-Fando L, Jiménez Cidre MÁ, Alcaraz Asensio A. Development and feasibility assessment of a 3-day electronic bladder diary as an app for smart-phone. Neurourol Urodyn. 2018;37(5):1717-1723.

33. Mateu Arrom L, Peri Cusi L, López-Fando L, Franco de Castro A, Jiménez Cidre MÁ, Alcaraz A. Validation of a 3-day electronic bladder diary as an app for smart-phone. Neurourol Urodyn. 2019;38(2):764-769.

34. Jimenez-Cidre MA, Lopez-Fando L, Esteban-Fuertes M, Prieto-Chiparro L, Llorens-Martinez FJ, Salinas-Casado J et al. The 3-day bladder diary is a feasible, reliable and valid tool to evaluate the lower urinary tract symptoms in women. Neurourol Urodyn. 2015;34(2):128-132.

35. Wadensten T, Nyström E, Franzén K, Lindam A, Wasteson E, Samuelsson E. A mobile app for self-management of urgency and mixed urinary incontinence in women: randomized controlled trial. J Med Internet Res. 2021;23(4):1-16.

36. Vaccari NA, da Silveira LTY, Bortolini MAT, Haddad JM, Baracat EC, Ferreira EAG. Content and functionality features of voiding diary applications for mobile devices in Brazil: a descriptive analysis. Int Urogynecol J. 2020;31(12):2573-2581.

37. Dantas LO, Carvalho C, Santos BLJ, Ferreira CHJ, Bø K, Driusso P. Mobile health technologies for the management of urinary incontinence: a systematic review of online stores in Brazil. Brazilian J Phys Ther. 2021;25(4):387-395.

38. Sacco E, Bientinesi R, Gandi C, Gianfrancesco LD, Pierconti F, Racioppi M et al. Patient pad count is a poor measure of urinary incontinence compared with 48-h pad test: results of a large-scale multicentre study. BJU Int. 2019;123(5):E69-E78.

39. Ferreira CHJ, Bø K. The pad test for urinary incontinence in women. J Physiother. 2015;61(2):98.

40. Sutherst J, Brown M, Shawer M. Assessing the severity of urinary incontinence in women by weighing perineal pads. Lancet. 1981;317(8230):1128-1130.

41. Wu WY, Sheu BC, Lin HH. Comparison of 20-minute pad test versus 1-hour pad test in women with stress urinary incontinence. Urology. 2006;68(4):764-768.

42. Krhut J, Zachoval R, Smith PP, Rosier PFWM, Valansky L, Martan A et al. Pad weight testing in the evaluation of urinary incontinence. Neurourol Urodyn. 2014;33(5):507-510.

43. O'Sullivan R, Karantanis E, Stevermuer TL, Allen W, Moore KH. Definition of mild, moderate and severe incontinence on the 24-hour pad test. BJOG An Int J Obstet Gynaecol. 2004;111(8):859-862.

44. Kopp D, Bengtson A, Tang J, Chipungu E, Moyo M, Wilkinson J. Use of a postoperative pad test to identify continence status in women after obstetric vesicovaginal fistula repair: a prospective cohort study. BJOG An Int J Obstet Gynaecol. 2017;124(6):966-972.

45. James ED, Clack FC, Caldwell KP, Martin MR. Continuous measurement of urine loss and frequency in incontinent patients. Preliminary report. Br J Urol. 1971;43(2):233-237.

46. Abrams P, Blaivas JG, Stanton SL, Andersen JT. Standardisation of terminology of lower urinary tract function. Neurourol Urodyn. 1988;7(5):403-427.

47. Ryhammer AM, Djurhuus JC, Laurberg S. Pad testing in incontinent women: a review. Int Urogynecol J. 1999;10(2):111-115.

48. Versi E, Orrego G, Hardy E, Seddon G, Smith P, Anand D. Evaluation of the home pad test in the investigation of female urinary incontinence. BJOG An Int J Obstet Gynaecol. 1996;103(2):162-167.

49. Rasmussen A, Mouritsen L, Dalgaard A, Frimodt-Møller C. Twenty-four-hour pad weighing test: reproducibility and dependency of activity level and fluid intake. Neurourol Urodyn. 1994;13(3):261-265.

50. Singh M, Bushman W, Clemens JQ. Do pad tests and voiding diaries affect patient willingness to participate in studies of incontinence treatment outcomes? J Urol. 2004;171(1):316-318.

51. Dylewski DA, Jamison MG, Borawski KM, Sherman ND, Amundsen CL, Webster GD. A statistical comparison of pad numbers versus pad weights in the quantification of urinary incontinence. Neurourol Urodyn. 2007;26(1):3-7.

52. Paick JS, Ku JH, Shin JW, Park K, Son H, Oh SJ et al. Significance of pad test loss for the evaluation of women with urinary incontinence. Neurourol Urodyn. 2005;24(1):39-43.

53. Staskin D, Kelleher C, Bosch R, Coyne K, Cotterill N, Emmanuel A et al. Initial assessment of urinary incontinence and faecal incontinence in adult male and female patients. In: Abrams P, Cardozo L, Khoury S, Wein A (eds). 5th International Consultation on Incontinence. Paris: ICUD-EAU, 2013. p.311-412.

54. Sandvik H, Espuna M, Hunskaar S. Validity of the incontinence severity index: comparison with pad-weighing tests. Int Urogynecol J. 2006;17(5):520-524.

55. Figueiredo EM, Gontijo R, Vaz CT, Baracho E, Fonseca AMRM, Monteiro MVC et al. The results of a 24-h pad test in Brazilian women. Int Urogynecol J. 2012;23(6):785-789.

56. Omli R, Skotnes LH, Romild U, Bakke A, Mykletun A, Kuhry E. Pad per day usage, urinary incontinence and urinary tract infections in nursing home residents. Age Ageing. 2010;39(5):549-554.

Classificação Internacional de Funcionalidade, Incapacidade e Saúde (CIF) no processo de avaliação do assoalho pélvico feminino

Priscila Godoy Januário

Patricia Driusso

Introdução

É imperioso que os fisioterapeutas desenvolvam habilidades e competências suficientes para executar uma avaliação de qualidade e, assim, elaborar um diagnóstico fisioterapêutico fundamentado. Por ser um processo dinâmico e contínuo, a avaliação perfaz todas as sessões do tratamento fisioterapêutico, de modo a permitir um diagnóstico cinesiológico-funcional como resultado, subsidiando as condutas fisioterapêuticas propostas.

A World Physiotherapy descreve o fisioterapeuta como o profissional qualificado para realizar uma avaliação funcional dos pacientes, a fim de alcançar um diagnóstico que direcione suas intervenções fisioterapêuticas, inclusive para populações e situações específicas. Essa avaliação permite a identificação de deficiências, limitações de atividades e restrições na participação social, bem como fatores contextuais que podem interferir no processo de recuperação do paciente.[1]

De posse das informações necessárias, é possível construir um raciocínio linear que permita descrever um diagnóstico cinesiológico-funcional e determinar o prognóstico e as estratégias de intervenção mais adequadas.[1]

Uma excelente avaliação parte do pressuposto de que o fisioterapeuta conhece a fundo o que está sendo avaliado, pois qualquer discrepância na definição exata de uma função muscular, por exemplo, pode comprometer o resultado da avaliação, levando ao uso de uma técnica inadequada ou recurso avaliativo errôneo. Portanto, antes de realizar uma avaliação fisioterapêutica da musculatura do assoalho pélvico, que é o foco deste livro, deve-se ter clareza e domínio das funções envolvidas nessa musculatura, assim como dos possíveis instrumentos de avaliação para cada função que se deseja avaliar.

Infelizmente, o que se observa, na prática clínica e na literatura, é uma grande divergência entre os termos utilizados tanto por fisioterapeutas clínicos quanto por pesquisadores, o que, muitas vezes, resulta no uso inadequado de ferramentas avaliativas. Portanto, uniformizar a linguagem técnica dos termos permite a universalização dos parâmetros de avaliação.

Por esse motivo, surgiu a Classificação Internacional de Funcionalidade, Incapacidade e Saúde (CIF), com o objetivo de quebrar esses paradigmas e permitir uma avaliação da saúde dentro de um modelo biopsicossocial. Desenvolvida pela Organização Mundial da Saúde (OMS), a CIF fornece um sistema para a codificação de informações sobre saúde (p. ex., diagnóstico, funcionalidade e incapacidade) e utiliza uma linguagem padronizada e unificada, permitindo uma comunicação eficaz entre população, profissionais de saúde, pesquisadores e gestores para o planejamento e a implementação de políticas públicas, evitando os equívocos oriundos de interpretações individuais dos avaliadores.[2,3]

A Classificação Internacional de Funcionalidade, Incapacidade e Saúde

A CIF, elaborada em 2001 pela OMS,[3] versa sobre aspectos de funcionalidade e incapacidade de maneira unificada e padronizada, transcendendo do modelo biomédico para o biopsicossocial e englobando todas as esferas da vida humana.[4] Essa classificação busca preencher uma lacuna importante sobre as consequências das doenças e sua relação com outros componentes de saúde e bem-estar, como educação e trabalho. Além disso, dá a devida importância aos aspectos sociais e ambientais, bem como aos seus impactos sobre a saúde humana.[2,3]

Dessa forma, a CIF descreve a funcionalidade e a incapacidade com base nas perspectivas do corpo, do indivíduo e da sociedade, considerando as deficiências das estruturas e das funções dos órgãos e sistemas, as limitações de atividades e as restrições na participação social por parte dos indivíduos, assim como a influência de fatores contextuais (fatores ambientais e pessoais). Esses aspectos complementam a Classificação Estatística Internacional de Doenças e Problemas Relacionados à Saúde (CID-10), que traduz o diagnóstico da doença com base em um modelo etiológico e fisiopatológico.[5,6,7] Portanto, a CID e a CIF são complementares e devem ser utilizadas em conjunto, visto que as informações sobre diagnóstico e funcionalidade fornecem dados mais significativos a respeito da saúde das pessoas e da população, auxiliando a tomada de decisão.[2,3]

Considerando a necessidade de desenvolvimento de políticas públicas em saúde com foco em funcionalidade e incapacidade humanas, tendo em conta a transição epidemiológica configurada pelo aumento da expectativa de vida e pela inversão da pirâmide populacional, com consequente aumento das doenças crônicas não transmissíveis, e, ainda, entendendo a necessidade de se criar ferramentas que qualifiquem essas informações para melhor gerenciamento no sistema de saúde, o Ministério da Saúde, por meio do Conselho Estadual de Saúde, publicou a Resolução n. 452, de 10 de maio de 2012. Essa resolução versa sobre a utilização da CIF no âmbito do Sistema Único de Saúde (SUS) e na saúde suplementar,[8] destacando que sua implementação é uma ferramenta clínica fundamental para avaliar as necessidades e compatibilizar os tratamentos com as condições específicas, ampliando a linha de cuidado.[9]

Para melhor compreender a CIF e saber como utilizá-la na prática clínica, tornando-a instrumento fundamental na rotina do fisioterapeuta, é importante conhecer os conceitos dos principais componentes que formam a base da construção de um diagnóstico baseado em funcionalidade. As conceituações e terminologias dos componentes abordados na CIF estão apresentadas no Quadro 1.

Além disso, é importante compreender os conceitos de funcionalidade e incapacidade. O termo funcionalidade abrange todas as funções do corpo, atividades e participação; de maneira similar, incapacidade é um termo que abrange deficiências, limitação de atividades ou restrição na participação.[2,3]

Por ser um processo dinâmico e contínuo, a avaliação fisioterapêutica investiga as possíveis relações entre as deficiências estruturais e funcionais do corpo da paciente e as consequentes limitações nas atividades funcionais e restrições na participação social. Dessa forma, durante a avaliação dos músculos do assoalho pélvico, o fisioterapeuta deve ser capaz de identificar as interações entre os componentes da CIF (Figura 1).

Quadro 1 Conceituações e terminologias dos componentes abordados na Classificação Internacional de Funcionalidade, Incapacidade e Saúde (CIF).

Componente	Definição	Funcionalidade	Incapacidade
Funções do corpo **Estruturas do corpo**	Funções fisiológicas dos sistemas corporal e mental Partes anatômicas do corpo	Integridade funcional e estrutural	Deficiência/ incapacidade
Atividade	Execução de tarefas ou ações realizadas no dia a dia do indivíduo	Atividade	Limitação da atividade
Participação	Envolvimento em situação de vida diária	Participação	Restrição da participação
Fatores ambientais	Compreendem os ambientes físico, social e de atitude, no qual as pessoas vivem e conduzem sua vida	Facilitadores	Barreiras/ obstáculos

Fonte: adaptada de Organização Mundial da Saúde.[3]

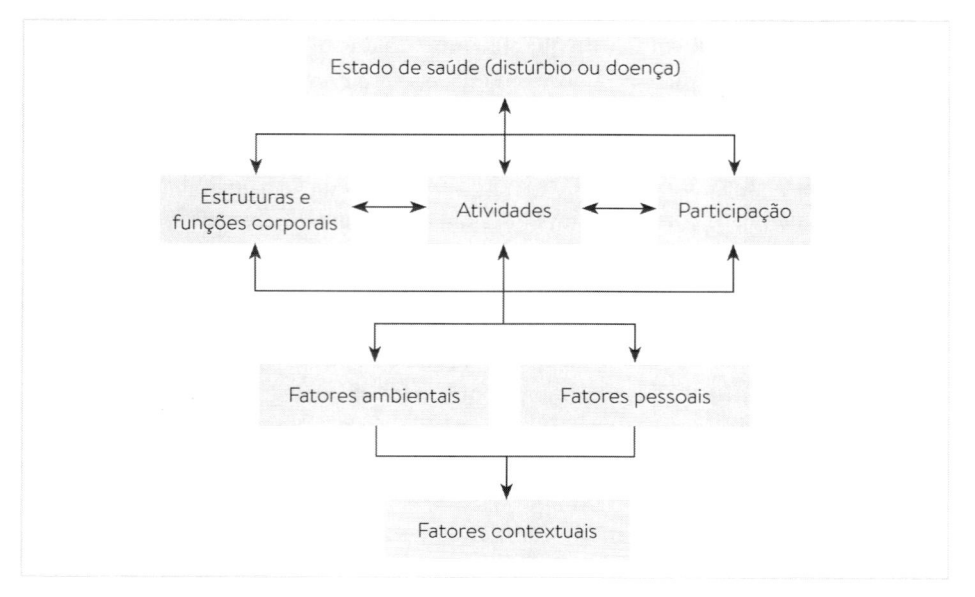

Figura 1 Modelo de integralidade entre os componentes da Classificação Internacional de Funcionalidade, Incapacidade e Saúde (CIF).
Fonte: adaptada de Organização Mundial da Saúde.[3]

Aplicando a Classificação Internacional de Funcionalidade, Incapacidade e Saúde durante a avaliação do assoalho pélvico

A aplicação da CIF nos processos avaliativos em fisioterapia é recente. Seu uso abrange o reconhecimento da integralidade de seus componentes e um sistema alfanumérico, resultando em códigos preestabelecidos, conforme as alterações apresentadas pelo paciente. Diante disso, é fundamental que o profissional tenha profundo conhecimento da aplicação adequada desses códigos, para que o diagnóstico cinesiológico-funcional possa, de fato, ser baseado nessa classificação. No entanto, os códigos não precisam ser memorizados, pois, por estarem disponíveis no manual da CIF, são facilmente encontrados, inclusive na internet e de forma gratuita.

Os códigos constantes na CIF são compostos pelas letras *b* (do inglês *body*), *s* (do inglês *structure*), *d* (do inglês *domain*) e *e* (do inglês *environment*), que descrevem as funções do corpo, as estruturas do corpo, atividades e participação e os fatores ambientais, respectivamente. As letras são seguidas de numerais, conforme a função que se está avaliando, e correspondem aos capítulos do manual da CIF que abordam categorias específicas do componente que está sendo avaliado.[3] Dessa forma, os códigos descritos no manual da CIF apresentam uma letra conforme o que se está avaliando (se funções do corpo – *b*; se estruturas do corpo – *s*; se atividades e participação – *d*; se fatores ambientais – *e*) e um numeral. Esse numeral que aparecem é seguido por um ponto decimal (.) e mais alguns números seguintes, que variam de 0 a 9, ou seja, o número 0 significa nenhuma deficiência; 1, deficiência leve; 2, deficiência moderada; 3, deficiência grave; 4, deficiência completa; 8, deficiência não especificada; e 9, não aplicável. Esses números após a pontuação são chamados de qualificadores e servem para indicar o grau ou a gravidade da deficiência (ou limitação/barreira) observada, sendo dependentes do avaliador (subjetividade).[3]

Exemplos:

Código b730

- *b* significa que o código se refere a uma função do corpo (*b – body*).
- 730 – o número 7 se refere ao capítulo 7 do manual da CIF (funções musculares), mais especificamente "funções relacionadas à força muscular". Nesse exemplo, o código representa a alteração de uma **função corporal**, representado pela letra *b*, e o número 7 representa o capítulo 7 do manual, que se refere à função corporal, enquanto os números 3 e 0 representam a função específica dentro dessa gama de funções musculares, delimitando ainda mais a avaliação.
- **Código b730.2** – Força muscular moderada ou deficiência moderada da força muscular.

  Nesse exemplo, a letra *b* denota que se está falando de uma função do corpo, o numeral 730 revela que se trata da função de força muscular, e o ponto decimal e o número 2 (.2) se referem à gravidade da deficiência observada nessa força muscular, que, no caso, é moderada (2).

Vale ressaltar que muito mais importante do que a utilização dos códigos é o entendimento de quais funções e estruturas estão comprometidas e quais impactos isso causa nas atividades e na participação do paciente. É possível realizar uma boa avaliação com base no modelo, nos conceitos e nos termos da CIF, sem, necessariamente, codificar as informações, garantindo o resultado (diagnóstico funcional).[3]

A preocupação em utilizar as primícias da CIF para nortear a avaliação fisioterapêutica do assoalho pélvico é recente. Correlacionar os termos amplamente utilizados para designar funções dos músculos do assoalho pélvico e aqueles descritos na CIF – e, consequentemente, elaborar um instrumento de avaliação integral que vise a um diagnóstico cinesiológico-funcional coerente – tem sido um desafio.[10,11]

Entre toda a gama de funções que a musculatura do assoalho pélvico desempenha e que são avaliadas na prática fisioterapêutica para se definir um diagnóstico funcional, é necessário que haja correspondência terminológica para aplicação eficiente do modelo da CIF.

Nesse contexto, Saltiel et al.[10] fizeram uma revisão sistemática acerca dos termos mais usados para descrever as funções dos músculos do assoalho pélvico que são avaliadas pelo fisioterapeuta. Em seguida, os autores separaram os 196 termos identificados e buscaram vinculá-los às seis funções musculares descritas na CIF (tônus, reação ao movimento involuntário, controle, coordenação, força e resistência). Os autores observaram que 184 termos puderam ser associados às funções musculares da CIF e que somente 12 estavam ligados à terminologia da CIF. Além disso, uma grande variação de métodos foi empregada para a avaliação dessas funções musculares, sendo que a palpação vaginal foi a única técnica utilizada para avaliar as seis funções propostas,[10] demonstrando que a palpação é o método que garante a avaliação mais abrangente das funções dos músculos do assoalho pélvico.

O fisioterapeuta deve buscar identificar qualquer alteração relacionada às estruturas e às funções, especialmente aquelas envolvidas com o assoalho pélvico. Além disso, deve ser capaz de reconhecer as limitações nas atividades de vida diária e as restrições da participação no convívio social, bem como os facilitadores e as barreiras com relação aos fatores contextuais.

Durante a avaliação do assoalho pélvico, o fisioterapeuta deve utilizar métodos e instrumentos com o objetivo de detectar deficiências não apenas musculares, mas também em relação à função sensorial do assoalho pélvico. A caracterização dessas alterações permite ao fisioterapeuta atribuir um diagnóstico cinesiológico-funcional e elaborar condutas adequadas, inclusive podendo dosificar sua intervenção com base nos achados.

Os principais aspectos a serem considerados em uma avaliação funcional do assoalho pélvico baseada nos princípios da CIF, levando-se em conta as principais disfunções do assoalho pélvico feminino descritas pela International Urogynecological Association e pela International Continence Society[12] e com base nos recursos avaliativos, estão disponíveis no Quadro 2.

Alguns métodos avaliativos utilizados por fisioterapeutas auxiliam na identificação de disfunções do assoalho pélvico, mas não fornecem um diagnóstico cinesiológico-funcional. Exemplo disso é o *pad test* (teste do absorvente – ver Capítulo 13), em que a paciente executa uma série de atividades pré-determinadas para mensurar a quantidade de urina perdida. Apesar de quantificar objetivamente a perda urinária, o teste não é capaz de mostrar, com exatidão, em qual situação específica (se existir) ocorre a perda urinária, já que abrange tanto atividades que causam aumento súbito da pressão intra-abdominal, como tossir e subir e descer escadas, caracterizando perda urinária aos esforços, quanto atividades que envolvem aspectos como sensibilidade e percepção, como lavar as mãos em água corrente (perda urinária não relacionada ao esforço). O diário miccional, por meio do qual se estima a frequência urinária diária, a quantidade de ingesta hídrica e os episódios de perda urinária, bem como a

Quadro 2 Recursos avaliativos disponíveis para a realização da avaliação funcional do assoalho pélvico, considerando os princípios norteadores da CIF.

Estruturas e funções corporais	**Coordenação e controle muscular** (ver Capítulos 3 e 4) Inspeção (observação visual) Palpação vaginal **Reação ao movimento involutário** Contração perineal durante tosse **Contração muscular** (tema abordado nos Capítulos 4, 6, 7, 8, 9 e 11): Palpação vaginal com graduação pelas escalas existentes (p. ex., escala modificada de Oxford[13] e esquema PERFECT[14]) Manometria Dinamometria Ultrassom **Tônus** (tema abordado nos Capítulos 6 e 10) Graduação por meio da palpação vaginal (hipertônico, normal e hipotônico) Atividade elétrica muscular (eletromiografia) Escala de Dietz e Shek[15] **Avaliação de prolapsos de órgãos pélvicos** (tema abordado no Capítulo 5) Graduação objetiva (POP-Q)[16] **Função sensorial** (tema abordado no Capítulo 6) Palpação vaginal Dermátomos correspondentes à região do assoalho pélvico e a estruturas adjacentes **Dor localizada** (tema abordado no Capítulo 6) Palpação: graduação com escala visual analógica[17] e escala numérica[18] Diário de dor ou mapa corporal com locais de dor Questionários específicos de dor, como o *McGill Pain Questionnaire*[19]
Atividades	Verificar quais atividades estão limitadas e se correlacionam com a doença em questão: Anamnese Queixa principal Questionários gerais ou específicos da queixa clínica
Participação	Questionários que avaliam a qualidade de vida podem revelar o impacto dos sintomas e a restrição à vida social do indivíduo. No entanto, o próprio relato na entrevista pode fornecer a dimensão do impacto social **Qualidade de vida** (geral) *World Health Organization Quality of Life* – versão com 100 questões (WHOQOL-100)[20] *World Health Organization Quality of Life* – versão reduzida (WHOQOL-bref)[21,22] *Medical Outcomes Study 36-Item Short-Form Health Survey* (SF-36)[23,24] **Disfunções urinárias** *King's Health Questionnaire* (KHQ)[25,26] *International Consultation on Incontinence Questionnaire – Short Form* (ICIQ-SF)[27,28] *International Consultation on Incontinence Questionnaire Overactive Bladder* (ICIQ-OAB)[29] *Incontinence Quality of life* (I-QoL)[30,31] *Overactive Bladder Questionnaire* (OAB-q)[32] *Overactive Bladder Questionnaire-Short Form* (OAB-q SF)[32] *Overactive Bladder Questionnaire-V8* (OAB-V8)[32] *Questionnaire for Urinary Incontinence Diagnosis* (QUID)[33,34]

(continua)

Quadro 2 Recursos avaliativos disponíveis para a realização da avaliação funcional do assoalho pélvico, considerando os princípios norteadores da CIF. *(continuação)*

Participação	Prolapsos de órgãos pélvicos

Prolapsos de órgãos pélvicos
International Consultation on Incontinence Questionnaire – Vaginal Symptoms (ICIQ-VS)[35,36]
Prolapse Quality-of-life Questionnaire (P-QoL)[37-39]

Disfunções sexuais
Quociente Sexual[40]
Escala de Satisfação Sexual para Mulheres (SSS-W)[41,42]
Pelvic Organ Prolapse/Urinary Incontinence Sexual Questionnaire – versão reduzida (PISQ-12)[43,44]
Pelvic Organ Prolapse/Urinary Incontinence Sexual Questionnaire (PISQ-31)[45]
Female Sexual Function Index (FSFI)[46-48]
Aging Sexual Attitudes and Knowledge Scale (ASKAS)[49]
Pregnancy and Sexual Function Questionnaire (PSFQ)[50,51]

Disfunções do assoalho pélvico
Pelvic Floor Impact Questionnaire (PFIQ-7)[52]
Pelvic Floor Distress Inventory (PFDI-20)[52]

necessidade de uso de absorventes e o número de trocas diárias, é outro método complementar de avaliação, mas que, sozinho, não é capaz de fechar um diagnóstico fisioterapêutico com base na CIF. A quantidade de urina perdida (mensurada pelo *pad test*), o número de episódios de perda urinária e a necessidade de uso de absorventes (verificados pelo diário miccional) não necessariamente irão revelar a gravidade da queixa urinária, tampouco as repercussões negativas sobre a vida da paciente. Por isso, é essencial levar em consideração os aspectos individuais e pessoais da paciente, visto que uma pessoa pode se sentir incomodada ao trocar apenas um protetor por dia, enquanto, para outra, a troca de absorventes e/ou o número de perdas urinárias não impactam negativamente sua participação social. Portanto, é crucial correlacionar os achados em exames complementares às implicações na vida de cada paciente.

Os questionários de qualidade de vida são úteis para avaliar as consequências das disfunções do assoalho pélvico na participação social da paciente. O questionário escolhido deve ser o mais adequado para cada situação. É importante ressaltar que, nesse tocante, o que deve ser considerado é a percepção da paciente, e não os valores e crenças pessoais do fisioterapeuta. Muitas vezes, algo interpretado como negativo pelo avaliador (p. ex., a pessoa dizer que passou a ficar mais sozinha após o surgimento de determinada disfunção) não necessariamente reflete a opinião da paciente, pois pode ser que ela goste mais de ficar sozinha. Dessa forma, a análise de todo o contexto e o questionamento sobre aspectos da vida prévios ao surgimento da disfunção são fundamentais para diferenciar o nível de impacto que a situação causou na participação da mulher. O fisioterapeuta não deve exprimir suas percepções pessoais, mas, sim, valorizar o que foi realmente exposto pela paciente, que pode não coincidir com as expectativas do fisioterapeuta, sendo necessária uma interpretação crítica do questionário e a comparação do seu resultado com os relatos, especialmente aqueles expressos na queixa principal.

A Figura 2 exemplifica a aplicabilidade e a codificação da CIF em uma condição de saúde envolvendo o assoalho pélvico.

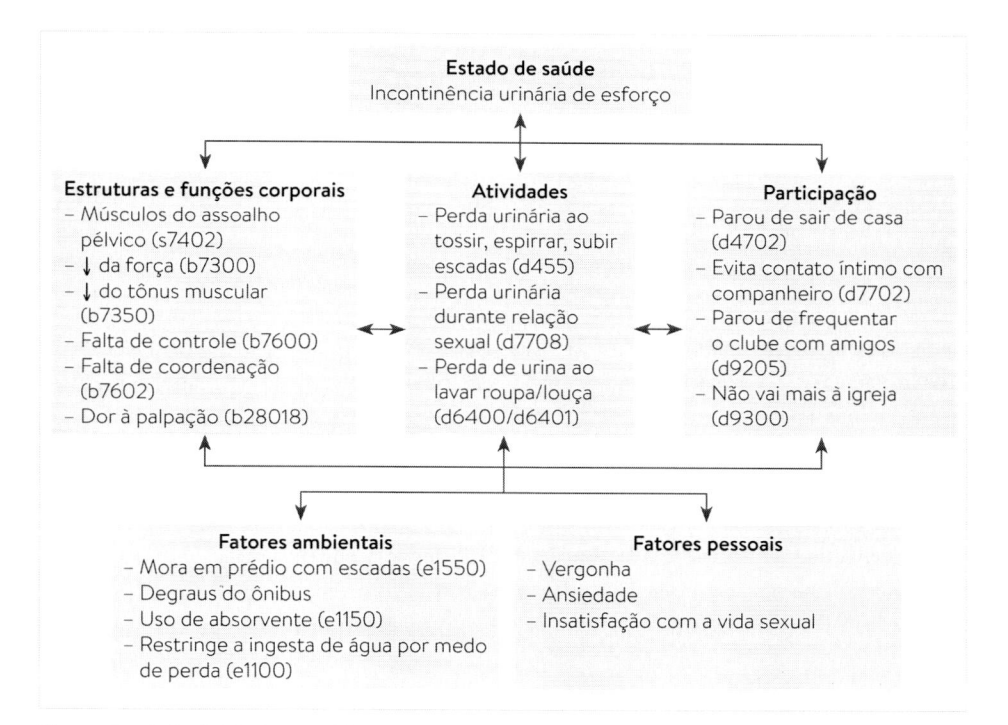

Figura 2 Aplicabilidade e codificação de uma disfunção do assoalho pélvico com base no modelo de integralidade da CIF para uma condição de saúde.

Fonte: adaptada de Organização Mundial da Saúde.[3]

Legenda:

s7402: músculos da região pélvica.

b28018: dor localizada, outra especificada.

b7300: força de músculos isolados e de grupos de músculos (funções relacionadas à força gerada pela contração de músculos específicos e isolados e grupos de músculos).

b7350: tônus de músculos isolados e grupos de músculos (funções relacionadas à tensão presente nos músculos isolados e nos grupos de músculos em repouso e à resistência oferecida quando se tenta mover esses músculos passivamente).

b7400: resistência de músculos isolados (funções relacionadas à sustentação da contração muscular de músculos isolados pelo período necessário).

b7600: controle de movimentos voluntários simples (funções associadas ao controle e à coordenação dos movimentos voluntários simples ou isolados).

b7602: coordenação de movimentos voluntários (funções associadas à coordenação dos movimentos voluntários simples e complexos, realizando movimentos em uma sequência ordenada).

d455: deslocar-se (mover todo o corpo de um lugar para outro por outros meios que não andando, como escalar uma rocha ou correr por uma rua, saltar, correr em disparada, pular, dar salto mortal ou correr pulando obstáculos).

(continuação da legenda)
d4702: utilização de transporte público (ser transportado como passageiro por um veículo motorizado por terra, mar ou ar, projetado para o transporte público, como ônibus, trem, metrô ou aeronave).
d6400: lavar e secar roupas (lavar roupas à mão e pendurá-las, para secarem ao ar livre).
d6401: limpar a cozinha e utensílios (lavar pratos, panelas, caçarolas e utensílios, assim como limpar mesas e pisos em volta da área da cozinha e do local das refeições).
d7702: relações sexuais (criar e manter uma relação de natureza sexual, com um cônjuge ou outro parceiro).
d7708: relações íntimas, outras especificadas.
d9300: religião organizada (participar de cerimônias, atividades e eventos religiosos organizados).
e1100: alimentos (substância natural ou produzida pelo homem, colhida, processada ou manufaturada para ser ingerida como alimento cru, processado e preparado, e líquidos de diferentes consistências, ervas e minerais, como vitaminas e outros suplementos).
e1150: produtos e tecnologias gerais para o uso pessoal na vida diária (equipamentos, produtos e tecnologias utilizados pelas pessoas nas atividades diárias, como roupas, tecidos, móveis, aparelhos, produtos de limpeza e ferramentas, não adaptados nem especialmente projetados).
e1550: produtos e tecnologias usados em projeto, arquitetura e construção de entrada e saída de edifícios de uso privado (produtos e tecnologia arquitetônica de entrada e saída do ambiente planejado, projetado e construído pelo homem para uso privado, como entradas e saídas de casas privadas, rampas portáteis e fixas, portas elétricas, maçanetas e soleiras niveladas)

No exemplo de aplicação da CIF (princípios e codificação) na Figura 2, é possível observar a condição de saúde e todas as observações feitas a respeito da avaliação fisioterapêutica realizada na paciente. O diagnóstico médico da paciente foi definido como "incontinência urinária de esforço". Na avaliação fisioterapêutica, observou-se a estrutura (músculos do assoalho pélvico) e as funções que estão deficientes (força, tônus, resistência, controle e coordenação musculares). Ainda na perspectiva da CIF, durante a avaliação, foram descritas as limitações e as restrições nas atividades e na participação social, bem como identificados os facilitadores e as barreiras em relação aos fatores ambientais e pessoais que interferem diretamente na condição geral de saúde dessa paciente.

No caso do exemplo, em fatores ambientais, a presença de escadas na moradia representa uma barreira, já que o esforço para subir pode favorecer a perda urinária, ao passo que o uso de absorvente é um facilitador, pois possibilita que a paciente saia de casa com menos risco de acidente. Dessa forma, é viável determinar um diagnóstico fisioterapêutico cinesiológico-funcional e traçar o plano terapêutico com base no que foi observado. Vale ressaltar que, nesse exemplo específico, não foi sinalizado, nos códigos, o grau de deficiência dos componentes descritos. Além disso, os fatores pessoais não possuem codificação na CIF em razão da alta variabilidade social e cultural, além de estarem diretamente relacionados aos aspectos biológicos da pessoa, como raça, sexo, idade, doenças associadas, estilo de vida e questões sociodemográficas, como grau de instrução.[2,3]

Aderir a um modelo de funcionalidade e incapacidade permite ao fisioterapeuta construir um perfil funcional para cada paciente, tornando sua abordagem mais promissora e resolutiva, por conseguir atender as especificidades do processo saúde-doença de maneira individual.[53] Consequentemente, o conhecimento do percurso, desde o surgimento da doença e de suas consequências funcionais, permite traçar condutas mais apropriadas e de maior êxito, considerando não somente a condição de saúde, mas as expectativas de cada indivíduo em sua realidade social.

Este livro descreve diversos métodos avaliativos que compõem uma avaliação fisioterapêutica de qualidade, possibilitando a certificação de deficiências, limitações e restrições, bem como o reconhecimento de barreiras ou facilitadores nesse processo de saúde-doença da paciente. Cabe ao fisioterapeuta selecionar o método mais adequado para cada paciente, de modo que ele consiga verificar os comprometimentos da musculatura do assoalho pélvico. Os achados da avaliação, considerando os domínios da CIF, devem ser incorporados nas metas do tratamento fisioterapêutico. O fisioterapeuta deve realizar uma avaliação estruturada, englobando todos os aspectos dessa classificação, para que seja capaz de diagnosticar os comprometimentos funcionais e de formular um plano de tratamento apropriado, realista e resolutivo.

A fim de melhorar a abordagem fisioterapêutica de mulheres com disfunções do assoalho pélvico, Saltiel[54] desenvolveu o exame das funções sensoriais e musculares do assoalho pélvico (EFSMAP), com definições conceituais e operacionais objetivas, válidas e reprodutíveis, de modo a facilitar o gerenciamento de informações, a comparação de dados e a sistematização de uma avaliação específica, permitindo maior comunicação entre os pares, por meio de uma linguagem clara, e contribuindo para a prescrição da conduta fisioterapêutica coerente. Essa é a primeira proposta de sistematização de um exame específico para funções sensoriais e motoras dos músculos do assoalho pélvico que leva em consideração os preceitos da CIF.

Uma revisão sistemática sobre o uso dessa classificação em estudos observacionais[53] apreciou 29 estudos que utilizaram a CIF. Entretanto, nenhum se relacionava a alguma disfunção da musculatura do assoalho pélvico, enfatizando a escassez de estudos que abordam essa área do conhecimento, o que pode explicar a não utilização rotineira desse método na prática clínica entre os fisioterapeutas que atuam na área.

Castaneda e Plácido[55] estudaram a relação entre o *King's Health Questionnaire* e a CIF e observaram que o questionário de qualidade de vida para pacientes com incontinência urinária possui questões relativas, principalmente, à atividade e à participação, como as limitações nas atividades cotidianas e as restrições na participação social. Apesar de ser considerado um estudo piloto, esse resultado evidencia a CIF como uma ferramenta para mensuração e classificação da funcionalidade nas mulheres com incontinência urinária.

A escassez de produção científica e prática clínica (entre fisioterapeutas que atuam em disfunções do assoalho pélvico) utilizando a CIF pode ser explicada por dois motivos: 1) é um sistema novo de classificação de funcionalidade e incapacidade, ainda pouco utilizado por fisioterapeutas de maneira geral; e 2) a Fisioterapia na Saúde da Mulher é uma especialidade relativamente nova no Brasil, tendo sido reconhecida pelo Conselho Federal de Fisioterapia e Terapia Ocupacional somente em 2009 – por isso, há uma expectativa promissora para a utilização da CIF por fisioterapeutas nessa área de atuação.

Apesar da normatização do uso da CIF por fisioterapeutas por meio da Resolução COFFITO n. 370/2009, a dificuldade que permeia a incorporação da CIF na atuação fisioterapêutica pode ser suprimida com a prática rotineira da utilização da CIF durante as abordagens fisioterapêuticas. Outro fator corroborante é a não sistematização do ensino dessa classificação ainda durante a graduação em fisioterapia, o que tornaria seu uso familiarizado e permitiria um treino prático e metodizado. É necessário um esforço no que tange à necessidade de mudança comportamental nos cursos de graduação, visto que a maioria dos cursos de fisioterapia se apoiam em uma formação pautada no modelo biomédico.[56-59]

Considerações finais

O conhecimento da CIF pelo fisioterapeuta é primordial, tendo em vista que essa profissão da área da saúde está intimamente relacionada com funcionalidade e incapacidade, além de ser muito ativa no processo de reabilitação. Ademais, uma mesma doença pode ter desfechos diferentes entre as pessoas, resultando em disfunções e incapacidades discrepantes. Compreender que o estado de saúde do paciente não é determinado exclusivamente pelo seu organismo físico e dar relevância aos aspectos envolvidos em sua vida, como o meio em que vive, sua história pessoal e como se socializa, demonstra mudança de paradigma do modelo proposto pela CIF, antes limitado aos comprometimentos fisiológicos da doença.

A CIF dá subsídios para uma prática fisioterapêutica de qualidade, pois considera o indivíduo, o meio em que vive, suas particularidades e suas relações. O fisioterapeuta deve conhecer o processo de saúde-doença que envolve a paciente e como ele é influenciado por tudo que o cerca e vice-versa. Além disso, cabe ao fisioterapeuta entender a importância da CIF para a avaliação e o diagnóstico cinesiológico-funcional, a fim de que possa elaborar condutas pertinentes às deficiências, limitações e restrições apresentadas por cada indivíduo, colocando-a como protagonista do seu processo de reabilitação e considerando seus desejos, limitações e possibilidades.

Referências bibliográficas

1. World Confederation for Physical Therapy. Policy statement: description of physiotherapy. Disponível em: www.https://www.wcpt.org/policy/ps-descriptionPT. Acesso em: 15 mai. 2020.
2. Organização Mundial da Saúde. CIF: um manual prático para o uso da Classificação Internacional de Funcionalidade, Incapacidade e Saúde (CIF). Genebra:OMS, 2013.

3. Organização Mundial de Saúde (OMS). Classificação Internacional de Funcionalidade, Incapacidade e Saúde (CIF), 2004. Disponível em: https://apps.who.int/iris/bitstream/handle/10665/42407/9788531407840_por.pdf?sequence=111. Acesso em: 03 jul. 2022.

4. Diniz D, Medeiros M, Squinca F. Reflexões sobre a versão em português da Classificação Internacional de Funcionalidade, Incapacidade e Saúde. Cad Saúde Pública. 2007;23(10):2507-2510.

5. Castaneda L, Bergmann A, Bahia L. A Classificação Internacional de Funcionalidade, Incapacidade e Saúde: uma revisão sistemática de estudos observacionais. Rev Bras Epidemiol. 2014;17(2):437-451.

6. Di Nubila HBV, CM Buchalla. O papel das classificações da OMS – CID e CIF nas definições de deficiência e incapacidade. Rev Bras Epidemiol. 2008;11(2):324-335.

7. Farias N, Buchalla CM. A Classificação Internacional de Funcionalidade, Incapacidade e Saúde da Organização Mundial de Saúde: conceitos, usos e perspectivas. Res Bras Epidemiol. 2005;8(2):187-193.

8. Brasil. Ministério da Saúde. Resolução n. 452, de 10 de maio de 2012. Disponível em: https://bvsms.saude.gov.br/bvs/saudelegis/cns/2012/res0452_10_05_2012.html. Acesso em: 03 jul. 2022.

9. Vianna PC, Rabeh SAN, Coelho JN, Riberto M, Castro FFS, Teodoro ML. Core set da Classificação Internacional da Funcionalidade para lesão medular: construção e validação de instrumento. Acta Fisiatr. 2019;26(1):19-24.

10. Saltiel F, Miranda-Gazzola APG, Vitória RO, Figueiredo EM. Terminology of pelvic floor muscle function in women with and without urinary incontinence: a systematic review. Phys Ther. 2018;98(10):876-890.

11. Saltiel F, Miranda-Gazzola APC, Vitória RO, Sampaio RF, Figueiredo EM. Linking pelvic floor muscle function terminology to the International Classification of Functioning, Disability and Health. Phys Ther. 2020;100(9):1659-1680.

12. Haylen BT, Ridder DD, Freeman RM, Swift SE, Berghmans B, Lee J et al. An International Urogynecological Association (IUGA)/International Continence Society (ICS) joint report on the terminology for female pelvic floor dysfunction. Int Urogynecol J. 2010;21(1):5-26.

13. Bø K, Berghmans B, Mørkved S, Van Kampen M. Evidence-based physical therapy for the pelvic floor: bridging science and clinical practice. 1.ed. Philadelphia: Elsevier, 2007.

14. Laycock J, Jerwood D. Pelvic floor muscle assessment: the PERFECT scheme. Physiotherapy. 2001;87(12):631-642.

15. Dietz HP, Shek KL. The quantification of levator muscle resting tone by digital assessment. Int Urogynecol J Pelvic Floor Dysfunct. 2008;19(11):1489-1493.

16. Bump RC, Mattiasson A, Bø K, Brubaker LP, DeLancey JO, Klarskov P et al. The standardization of terminology of female pelvic organ prolapse and pelvic floor dysfunction. Am J Obstet Gynecol. 1996;175(1):10-11.

17. Hawker GA, Mian S, Kendzerska T, French M. Measures of adult pain: Visual Analog Scale for Pain (VAS Pain), Numeric Rating Scale for Pain (NRS Pain), McGill Pain Questionnaire (MPQ), Short-Form McGill Pain Questionnaire (SF-MPQ), Chronic Pain Grade Scale (CPGS), Short Form-36 Bodily Pain Scale (SF-36 BPS), and Measure of Intermittent and Constant Osteoarthritis Pain (ICOAP). Arthritis Care Res. 2011;63(11):S240-S252.

18. Bø K, Frawley HC, Haylen BT, Abramov Y, Almeida FG, Berghmans B et al. An International Urogynecological Association (IUGA)/International Continence Society (ICS) joint report on the terminology for the conservative and nonpharmacological management on female pelvic floor dysfunction. Int Urogynecol J. 2017;28(2):191-213.

19. Droz J, Howard FM. Use of the Short-Form McGill Pain Questionnaire as a diagnostic tool in women with chronic pelvic pain. J Minim Invasive Gynecol. 2011;18(2):211-217.

20. The Whoqol Group. The development of the World Health Organization quality of life assessment instrument (the WHOQOL). In: Orley J, Kuyken W (eds). Quality of life assessment: international perspectives. Heidelberg: Springer Verlag, 1994. p.41-60.

21. Fleck MPA, Fachel O, Louzada S, Xavier M, Chachamovich E, Vieira G et al. Desenvolvimento da versão em português do instrumento de avaliação de qualidade de vida da Organização Mundial da Saúde (WHOQOL-100). Rev Bras Psiquiatr. 1999;21:19-28.

22. Fleck MPA, Louzada S, Xavier M, Chachamovich E, Vieira G, Santos L et al. Aplicação da versão em português do instrumento abreviado de avaliação da qualidade de vida "WHOQOL-bref". Rev Saúde Pública. 2000;34(2):178-183.

23. Ciconelli RM, Ferraz MB, Santos W, Meinão I, Quaresma MR. Tradução para língua portuguesa e validação do questionário genérico de avaliação de qualidade de vida SF-36 (Brasil SF-36). Rev Bras Reumatol. 1999;39(3):143-150.

24. Ware JE, Kosinski SD, Keller SD. SF-36 physical and mental health summary scales: a user's manual. Boston, MA: The Health Institute, 1994.

25. Kelleher CJ, Cardozo LD, Khullar V, Salvatore S. A new questionnaire to assess the quality of life of urinary incontinent women. BJOG. 1997;104(12):1374-1379.

26. Tamanini JTN, D'Ancona CAL, Botega NJ, Netto Jr NR. Validation of the Portuguese version of the King's Health Questionnaire for urinary incontinent women. Rev Saúde Pública. 2003;37(2):203-211.

27. Avery K, Donovan J, Peters TJ, Shaw C, Gotoh M, Abrams P. ICIQ: a brief and robust measure for evaluating the symptoms and impact of urinary incontinence. Neurourol Urodyn. 2004;23(4):322-330.

28. Tamanini JTN, Dambros M, D'Ancona CAL, Palma PCR, Netto Jr NR. Validation of the "International Consultation on Incontinence Questionnaire – Short Form" (ICIQ-SF) for Portuguese. Rev Saúde Pública. 2004;38(3):438-444.

29. Pereira SB, Thiel RRC, Riccetto C, Silva JM, Pereira LC, Herrmann V et al. Validação do International Consultation Incontinence Questionnaire Overactive Bladder (ICIQ-OAB) para a língua portuguesa. Rev Bras Ginecol Obstet. 2010;32(6):273-278.

30. Ross S, Soroka D, Karahalios A, Glazener CMA, Hay-Smith EJC, Drutz HP. Incontinence-specific quality of life measures used in trails of treatment for female urinary incontinence: a systematic review. Int Urogynecol J Pelvic Floor Dysfunct. 2006;17(3):271-285.

31. Souza CCC. Tradução e validação para a língua portuguesa do questionário de qualidade de vida IQOL (Incontinence Quality of Life Questionnaire), em mulheres brasileiras com incontinência urinária. [Dissertação de Mestrado]. São Paulo: Universidade Federal de São Paulo, 2010.

32. Acquadro C, Kopp Z, Coyne KS, Corcos J, Tubaro A, Choo MS et al. Translating overactive bladder questionnaires in 14 languages. Urology. 2006;67(3):536-540.

33. Araujo CC, Juliato CRT, Marques AA, Reis A, Brito LGO. Validation and cultural translation for the Brazilian Portuguese version of the Questionnaire for Urinary Incontinence Diagnosis. Int Urogynecol J. 2021;32(12):3157-3162.

34. Alem MER, Chaves TC, Figueiredo VB, Nascimento SL, Beleza ACS, Driusso P. Cross-cultural adaptation to Brazilian Portuguese and assessment of the measurement properties of the Questionnaire for Urinary Incontinence Diagnosis (QUID). Eur J Obstet Gynecol Reprod Biol. 2020;255:111-117.

35. Price N, Jackson SR, Avery K, Brookes ST, Abrams P. Development and psychometric evaluation of the ICIQ Vaginal Symptoms Questionnaire: the ICIQ-VS. BJOG. 2006;113(6):700-712.

36. Tamanini JT, Almeida FG, Girotti ME, Riccetto CL, Palma PC, Rios LA. The Portuguese validation of the International Consultation on Incontinence Questionnaire-Vaginal Symptoms (ICIQ-VS) for Brazilian women with pelvic organ prolapse. Int Urogynecol J Pelvic Floor Dysfunct. 2008;19(10):1385-1391.

37. Digesu GA, Khullar V, Cardozo L, Robinson D, Salvatore S. P-QoL: a validated questionnaire to assess the symptoms and quality of life of women with urogenital prolapse. Int Urogynecol J Pelvic Floor Dysfunct. 2005;16(3):176-181.

38. Oliveira MS, Tamanini JT, Cavalcanti GA. Validation of the Prolapse Quality-of-Life Questionnaire (P-QoL) in Portuguese version in Brazilian women. Int Urogynecol J Pelvic Floor Dysfunct. 2009;20(10):1191-1202.

39. Scarlato A, Souza CCC, Fonseca ESM, Sartori MGF, Girão MJBC, Castro RA. Validation, reliability, and responsiveness of Prolapse Quality of Life Questionnaire (P-QoL) in a Brazilian population. Int Urogynecol J. 2011;22(6):751-755.

40. Abdo CHN, Oliveira Jr WM, Moreira Jr E, Abdo JA, Fittipaldi JAS. The impact of psychosocial factors on the risk of erectile dysfunction and inhibition of sexual desire in a sample of the Brazilian population. Med J. 2005;123(1):11-14.

41. Meston C, Trapnell P. Development and validation of a five-factor sexual satisfaction and distress scale for women: the Sexual Satisfaction Scale for Women (SSS-W). J Sex Med. 2005;2(1):66-81.

42. Catão E, Rodrigues Jr OM, Viviani DH, Finotelli Jr I, Silva FRCS. Escala de Satisfação Sexual para Mulheres: tradução, adaptação em estudo preliminar com amostra clínica. Bol Psicol. 2010;60(33):181-190.

43. Rogers RG, Coates KW, Kammerer-Doak D, Khalsa S, Qualls C. A short form of the Pelvic Organ Prolapse/Urinary Incontinence Sexual Questionnaire (PISQ-12). Int Urogynecol J. 2003;14(3):164-168.

44. Santana GWRM, Aoki T, Auge APF. The Portuguese validation of the short form of the Pelvic Organ Prolapse/Urinary Incontinence Sexual Questionnaire (PISQ-12). Int Urogynecol J. 2012;23(1):117-121.

45. Rogers RG, Kammerer-Doak D, Villarreal A, Coates K, Qualls C. A new instrument tomeasure sexual function in women with urinary incontinence or pelvic organ prolapse. Am J Obstet Gynecol. 2001;184(4):552-558.

46. Hentschel H, Alberton DL, Capp E, Goldim JR, Passos EP. Validation of The Female Sexual Function Index (FSFI) for Portuguese language. Rev HCPA. 2007;27(1):10-14.

47. Thiel RRC, Dambros M, Palma PCR, Thiel M, Riccetto CLZ, Ramos MF. Tradução para português, adaptação cultural e validação do Female Sexual Function Index. Rev Bras Ginecol Obstet. 2008;30(10):504-510.

48. Pacagnella RC, Martinez EZ, Vieira EM. Construct validity of a Portuguese version of the Female Sexual Function Index. Cad Saúde Pública. 2009;25(11):2333-2344.

49. Viana HB, Guirardello EB, Madruga V. Tradução e adaptação cultural da Escala Askas – Aging Sexual Knowledge And Attitudes Scale em idosos brasileiros. Texto Contexto Enferm. 2010;19(2):238-245.

50. Gökyildiz Ş, Beji NK. The effects of pregnancy on sexual life. J Sex Marital Ther. 2005;31(3):201-215.
51. Amaral TLM, Monteiro GTR. Tradução e validação de questionário de função sexual na gravidez (PSFQ). Rev Bras Ginecol Obstet. 2014;36(3):131-138.
52. Sampaio RF, Mancini MC, Gonçalves GGP, Bittencourt NFN, Miranda AD, Fonseca ST. Aplicação da classificação internacional de funcionalidade, incapacidade e saúde (CIF) na prática clínica do fisioterapeuta. Rev Bras Fisioter. 2005;9(2):129-136.
53. Castaneda L, Plácido T. Ligação do King's Health Questionnaire com a Classificação Internacional de Funcionalidade, Incapacidade e Saúde, para avaliação de pacientes com incontinência urinária pós cirurgia oncológica ginecológica. Acta Fisiatr. 2010;17(1):18-21.
54. Arouca MA, Duarte TB, Lott DA, Magnani PS, Nogueira AA, Rosa-E-Silva JC et al. Validation and cultural translation for Brazilian Portuguese version of the Pelvic Floor Impact Questionnaire (PFIQ-7) and Pelvic Floor Distress Inventory (PFDI-20). Int Urogynecol J. 2016;27(7):1097-1106.
55. Saltiel FBV. Exame das funções sensoriais e musculares do assoalho pélvico (EFSMAP): desenvolvimento, confiabilidade e validação para mulheres com incontinência urinária. 2018. [Tese]. Belo Horizonte: Universidade Federal de Minas Gerais, 2018.
56. Conselho Federal de Fisioterapia e Terapia Ocupacional (COFFITO). Resolução n. 370, de 06 de novembro de 2009. Dispõe sobre a adoção da Classificação Internacional de Funcionalidade, Incapacidade e Saúde (CIF) da Organização Mundial de Saúde por fisioterapeutas e terapeutas ocupacionais. Disponível em: https://www.coffito.gov.br/nsite/?p=3133. Acesso em: 03 jul. 2022.
57. Ruaro JA, Ruaro MB, Souza DA, Fréz AR, Guerra RO. An overview and profile of the ICF's use in Brazil – a decade of history. Rev Bras Fisioter. 2012;16(6):454-462.
58. Belmonte LM, Chiaradia LCN, Belmonte LAO. CIF nos cursos de graduação de fisioterapia da grande Florianópolis. Rev CIF Brasil. 2015;2(2):11-24.
59. Castro CC, Pinto CN, Almeida MA. Conhecimento e aplicação da Classificação Internacional de Funcionalidade, Incapacidade e Saúde por fisioterapeutas de Fortaleza. Rev Fisioter S Fun Fortaleza. 2015;4(2):6-13.

CAPÍTULO 15

Avaliação dos órgãos genitais externos femininos e da musculatura do assoalho pélvico no pós-parto

Priscila Godoy Januário
Patricia Driusso
Ana Carolina Sartorato Beleza

Introdução

As mudanças globais em todos os níveis de atenção à saúde têm requerido cada vez mais cuidados específicos aos grupos mais vulneráveis, como é o caso de mulheres, especialmente no que tange à assistência ao ciclo gravídico-puerperal.[1]

A preocupação em melhorar a assistência à mulher nessa fase do ciclo vital feminino tem sido constante, especialmente porque, no ciclo gravídico-puerperal, podem ocorrer desfechos que repercutirão nas condições de saúde, afetando negativamente a qualidade de vida da mulher. Entretanto, em muitos locais, a maior preocupação dos profissionais de saúde durante o puerpério ainda se restringe aos cuidados com o recém-nascido, ficando a mulher subassistida.[2]

É explícita a importância de uma abordagem sistemática às puérperas, visto que muitos agravos à saúde podem ser amenizados, como aqueles relacionados ao trauma perineal durante o parto, que podem resultar em disfunções do assoalho pélvico (p. ex., disfunções urinárias, coloproctológicas e sexuais, e prolapsos de órgãos pélvicos), surgindo até um ano após o parto.[3,4]

Nesse contexto, a gestação[5-7] e o parto vaginal instrumental[8-14] apresentam-se como importantes fatores associados às disfunções da musculatura do assoalho pélvico em virtude de sua íntima relação com traumas teciduais na região perineal, entre os quais destacam-se as lacerações perineais. Cabe ressaltar que a laceração perineal pode ser evitável, caso haja preparo adequado da musculatura do assoalho pélvico ainda na gestação.[15-17] Em puérperas (até três meses pós-parto), observa-se que, independentemente da via de nascimento (parto vaginal, cirurgia cesariana eletiva ou cirurgia cesariana durante o trabalho de parto), a prevalência de disfunções do assoalho pélvico é similar, demonstrando que a gestação, por si só, é o fator de risco preponderante.[7,18]

O preparo do assoalho pélvico no pré-natal tem sido importante para reduzir as chances de lesão na musculatura dessa região durante o parto. Massagem perineal, dilatador vaginal e treinamento dos músculos do assoalho pélvico são alguns dos métodos descritos na literatura que auxiliam a manter o períneo íntegro, reduzindo, consequentemente, a possibilidade de disfunções pélvicas no pós-parto.[19] A massagem perineal é considerada padrão-ouro e está associada à redução da incidência de trauma perineal que requeira sutura e de dor perineal três meses após o parto.[15] O treinamento dos músculos do assoalho pélvico auxilia a reduzir o tempo do segundo estágio de trabalho de parto (período expulsivo), que é conhecido fator de risco para trauma perineal quando prolongado.[20] O dilatador vaginal Epi-No, apesar de muito utilizado, não tem se mostrado eficaz para reduzir a chance de a parturiente ter lacerações perineais.[21]

As disfunções do assoalho pélvico podem advir de traumas perineais ocorridos durante o parto.[22] Entretanto, lacerações perineais, por si só, não aumentam o risco de disfunções do assoalho pélvico.[23] Qualquer lesão na genitália durante o parto, seja espontânea (laceração perineal espontânea), induzida cirurgicamente (p. ex., laceração perineal por uso de fórceps) ou por consequência de uma episiotomia (procedimento cirúrgico que proporciona um aumento do diâmetro vaginal por meio de uma incisão no períneo, utilizando tesoura ou bisturi, no final do segundo estágio de parto), é definida como trauma perineal. As lacerações perineais e a episiotomia são os traumas perineais mais comuns durante o parto e são consideradas situações evitáveis, desde que seja realizado um preparo adequado da musculatura do assoalho pélvico.[17,24,25]

Durante muito tempo, acreditou-se que a prática rotineira da episiotomia durante o parto vaginal facilitaria a passagem do bebê pelo canal vaginal e evitaria a extensão de uma laceração perineal iminente, especialmente de terceiro e quarto graus.[8,10,26] No entanto, seu uso descriterioso pode trazer danos às estruturas do assoalho pélvico, resultando no surgimento de disfunções e na redução da força dessa musculatura.[12] Além disso, sua realização, mesmo que seletiva, não garante a prevenção de trauma perineal severo,[27] já que o reparo tecidual seguinte à episiotomia (regeneração tecidual) promove a substituição das células lesadas por outras do mesmo tipo ou pode, ainda, resultar em uma fibrose, com substituição das células musculares por tecido conjuntivo, o que pode prejudicar a função muscular do assoalho pélvico.[28] Optar por um preparo específico dos músculos do assoalho pélvico e evitar a episiotomia de rotina parece ser a atitude mais adequada para a manutenção da integridade perineal.

Laceração perineal é definida como uma ruptura dos tecidos perivaginais e/ou perineais, incluindo a região anal (dependendo do grau de acometimento), podendo ser espontânea (sem a interferência de um instrumento) ou provocada (quando é ocasionada por um parto vaginal instrumental – com fórceps, por exemplo).[29] Ocorre quando os tecidos moles ou os que os envolvem (músculos, fáscia, tecido subcutâneo, pele e mucosa) não são suficientemente elásticos para permitir a passagem fetal durante o parto vaginal.[30]

Os fatores de risco para a lesão perineal dividem-se em três categorias, conforme descritos no Quadro 1.

Quadro 1 Fatores de risco para lesões perineais.

Fatores maternos	Fatores intraparto	Fatores neonatais
Primiparidade[9,10,26,31-33]	Parto vaginal instrumental[8-10,26,34,35]	Massa corpórea ao nascer[9,10,32]
Raça branca[10]	Período expulsivo prolongado[9,26,32,33]	Apresentação não cefálica[9]
Idade avançada[9,33]	Puxo dirigido[9,30]	Circunferência cefálica > 35 cm[34,36]
Obesidade[9]	Indução do parto[10,31-34]	
Deficiência do tecido conectivo[34]	Posição da parturiente na fase expulsiva[9,32]	

Dessa forma, a integridade perineal tem sido um desafio na prática da assistência à gestante e à parturiente, a fim de se evitar sequelas, especialmente, às estruturas neuromusculares do assoalho pélvico, que, quando danificadas, podem levar a disfunções agudas ou crônicas.[22] As principais complicações são os distúrbios urinários, as disfunções anorretais, os distúrbios álgicos, a deficiência do suporte pélvico e as disfunções sexuais.[3,4,7,33,37]

A importância dos músculos do assoalho pélvico na vida da mulher é inquestionável, já que eles exercem funções essenciais nos mecanismos de continência urinária e fecal, na função sexual e no processo do parto. Portanto, uma avaliação adequada da região perineal após o parto vaginal fornecerá ao profissional parâmetros que o auxiliarão na tomada de decisão sobre qual abordagem fisioterapêutica é a mais adequada para prevenir e/ou minimizar as consequências dessa lesão.

Avaliação da laceração perineal

A avaliação da laceração perineal deve ser realizada tão logo ocorra a lesão, tendo em vista que, dependendo do grau, da extensão e da localização da laceração, a avaliação pode ficar comprometida, pois, na maioria das vezes, lacerações pequenas e de graus menores (p. ex., quando acometem apenas pele e mucosa) costumam regenerar bem o tecido, dificultando a verificação a olho nu, ficando o profissional dependente da fidedignidade dos dados de prontuários médicos e/ou hospitalares, nem sempre disponíveis, ou da memória da mulher a respeito do ocorrido. Além disso, considerando que nem todas as lacerações são suturadas, a região lesada pode não apresentar nenhuma cicatriz.

Em virtude da íntima relação da prática profissional na assistência à parturiente, essa avaliação é usualmente realizada pelo médico obstetra ou, então, pelo enfermeiro obstetra que assistiu o parto. No entanto, muitas repercussões dessas lesões, como fraqueza dos músculos do assoalho pélvico, levando ao surgimento de disfunções pélvicas, aparecem a médio e longo prazo, momento em que as mulheres recorrem ao tratamento fisioterapêutico para tratar essas disfunções.

As lacerações perineais podem ser descritas conforme suas principais características, de acordo com o protocolo descrito por Leite.[38] As características a serem avaliadas estão listadas no Quadro 2.

Quadro 2   Características das lesões perineais.

Tipo de laceração[38]	Única ou múltipla Região anterior, posterior e parede vaginal
Localização[38,39,40]	Clitóris, região vestibular esquerda e/ou direita, pequeno lábio esquerdo e/ou direito, região posterior mediana (Figura 1)
Grau[41]	1°, 2°, 3° ou 4° graus
Forma[38]	Somente para lacerações da região posterior: linear, formato de "U" ou ramificada

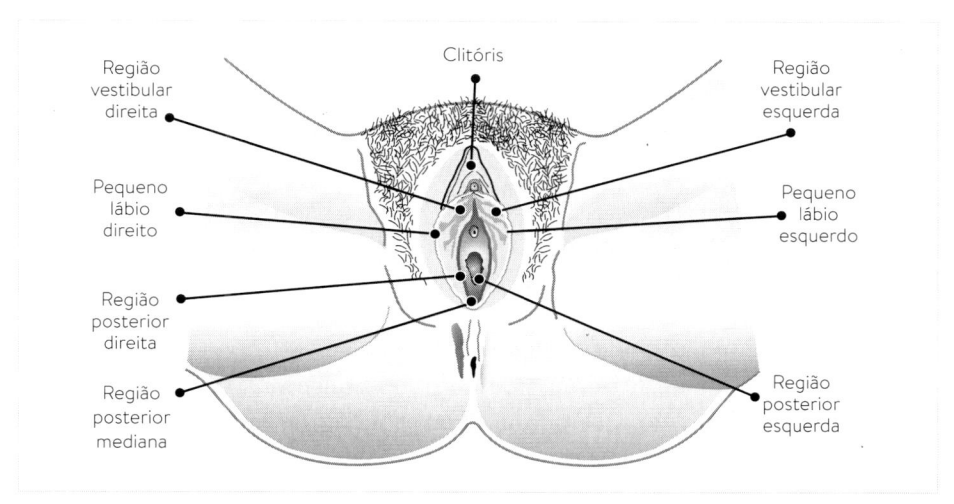

Figura 1   Regiões de vulva e períneo para localização da laceração.
Fonte: adaptada de Costa.[40]

O grau de laceração perineal é avaliado conforme descrito por Cunningham et al.[41] (Figura 2):

- laceração de primeiro grau: lesão de pele ou da mucosa vulvovaginal;
- laceração de segundo grau: lesão envolvendo os músculos perineais, mas sem lesão no esfíncter anal;
- laceração de terceiro grau: lesão acometendo o complexo esfincteriano anal, considerando as seguintes subclassificações: 3A) comprometimento de menos de 50% da espessura do esfíncter anal externo; 3B) comprometimento de mais de 50% da espessura do esfíncter anal externo; 3C) ruptura do esfíncter anal interno;
- laceração de quarto grau: envolvendo os esfíncteres anais externo e interno e a mucosa retal/epitélio anal.

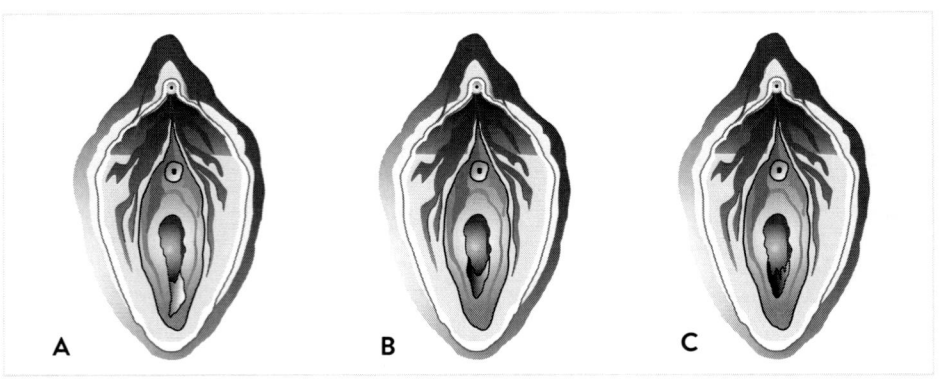

Figura 2　Laceração linear (**A**), em forma de "U" (**B**) e ramificada (**C**).
Fonte: adaptada de Leite.[38]

Inspeção da região vulvoperineal no pós-parto

Durante o parto, além das lesões relacionadas à musculatura do assoalho pélvico, outras situações podem acontecer, e essas condições merecem atenção por parte de todos que assistem a mulher no puerpério.

A vagina contém uma ampla diversidade de organismos bacterianos, especialmente os lactobacilos, que são os responsáveis pela manutenção do pH vaginal ácido (entre 4,0 e 4,5); já a vulva é composta principalmente de epitélio escamoso estratificado.[42] Tanto a gestação quanto o parto vaginal podem alterar esses ambientes e comprometer a integridade da região vulvoperineal. Essas lesões podem resultar em edema vulvar, equimoses, hematomas, infecções, deiscências cicatriciais e dor perineal, limitando atividades cotidianas, como sentar-se e andar, mesmo na presença de períneo íntegro.[43,44] Portanto, o fisioterapeuta deve questionar a paciente a respeito desses sinais e sintomas, inclusive quanto ao surgimento e à duração, além da associação com corrimento, prurido, ardor, odor e disúria, para descartar outras possíveis causas, como doença inflamatória pélvica e infecção do trato urinário, a fim de que haja uma abordagem intervencionista apropriada, visto que a prescrição de conduta inadequada pode agravar o problema.[42,45]

As veias vulvares não possuem válvulas e, portanto, o sangramento persistente resultante de trauma perineal durante o parto pode promover distensão exagerada dos tecidos moles da vagina e da vulva, com acúmulo de sangue, caracterizando o hematoma vulvar ou vulvovaginal. Primiparidade, doença hipertensiva específica da gestação, coagulopatia e episiotomia são fatores de risco para o surgimento dessa lesão.[46] Normalmente, os hematomas são ipsilaterais à episiotomia, mas podem também surgir no lado contralateral ou na ausência de uma lesão muscular visível. Em geral, são delimitados no espaço formado entre a fáscia pélvica e os músculos levantadores do ânus, provocando muita dor por causa da compressão tecidual. Por isso, além da inspeção visual e da palpação, é importante questionar a mulher a respeito de qualquer sensação dolorosa e de compressão no assoalho pélvico.[47]

Já as infecções e deiscências cicatriciais da ferida perineal, resultantes de laceração perineal espontânea e/ou episiotomia, podem retardar a recuperação perineal pós-parto, requerendo mais dias de internação, uso de medicamentos e, até mesmo, desbridamento e ressuturação da lesão, representando um alto custo na saúde pública.[14,48] A obesidade e a episiotomia são fatores de risco para o aparecimento de complicações da ferida perineal em cicatrização. A obesidade pode causar alterações vasculares, levando a um quadro de hipoxemia local, que, por si só, representa um fator de risco para a infecção da ferida. Além disso, o tecido adiposo pode pressionar as bordas da ferida em cicatrização, aumentando a tensão local e favorecendo o surgimento de deiscência cicatricial.[49]

Hill[50,51] descreve a escala REEDA, desenvolvida por Davidson, que avalia o processo inflamatório e sua cicatrização, considerando cinco itens: hiperemia (*redness*), edema (*edema*), equimose (*ecchymosis*), secreção (*discharge*) e coaptação das bordas da lesão (*approximation*). Nessa escala, é atribuída uma pontuação de 0 a 3 para cada item, utilizando-se uma régua de papel descartável de 4 cm de comprimento, com precisão de medida de 0,25 cm. A régua deve ser posicionada de forma perpendicular à linha da episiotomia ou da laceração perineal e toda a extensão da lesão deverá ser medida, como mostra o Quadro 3.

As principais limitações no uso desse instrumento referem-se a sua falta de validação, à necessidade de haver episiotomia ou laceração perineal para sua aplicação e à possibilidade de constrangimento da mulher pela exposição da vulva para análise.[52,53]

Quadro 3   Escala de avaliação de hiperemia, edema, equimose, secreção e coaptação das bordas da lesão (REEDA).

Pontos	Hiperemia	Edema	Equimose	Secreção	Coaptação
0	Nenhuma	Nenhuma	Nenhuma	Nenhuma	Fechada
1	Até 0,25 cm da incisão bi-lateralmente	Perineal a menos de 1 cm a partir da incisão	Até 0,25 cm da incisão bilate-ralmente ou a 0,5 cm unilateral-mente	Serosa	Pele separada 3 mm ou menos
2	Até 0,5 cm da incisão bilate-ralmente	Perineal ou vulvar de 1 a 2 cm da incisão	Até 0,25 cm da incisão bilateral-mente ou até 0,5 a 2 cm unilateral-mente	Serossanguí-nea	Pele e subcutâneo separados
3	Além de 0,5 cm da incisão bilate-ralmente	Perineal ou vulvar além de 2 cm da incisão	Além de 1 cm bilateralmente ou 2 cm unilateral-mente	Sanguinolenta, purulenta	Pele, sub-cutâneo e músculos separados
Escore					
				Total	

Outro instrumento interessante é o *perineal assessment tool* (PAT),[52] que avalia os mesmos itens da escala REEDA, mas de forma simplificada, como mostra o Quadro 4. É um instrumento simples, porém subjetivo, sendo dependente da percepção e da experiência do avaliador, pois classificar um item como "mínimo" ou "moderado", não havendo nenhuma interface de comparação objetiva, requer cautela em sua utilização.[52]

Quadro 4   Instrumento para avaliação perineal (PAT).

Pontos	Hiperemia	Edema	Equimose	Drenagem	Linha de sutura
0	Nenhuma	Nenhum	Nenhuma	Nenhuma	Fechada
1	Mínima	Mínimo	Mínima	Mínima	Abertura mínima
2	Moderada	Moderado	Moderada	Moderada	Abertura moderada
3	Grande	Grande	Grande	Grande	Abertura grande
Escore					
				Total	

Em 2004, Beleza[53] elaborou uma proposta mais completa para a avaliação perineal no pós-parto, a fim de aprimorar a prática clínica em relação às morbidades da região do assoalho pélvico nesse período. Essa proposta engloba a avaliação da região genital feminina e dos sinais do processo inflamatório que a envolvem, considerando as seguintes etapas: inspeção visual, palpação, investigação de sintomatologia e de limitação das funções. Um guia de utilização descreve, de forma clara e objetiva, a avaliação dos itens que o compõem, começando pelo correto posicionamento da puérpera, que deve ficar em litotomia ou em decúbito dorsal, com os joelhos fletidos e os quadris abduzidos. O avaliador deve se posicionar em frente à região genital feminina, de modo que seu campo de visão esteja no mesmo plano das estruturas.[53]

Esse instrumento de avaliação é mais abrangente, pois engloba não apenas as alterações visuais da região, mas também as características perceptíveis ao toque, como consistência do edema, temperatura local e sensação de dor, e investiga como essas modificações anatomofuncionais da região do assoalho pélvico podem repercutir na função muscular local, situação particularmente importante para o fisioterapeuta que atua em prevenção e reabilitação das disfunções do assoalho pélvico. O instrumento está disponível, na íntegra, no anexo A deste capítulo.

Avaliação da dor perineal no pós-parto

Outro sintoma que merece atenção é a dor perineal pós-parto, por estar diretamente relacionada a alterações no padrão de sono, libido, irritabilidade e restrições das atividades cotidianas, como higiene íntima, mudança de decúbito, deambulação, evacuação e micção.[54,55]

A dor perineal pode ser avaliada por meio de uma escala visual analógica[55] ou de uma escala numérica,[56] que são medidas unidimensionais para avaliar a intensidade da dor.[57] Também podem ser utilizados questionários específicos de dor, como o *McGill Pain Questionnaire*.[58] Essa dor, que pode estar presente mesmo em mulheres com períneo íntegro, não é necessariamente ocasionada por ruptura visível do tecido muscular, podendo estar associada à presença de edema genital.[44,59] Entretanto, quando há laceração perineal ou episiotomia, a dor tende a ser mais incidente.[59] Além disso, a dor perineal pode persistir durante um ano após o parto.[60]

Inicialmente delimitada à região genital feminina, a dor perineal, quando persiste a longo prazo, pode levar a disfunções como dispareunia, sensações de queimação e hiperalgesia ao toque, tornando-se necessário o mapeamento dessa dor e a realização do teste de sensibilidade ao toque do cotonete[61] (*Q-tip touch sensitivity*).

A dor perineal pode também advir da maneira como é feito o reparo tecidual, quando este é necessário. Os insumos utilizados (p. ex., cola cirúrgica, adesivo cutâneo ou fio de sutura) podem ter influência na geração da dor. Portanto, optar por recursos que causem menos incômodo é fundamental. A reparação de um trauma perineal com cola cirúrgica apresenta vantagens em relação à dor quando comparado ao uso de fio absorvível.[62] Para lacerações de primeiro grau que necessitem de sutura, os adesivos cutâneos parecem ser opções com maior chance de recuperação, com redução da dor e do tempo de reparação tecidual.[63]

Vale ressaltar que, sempre que possível, deve-se investigar os aspectos relacionados à sutura, tais como a técnica empregada e o material utilizado no reparo da lesão, em razão das implicações na qualidade da cicatrização e no surgimento de queixas perineais, como dor e dispareunia.[26,64-66]

A decisão de suturar ou não a laceração baseia-se no grau de laceração e nas condições da lesão, como aspectos estéticos e/ou presença de ruptura de vaso sanguíneo, causando sangramento persistente. Em geral, mulheres que tiveram sutura da laceração requerem mais analgesia.[66,67] No entanto, mulheres com laceração de segundo grau que são submetidas à técnica de sutura contínua, quando comparada à técnica não contínua, necessitam de menos analgesia[68] e menor tempo de cicatrização,[69] além de apresentarem melhor função sexual no pós-parto[68] e terem menor chance de deiscência cicatricial.[65]

Com relação ao tipo de material utilizado na sutura, os fios absorvíveis (p. ex., catgut), quando comparados aos fios sintéticos padrão, estiveram associados a uma maior ocorrência de dor perineal três dias após o parto e a uma maior necessidade de ressuturação.[64] Portanto, as condições da sutura podem ter relação com os sintomas relatados pelas mulheres e com os achados da avaliação fisioterapêutica. Esses dados são fundamentais para ajudar o fisioterapeuta a reconhecer as condições crônicas que podem dificultar ou retardar a recuperação da função dos músculos do assoalho pélvico, uma vez que as suturas podem favorecer o surgimento de fibrose tecidual, provocando dor perineal persistente e disfunções do assoalho pélvico, como a dispareunia. O fisioterapeuta que atua nas fases mais tardias do período pós-parto deverá questionar suas pacientes sobre possíveis abordagens feitas no assoalho pélvico após o parto, a fim de identificar situações que justifiquem a persistência de determinados sintomas, como dor ou fraqueza perineal.

Apesar da notória necessidade de se conhecer as condições perineais da mulher no pós-parto, é importante ressaltar que grande parte dos sinais e sintomas surgem imediatamente após o parto e tende a regredir com o processo de reparação fisiológico da lesão, não impactando, muitas vezes, na abordagem fisioterapêutica tardia. De qualquer forma, essa análise remete à reflexão sobre a necessidade de avaliações mais completas da região do assoalho pélvico após o parto vaginal, considerando que a perpetuação de incômodos e lesões perineais pode interferir nas atividades relacionadas à amamentação e aos cuidados com o bebê, assim como nos processos fisiológicos da mulher, como micção e evacuação.[43,55]

Considerações finais

Conhecer o processo de parto é fundamental para o fisioterapeuta atuante no puerpério. Sabe-se que muitas dessas queixas estão ligadas a vários fatores relacionados à parturiente, à assistência durante o parto e às condições fetais, mesmo que um preparo perineal prévio tenha sido realizado. Os fisioterapeutas devem ter conhecimento e preparo profissional para avaliar as condições do assoalho pélvico após o parto, pois, para uma abordagem fisioterapêutica integral, deve-se considerar a avaliação como o passo inicial e parte indissociável de uma conduta adequada. O fisioterapeuta deve estar capacitado para avaliar as lesões perineais que ocorrem durante o parto, em razão de sua relação com comprometimentos estruturais e funcionais da musculatura do assoalho pélvico, especialmente lacerações perineais mais graves e/ou mais extensas.

Vale ressaltar que a avaliação é um processo contínuo, dinâmico e que necessita de constante atenção, pois é ele que irá nortear as condutas e as adaptações do tratamento, sempre que necessário.

Referências bibliográficas

1. World Health Organization (WHO). Global Health Observatory (GHO) data. Women and health. Disponível em: https://www.who.int/data/gho/data/themes/theme-details/GHO/women-and-health. Acesso em: 30 nov. 2022.
2. Baratieri T, Natal S. Postpartum program actions in primary health care: an integrative review. Ciênc Saúde Coletiva. 2019;24(11):4227-4238.
3. Hallock JL, Handa VL. The epidemiology of pelvic floor disorders and childbirth: an update. Obstet Gynecol Clin North Am. 2016;43(1):1-13.
4. Dasikan Z, Ozturk R, Ozturk A. Pelvic floor dysfunction symptoms and risk factors at the first year of postpartum women: a cross-sectional study. Contemp Nurse. 2020;56(2):132-145.
5. Gameiro MO, Sousa VO, Gameiro LF, Muchailh RC, Padovani CR, Amaro JL. Comparison of pelvic floor muscle strength evaluations in nulliparous and primiparous women: a prospective study. Clinics. 2011;66(8):1389-1394.
6. Gachon B, Nordez A, Pierre F, Fritel X. Tissue biomechanical behavior should be considered in the risk assessment of perineal trauma at childbirth. Arch Gynecol Obstet. 2019;300(6):1821-1826.
7. Urbankova I, Grohregin K, Hanacek J, Krcmar M, Feyereisl J, Deprest J et al. The effect of the first vaginal birth on pelvic floor anatomy and dysfunction. Int Urogynecol J. 2019;30(10):1689-1696.
8. O'Mahony F, Hofmeyer GJ, Menon V. Choice of instruments for assisted vaginal delivery. Cochrane Database Syst Ver. 2010;(11):CD005455.
9. Priddis H, Dahlen HG, Schmied V, Sneddon A, Kettle C, Brown C et al. Risk of recurrence, subsequent mode of birth and morbidity for women who experienced severe perineal trauma in first birth in New South Wales between 2000-2008: a population-based data linkage study. Pregnancy and Childbirth. 2013;13(89):1-7.
10. Pergialiotis V, Vlachos D, Protopapas A, Papa K, Vlachos G. Risk factors for severe perineal lacerations during childbirth. Int J Gynecol Obstet. 2014;125(1):6-14.
11. Zhao Y, Zou L, Xiao M, Tang W, Niu H, Qiao F. Effect of different delivery modes on the short-term strength of the pelvic floor muscle in Chinese primipara. BMC Pregnancy and Childbirth. 2018;18(1):275-281.
12. Driusso P, Beleza ACS, Mira DM, Sato TO, Cavalli RC, Ferreira CHJ et al. Are there differences in short-term pelvic floor muscle function after cesarean section or vaginal delivery in primiparous women? A systematic review with meta-analysis. Int Urogynecol J. 2020;31(8):1497-1506.
13. Blomquist JL, Muñoz A, Carroll M, Handa VL. Association of delivery mode with pelvic floor disorders after childbirth. JAMA. 2018;320(23):2438-2447.

14. Martínez-Galiano JM, Delgado-Rodríguez M, Rodríguez-Almagro J, Hernández-Martínez A. Symptoms of discomfort and problems associated with mode of delivery during the puerperium: an observational study. Int J Environ Res Public Health. 2019;16(22):4564.
15. Beckmann MM, Stock OM. Antenatal perineal massage for reducing perineal trauma. Cochrane Database Syst Rev. 2013;(4):CD005123.
16. Freitas SS, Cabral AL, Pinto RMC, Resende APM, Baldon VSP. Effects of perineal preparation techniques on tissue extensibility and muscle strength: a pilot study. Int Urogynecol J. 2019;30(6):951-957.
17. Ugwu EO, Iferikigwe ES, Obi SN, Eleje GU, Ozumba BC. Effectiveness of antenatal perineal massage in reducing perineal trauma and post-partum morbidities: a randomized controlled trial. J Obstet Gynaecol Res. 2018;44(7):1252-1258.
18. Colla C, Paiva LL, Ferla L, Trento MJB, Vargas IMP, Santos BA et al. Pelvic floor dysfunction in the immediate puerperium, and 1 month and 3 months after vaginal or cesarean delivery. Int J Gynaecol Obstet. 2018;143(1):94-100.
19. Schreiner L, Crivelatti I, Oliveira JM, Nygaard CC, Santos TG. Systematic review of pelvic floor interventions during pregnancy. Int J Gynaecol Obstet. 2018;143(1):10-18.
20. Du Y, Xu L, Ding L, Wang Y, Wang Z. The effect of antenatal pelvic floor muscle training on labor and delivery outcomes: a systematic review with meta-analysis. Int Urogynecol J. 2015;26(10):1415-1427.
21. Brito LGO, Ferreira CHJ, Duarte G, Nogueira AA, Marcolin AC. Antepartum use of Epi-No birth trainer for preventing perineal trauma: systematic review. Int Urogynecol J. 2015;26(10):1429-1436.
22. Ramar CN, Grimes WR. Perineal lacerations. In: StatPearls [Internet]. Treasure Island (FL): StatPearls Publishing, 2020.
23. Leeman L, Rogers R, Borders N, Teaf D, Qualls C. The effect of perineal lacerations on pelvic floor function and anatomy at 6 months postpartum in a prospective cohort of nulliparous women. Birth. 2016;43(4):293-302.
24. Kalichman L. Perineal massage to prevent perineal trauma in childbirth. IMAJ. 2008;10(7):531-533.
25. Fernando RJSAH, Freeman RM, Williams AA, Adams EJ. The management of third- and fourth-degree perineal tears. Disponível em: https://www.rcog.org.uk/media/5jeb5hzu/gtg-29.pdf. Acesso em: 03 jul. 2022.
26. Smith LA, Price N, Simonite V, Burns EE. Incidence e risk factors for perineal trauma: a prospective observational study. BMC Pregnancy and Childbirth. 2013;13:59.
27. Pereira GMV, Hosoume RS, Monteiro MVC, Juliato CRT, Brito LGO. Selective episiotomy versus no episiotomy for severe perineal trauma: a systematic review with meta-analysis. Int Urogynecol J. 2020;31(11):2291-2299.
28. Kovacs GT, Heath P, Heather C. First Australian trial of the birth-training device Epi-No: a highly significantly increased chance of an intact perineum. Aust N Z J Obstet Gynaecol. 2004;44 (4):347-348.
29. Kok J, Tan KH, Koh S, Cheng PS, Lim WY, Yew ML et al. Antenatal use of a novel vaginal birth training device by term primiparous women in Singapore. Singapore Med J. 2004;45(7):318-323.
30. Magnusson SP, Simonsen EB, Aagaard P, Boesen J, Johannsen F, Kjaer M. Determinants of musculoskeletal flexibility: viscoelastic properties, cross-sectional area, EMG and stretch tolerance. Scand J Med Sci Sports. 1997;7(4):195-202.
31. Abedzadeh-Kalahroudi M, Talebian A, Sadat Z, Mesdaghinia E. Perineal trauma: incidence and its risk factors. J Obstet Gynaecol. 2019;39(2):206-211.
32. Riesco MLG, Costa ASC, Almeida SFS, Basile APO, Oliveira SMJV. Episiotomia, laceração e integridade perineal em partos normais: análise de fatores associados. Rev Enferm UERJ. 2011;19(1):77-83.
33. Oliveira LS, Brito LGO, Quintana SM, Duarte G, Marcolin AC. Perineal trauma after vaginal delivery in healthy pregnant women. São Paulo Med J. 2014;132(4):231-238.
34. Jansson MH, Franzén K, Hiyoshi A, Tegerstedt G, Dahlgren H, Nilsson K. Risk factors for perineal and vaginal tears in primiparous women – The prospective POPRACT-cohort study. BMC Pregnancy Childbirth. 2020;20(1):749.
35. Urbankova I, Grohregin K, Hanacek J, Krcmar M, Feyereisl J, Deprest J et al. The effect of the first vaginal birth on pelvic floor anatomy and dysfunction. Int Urogynecol J. 2019;30(10):1689-1696.
36. Nóbrega MA, Pereira GMV, Brito LGO, Luz AG, Lajos GJ. Severe perineal trauma in a Brazilian southeastern tertiary hospital: a retrospective cohort study. Female Pelvic Med Reconstr Surg. 2021;27(2):e301-e305.
37. Herbert J. Pregnancy and childbirth: the effects on pelvic floor muscle. Nursing Times. 2009;105(7):38-41.
38. Leite JS. Caracterização das lacerações perineais espontâneas no parto normal. 2012. [Dissertaçãode Mestrado]. São Paulo: Universidade de São Paulo, 2012.
39. Caroci AS, Riesco MLG, Leite JS, Araújo NM, Scaraboto LB, Oliveira SMJV. Localização das lacerações perineais no parto normal em mulheres primíparas. REV Enferm UERJ. 2014;22(3):402-408.
40. Costa ASC. Proteção perineal e manejo do feto no parto normal: estudo comparativo entre duas técnicas. 2002. [Dissertação de Mestrado]. São Paulo: Universidade de São Paulo, 2002.

41. Cunningham FG, MacDonald PC, Gant NF, Leveno KJ, Gilstrap LC, Hankins GD et al. Conduta no trabalho de parto e parto normal. In: Cunningham G, Leveno KJ, Bloom SL, Spong CY, Dashe JS, Hoffman BL et al. (eds). Williams Obstetrícia. 20.ed. Rio de Janeiro: Guanabara Koogan, 2000. p.281-298.
42. Prabhu A, Gardella C. Common vaginal and vulvar disorders. Med Clin N Am. 2015;99(3):553-574.
43. Riesco MLG, Oliveira SMJV. Avaliação do edema perineal no pós-parto: concordância entre observadores. Rev Gaúcha Enferm. 2007;28(4):465-472.
44. Beleza ACS, Ferreira CHJ, Sousa L, Nakano AMS. Mensuração e caracterização da dor após episiotomia e sua relação com a limitação de atividades. Rev Bras Enferm. 2012;65(2):264-268.
45. Hubb AJ, Orr KL, Stockdale CK. Puerperal vulvar edema and hematoma complicated by overuse of cold therapy – A report of two cases. J Lower Gen Tract Dis. 2015;19(2):e28-e30.
46. Rani S, Verma M, Pandher DK, Takkar N, Huria A. Risk factors and incidence of puerperal genital haematomas. J Clin Diagn Res. 2017;11(5):QC01-QC03.
47. Takagi K, Akashi K, Horiuchi I, Nakamura E, Samejima K, Ushijima J et al. Managing vulvovaginal hematoma by arterial embolization as first-line hemostatic therapy. Taiwan J Obstet Gynecol. 2017;56(2):224-226.
48. Jonesa K, Webba S, Manresac M, Hodgetts-Mortonb V, Morrisb RK. The incidence of wound infection and dehiscence following childbirth-related perineal trauma: a systematic review of the evidence. Eur J Obstet Gynecol Reprod Biol. 2019;240:1-8.
49. Gommesen D, Nohr EA, Drue HC, Qvist N, Rasch V. Obstetric perineal tears: risk factors, wound infection and dehiscence: a prospective cohort study. Arch Gynecol Obstet. 2019;300(1):67-77.
50. Hill PD. Effects of heat and cold on the perineum after episiotomy/laceration. J Obstet Gynecol Neonatal Nurs. 1989;18(2):124-129.
51. Hill PD. Psycometric properties of the REEDA. J Nurse Midwifery. 1990;35(3):162-165.
52. Alvarenga MB, Francisco AA, Oliveira SMJV, Silva FMB, Shimoda GT, Damiani LP. Episiotomy healing assessment: Redness, Oedema, Ecchymosis, Discharge, Approximation (REEDA) scale reliability. Rev Latino-Am Enferm. 2015;23(1):162-168.
53. Beleza ACS. O edema perineal no pós-parto: proposta de avaliação. [Dissertação de Mestrado]. Ribeirão Preto: Universidade de São Paulo, 2004.
54. Kreling MCGD, Cruz DALM, Pimenta CAM. Prevalência da dor crônica em adultos. Rev Bras Enferm. 2006;59(4):509-513.
55. Hawker GA, Mian S, Kendzerska T, French M. Measures of adult pain: Visual Analog Scale for Pain (VAS Pain), Numeric Rating Scale for Pain (NRS Pain), McGill Pain Questionnaire (MPQ), Short-Form McGill Pain Questionnaire (SF-MPQ), Chronic Pain Grade Scale (CPGS), Short Form-36 Bodily Pain Scale (SF-36 BPS), and Measure of Intermittent and Constant Osteoarthritis Pain (ICOAP). Arthritis Care Res. 2011;63(11):S240-S252.
56. Bø K, Frawley HC, Haylen BT, Abramov Y, Almeida FG, Berghmans B et al. An International Urogynecological Association (IUGA)/International Continence Society (ICS) joint report on the terminology for the conservative and nonpharmacological management on female pelvic floor dysfunction. Int Urogynecol J. 2017;28(2):191-213.
57. Pebolo PF, Judith A, Dan KK. Episiotomy related morbidities measured using redness, edema, ecchymosis, discharge and apposition scale and numerical pain scale among primiparous women in Mulago National Referral Hospital, Kampala, Uganda. Pan Afr Med J. 2020;36:347.
58. Droz J, Howard FM. Use of the Short-Form McGill Pain Questionnaire as a diagnostic tool in women with chronic pelvic pain. J Minim Invasive Gynecol. 2011;18(2):211-217.
59. Manresa M, Pereda A, Bataller E, Terre-Rull C, Ismail KM, Webb SS. Incidence of perineal pain and dyspareunia following spontaneous vaginal birth: a systematic review and meta-analysis. Int Urogynecol J. 2019;30(6):853-868.
60. Ahlund A, Rådestadb I, Zwedberga S, Lindgrena H. Perineal pain the first year after childbirth and uptake of post-partum check-up – A Swedish cohort study. Midwifery. 2019;78:85-90.
61. Rana N, Drake MJ, Rinko R, Dawson M, Whitmore KE. The fundamentals of chronic pelvic pain assessment, based on International Continence Society recommendations. Neurourol Urodyn. 2018;37(S6):S32-S38.
62. Marks PMT, Caroci-Becker A, Brunelli WS, Oliveira SG, Lima MOP, Riesco MLG. Pain, healing and satisfaction of women after perineal repair with surgical glue and suture. Rev Esc Enferm USP. 2020;54:e03588.
63. Dasrilsyah RA, Kalok A, Ng BK, Ali A, Teik Chew K, Lim PS. Perineal skin tear repair following vaginal birth; skin adhesive versus conventional suture – a randomised controlled trial. J Obstet Gynaecol. 2021;41(2):242-247.
64. Kettle C, Dowswell T, Ismail KM. Absorbable suture materials for primary repair of episiotomy and second degree tears. Cochrane Database Syst Rev. 2010;(6): CD000947.
65. Kettle C, Dowswell T, Ismail KM. Continuous and interrupted suturing techniques for repair of episiotomy or second-degree tears. Cochrane Database Syst Rev. 2012;14(11):CD000947.

66. Elharmeel SMA, Chaudhary Y, Tan S, Scheermeyer E, Hanafy A, Van Driel ML. Surgical repair of spontaneous perineal tear that occur during childbirth versus no intervention. Cochrane Database of Syst Rev. 2011;8:CD008534.

67. Goh R, Goh D, Ellepola H. Perineal tears – a review. Aust J Gen Pract. 2018;47(1-2):35-38.

68. Martínez-Galiano JM, Arredondo-López B, Hidalgo-Ruiz M, Narvaez-Traverso A, Lopez-Morón I, Delgado-Rodriguez M. Suture type used for perineal injury repair and sexual function: a randomised controlled trial. Sci Rep. 2020;10(1):10553.

69. López-Lapeyrerea C, Solís-Muñoz M, Hernández-López AB, Rodríguez-Barrientos R, González-Rubioc R. Perineal repair of media-lateral episiotomies and 2nd degree tears by midwives: a randomised controlled trial comparing three suture techniques. Int J Nurs Stud. 2020;106:103553.

ANEXO A – Instrumento de avaliação no pós-parto[53]

1. **Inspeção genital externa:**

   A. Introito vaginal: ( ) entreaberto   ( ) fechado

   B. Grandes lábios (traçar uma linha mediana na vulva, para comparação entre lateralidade)
      - Estão simétricos? ( ) sim   ( ) não
      - Você observa os limites? ( ) sim   ( ) não
      - Os contornos estão preservados? ( ) sim   ( ) não
      - Pele: ( ) hiperêmica   ( ) distendida   ( ) brilhante
      - Existe alguma região em que você identifica alguma tumefação (edema, abaulamento)? Assinale na figura.

      ( ) Sim. Quais? _____

      ( ) Não

      Observações: _____

   C. Pequenos lábios (traçar uma linha mediana na vulva, para comparação entre os lados)
      - São visíveis? ( ) sim   ( ) não
      - Sobressaem-se aos grandes lábios? ( ) sim   ( ) não

      Se for possível visualizá-los, responda as questões abaixo:
      - São simétricos? ( ) sim   ( ) não
      - Você observa os limites? ( ) sim   ( ) não
      - Os contornos estão preservados? ( ) sim   ( ) não
      - Existe alguma região em que você identifica alguma tumefação (edema, abaulamento)? Assinale na figura.

      ( ) Sim. Quais? _____
      ( ) Não.

      Observações: _____

   D. Vestíbulo
      - O clitóris está visível? ( ) sim   ( ) não

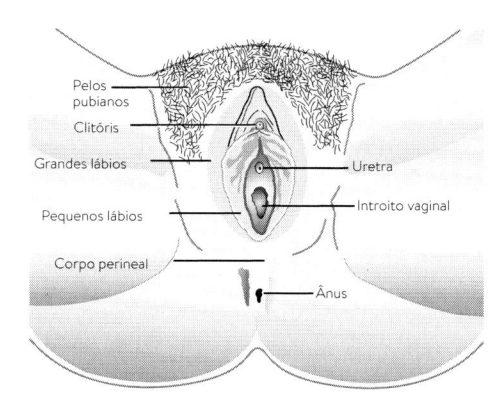

Figura 3   Genitália externa feminina.

- O clitóris está edemaciado? ( ) sim   ( ) não
- É possível visualizar o introito vaginal? ( ) sim   ( ) não
- As paredes do introito estão unidas? ( ) sim   ( ) não
- Há desvio de lateralidade? ( ) sim   ( ) não

Observações: _____

E. Corpo perineal
- Existe nessa região alguma tumefação (edema, abaulamento)? Assinale na figura.
  ( ) sim, lateral direita   ( ) sim, lateral esquerda   ( ) não
- Pele: ( ) hiperêmica   ( ) distendida   ( ) brilhante
- Períneo íntegro: ( ) sim   ( ) não
- Laceração perineal? ( ) sim   ( ) não
- Grau de laceração: ( ) 1º grau   ( ) 2º grau   ( ) 3º grau – ( ) A   ( ) B   ( ) C   ( ) 4º grau
- Sutura? ( ) sim, local _____   ( ) não

  Técnica de suturação: _____

  Tipo de fio utilizado: _____

- Episiotomia: ( ) sim   ( ) não
- Sutura: ( ) secreção   ( ) deiscência

2. **Palpação**
- Temperatura: há calor ?   ( ) sim   ( ) não
- Consistência da região: ( ) rígida   ( ) flácida
- Dor na palpação?   ( ) sim   ( ) não

3. **Avaliação da dor e da função**

Escala Numérica Compartimentada de 11 Pontos

Indique o nível de sua dor na escala abaixo, em que zero (0) significa "sem dor" e dez (10) significa "a maior dor possível". Faça um X no número que melhor representar sua dor.

0	1	2	3	4	5	6	7	8	9	10

- Queixa de dor?

( ) Sim, ao repouso. Nível ____   ( ) Sim, ao movimento. Nível ____   ( ) Não

- Em quais movimentos?

( ) Deitar. Nível ____   ( ) Sentar. Nível ____   ( ) Deambular. Nível ____

- Alguma destas funções está limitada?

( ) sentar   ( ) higiene íntima
( ) deambular   ( ) alimentação
( ) micção   ( ) sono
( ) evacuação   ( ) amamentação

Outras _____

Outras informações: ( ) incontinência urinária   ( ) incontinência fecal

CAPÍTULO 16

Fatores preditivos de disfunções da musculatura do assoalho pélvico

Jordana Barbosa da Silva
Ana Paula Rodrigues Rocha

Introdução

Fatores prognósticos estão relacionados às condições clínicas ou biológicas utilizadas para analisar o estado de saúde associado a um desfecho de interesse ou a uma condição de saúde, quando já existe a presença prévia de uma doença ou disfunção específica. Já os fatores preditivos (fatores de risco) estão relacionados às características que podem prever um resultado de interesse, podendo ser uma condição de saúde ou de tratamento, em indivíduos que não têm uma condição pré-instalada.[1] A identificação de fatores prognósticos e preditivos pode aprimorar a atuação dos fisioterapeutas na prática clínica e na pesquisa científica. Ao identificar algumas características relacionadas às disfunções da musculatura do assoalho pélvico, o fisioterapeuta pode informar a paciente a respeito do prognóstico e direcionar a atenção a fatores modificáveis, como mudanças nos hábitos de vida.[2] Nesse caso, a educação em saúde pode ser uma estratégia para melhorar a eficácia do tratamento, uma vez que irá capacitar a paciente na tomada de decisão sobre mudanças de comportamento e a adquirir hábitos mais saudáveis.

Os fatores preditivos e prognósticos também podem ser identificados como possíveis covariáveis a serem controladas em pesquisas clínicas, de modo a permitir que o pesquisador equilibre a presença e/ou a ausência das variáveis entre as participantes nos grupos controle e intervenção. Essa estratégia de controle de risco pode ser utilizada para minimizar as diferenças de ocorrência de fatores prognósticos e preditivos entre os grupos, uma vez que os fatores de risco e fatores associados à severidade da disfunção podem estar relacionados à taxa de cura.[1,2]

Considerando que a etiologia das disfunções da musculatura do assoalho pélvico é multifatorial, estudos científicos prévios buscaram identificar a relação entre variáveis (extrínsecas e intrínsecas) e a presença de disfunções nessa musculatura (Quadro 1).

Os fatores apresentados neste capítulo serão descritos de acordo com as características intrínsecas e extrínsecas para as seguintes disfunções: prolapso de órgãos pélvicos, incontinência urinária, incontinência fecal e disfunções sexuais femininas.

Quadro 1 Síntese das variáveis intrínsecas e extrínsecas relacionadas ao aumento do risco para a presença de disfunções da musculatura do assoalho pélvico.

Fatores prognósticos e preditores das disfunções da musculatura do assoalho pélvico
Variáveis intrínsecas
Etnia
Envelhecimento
Fatores genéticos e hereditários
Variáveis extrínsecas
Obesidade
Exercício físico
Variáveis obstétricas
Procedimentos cirúrgicos
Menopausa
Fatores sociais
Auxílio na realização de atividades da vida diária
Ingesta de álcool, cafeína e tabagismo
Sintomas vulvovaginais
Função dos músculos do assoalho pélvico
Autoeficácia e adesão ao tratamento

Variáveis intrínsecas

Etnia

A relação entre etnia e a presença de disfunções da musculatura do assoalho pélvico não está clara, uma vez que os resultados de estudos científicos ainda são conflitantes. Mulheres caucasianas e latinas apresentam um risco maior para prolapso dos órgãos pélvicos (4,9 e 5,3, respectivamente) quando comparadas às mulheres afro-americanas.[3]

Mulheres negras apresentam um risco reduzido para incontinência urinária de esforço (risco de 0,5) em relação às mulheres brancas ou hispânicas.[4] Resultados semelhantes foram encontrados em uma pesquisa estadunidense, que identificou risco inferior para severidade da incontinência urinária em mulheres afro-americanas e asiáticas americanas (0,5 e 0,6, respectivamente) em comparação às caucasianas.[5] Entretanto, duas pesquisas prévias não encontraram diferenças étnicas na prevalência da incontinência urinária.[6,7] Uma possível justificativa para a diferença de resultados nas pesquisas pode estar relacionada à percepção das mulheres em relação aos sintomas urinários, uma vez que essa percepção pode variar em virtude das diferenças étnicas e culturas.[8]

Idade

O avanço da idade está associado a um aumento da prevalência das disfunções da musculatura do assoalho pélvico. Essa relação pode ser explicada em razão das mudanças fisiológicas e anatômicas que ocorrem durante o envelhecimento, bem como do aumento da prevalência de fatores de risco e fatores associados ao aumento da gravidade do sintoma já instalado de forma concomitante.

A idade tem sido apontada como fator de risco para a presença de prolapso dos órgãos pélvicos. A cada 10 anos, esse risco aumenta em 1,5 vez.[9] Mulheres entre 50 e 54 anos apresentaram quase o dobro do risco de incontinência urinária em comparação a mulheres com menos de 40 anos.[5] Além disso, um estudo observou que o risco de incontinência urinária aumenta em 1,7 e 1,8 vez em mulheres entre 45 e 54 anos e 55 e 64 anos, respectivamente, em comparação às mulheres entre 35 e 44 anos.[10] Quando se trata de mulheres de 75 a 81 anos, o risco para incontinência urinária passa a ser 1,8 vez maior em comparação a mulheres de 56 a 60 anos.[11]

O risco de incontinência fecal, outra disfunção do assoalho pélvico que afeta negativamente a qualidade de vida das mulheres, passa a ser 2,2 vezes maior em mulheres com 50 anos ou mais.[12] Além disso, mulheres acima de 50 anos apresentam risco aumentado para outros sintomas anorretais, como evacuação de fezes aquosas (risco 3,8 vezes maior), síndrome do intestino irritável (2 vezes maior), constipação funcional (2 vezes maior) e diarreia funcional (4,8 vezes maior)[12] em relação às mulheres mais jovens. Um estudo observou um aumento do risco para incontinência dupla (incontinência fecal e urinária) de 0,7 vez em mulheres acima dos 75 anos, em comparação com mulheres mais jovens.[13]

A disfunção sexual também está relacionada com a idade. A prevalência de mulheres com disfunção sexual aumenta conforme o avanço da idade. O desejo sexual hipoativo é 3 vezes mais frequente em mulheres com mais de 39 anos do que em mulheres mais novas (20 a 29 anos); aquelas com idade entre 50 e 60 anos têm 4,1 vezes mais chance de apresentar transtorno de desejo sexual em comparação às mulheres com idade entre 20 e 29 anos.[14] De forma similar, outros estudos identificaram o aumento do risco para a presença de disfunção sexual em 4,1 vezes em mulheres com mais de 45 anos, quando comparadas a mulheres mais jovens.[15] Mulheres entre 30 e 39 anos têm risco aumentado em 2 vezes para a presença de alguma disfunção sexual; entre 40 e 49 anos, o risco passa a ser de 2,8 vezes; entre 50 e 59 anos, o risco é de 4,3 vezes; entre 60 e 64 anos, o risco aumenta para 7,7 vezes; e as mulheres com 65 anos ou mais tem 10,9 vezes mais chance de apresentar esse tipo de disfunção.[16]

Fatores genéticos e hereditários

Os resultados das pesquisas que verificaram a influência genética nos prolapsos de órgãos pélvicos não são conclusivos. Mulheres com distúrbios associados ao colágeno apresentam maior prevalência de prolapso quando comparadas às mulheres sem disfunções de colágeno.[17] Um estudo realizado com mulheres chinesas encontrou uma associação positiva entre os genes relacionados ao colágeno e a presença de prolapso de órgãos pélvicos.[18] Conclusões de uma revisão sistemática corroboram esses achados ao descrever a associação entre disfunções do colágeno tipo 3 alfa 1 e a presença do prolapso de órgãos pélvicos; segundo esse estudo, o risco para prolapso é 4,8 vezes maior em mulheres que apresentam disfunção do colágeno.[19] Uma possível explicação para essa associação pode estar relacionada às deficiências do tecido conjuntivo e aos componentes da matriz extracelular.[18]

Apesar de a relação entre as causas genéticas e a presença de sintomas urinários ainda não estar estabelecida, uma metanálise recente encontrou associação entre alguns genes específicos e a presença de bexiga hiperativa e incontinência urinária de esforço em homens, com aumento do risco das disfunções em 2,5 e 2,1 vezes, respectivamente.[20]

Variáveis extrínsecas

Obesidade

A associação entre obesidade e disfunções da musculatura do assoalho pélvico pode ser justificada em razão do aumento da pressão intra-abdominal e da sobrecarga gerada nos músculos do assoalho pélvico. O aumento da circunferência abdominal, causada pelo acúmulo de adiposidade na área do abdome, pode levar a danos estruturais e fraqueza muscular,[21] acarretando disfunções.[22]

Pesquisas também associaram a obesidade à presença de prolapso dos órgãos pélvicos.[23,24] Entretanto, a relação entre ambas as variáveis ainda não é clara,[25,26] uma vez que alguns estudos demonstram a existência de uma relação entre obesidade e prolapso dos órgãos pélvicos,[27,28] enquanto outros não confirmam essa hipótese.[29,30] Há uma diminuição dos sintomas de prolapso de órgãos pélvicos após seis meses de intervenções de educação em saúde e consequente redução da massa corporal. Por outro lado, esses resultados não corroboram os de outra pesquisa, realizada com mulheres obesas e com sobrepeso, que não encontrou diferença significativa em relação aos sintomas relatados de prolapso dos órgãos pélvicos após a realização de um programa de perda de massa corporal com duração de 6 meses.[27] Contudo, constatou-se melhora da qualidade de vida relacionada ao prolapso dos órgãos pélvicos após intervenção cirúrgica para redução da massa corporal.[31]

Estudos epidemiológicos reportam uma associação entre obesidade e progressão da incontinência urinária,[21,25,32] uma vez que a pressão abdominal pode exceder a pressão de fechamento da uretra, acarretando perda de urina.[33,34] O risco para incontinência urinária aumenta uma média de 68% em mulheres jovens e de meia-idade com sobrepeso/obesidade, sendo que o risco é cerca de 35% maior em mulheres com sobrepeso e 95% maior em mulheres obesas.[35]

Mulheres com índice de massa corporal acima de 30 kg/cm² apresentam um risco 3,1 vezes maior para incontinência urinária severa em comparação às mulheres com índice de massa corporal inferior a 25 kg/cm².[36,37] Há aumento do risco para incontinência urinária em 2,1 vezes ao comparar mulheres com índice de massa corporal igual ou maior que 35 kg/cm² a mulheres com índice de massa corporal entre 21 e 22,9 kg/cm².[37] Outro estudo verificou que mulheres com índice de massa corporal menor que 25 kg/cm² e com obesidade abdominal apresentaram um aumento de 1,6 vez do risco para incontinência urinária em relação ao grupo de mulheres com índice de massa corporal menor que 25 kg/cm² e sem obesidade abdominal.

A redução de 5 a 10% da massa corporal em mulheres com sobrepeso e obesas é considerada nível 1 de evidência para a melhora dos sintomas da incontinência urinária. Além disso, um estudo longitudinal descreveu a perda de massa corporal como fator prognóstico independentemente da remissão da incontinência urinária.[38] Outras pesquisas concluíram que os sintomas urinários melhoraram em mulheres submetidas a procedimentos cirúrgicos para redução da massa corporal.[39,40] No estudo *Program to Reduce Incontinence by Diet and Exercise*, a perda de 8% da massa corporal total foi associada à redução de 47% dos episódios urinários.[41]

Entretanto, um estudo recente não relatou efeitos adicionais nos sintomas de incontinência urinária em mulheres com sobrepeso e obesidade submetidas a um treinamento de musculatura do assoalho pélvico associado à perda de peso. Os autores justificaram os resultados com o fato de que as mulheres incluídas na intervenção estavam com sobrepeso ou com obesidade grau I, e não com quadro de obesidade mórbida.[42]

Exercício físico

Os resultados de estudos que avaliaram a associação entre o risco de disfunções da musculatura do assoalho pélvico e a prática de exercícios físicos são conflitantes e limitados, uma vez que as pesquisas utilizaram diferentes métodos de avaliação e analisaram distintas disfunções da musculatura do assoalho pélvico. Além disso, as modalidades de exercício físico podem gerar diferentes tipos de pressão intra-abdominal e variadas demandas para o assoalho pélvico.[43]

Ainda não está clara a relação entre prolapso de órgãos pélvicos e a prática de esportes em mulheres atletas. Enquanto alguns estudos não verificaram a associação entre a realização de exercícios físicos com esse tipo de prolapso,[44,45] outras pesquisas concluíram que exercícios intensos podem predispor a prolapsos de órgãos pélvicos.[46,47] Além disso, a literatura indica uma associação entre a prática de atividades extenuantes durante a adolescência, por período igual ou superior a 21 horas/semana, e risco para prolapso de órgãos pélvicos.[45] Contudo, uma revisão de literatura recente não confirmou a relação entre a prevalência desse tipo de prolapso e exercícios físicos.[43]

Atualmente, considera-se que exercícios físicos leves a moderados reduzem o risco de incontinência urinária.[48,49] Um estudo de coorte concluiu que o exercício físico não só diminui o risco de prevalência, como também de remissão da incontinência urinária.[50] De forma similar, um estudo que avaliou atletas olímpicas estadunidenses após 20 anos do encerramento das competições não encontrou diferença na prevalência de incontinência urinária entre grupos de competidoras de esportes de alto impacto *versus* baixo impacto.[51] Outra pesquisa realizada com atletas norueguesas não encontrou risco aumentado de incontinência urinária em ex-atletas.[52] Entretanto, alguns estudos associam o exercício físico ao aumento do risco de incontinência urinária em 2,5 a 3,5 vezes e consideram que os exercícios de alto impacto parecem apresentar maiores riscos para disfunções da musculatura do assoalho pélvico.[53,54] Dados de uma pesquisa conduzida com mulheres de meia-idade mostram um risco 1,7 vez maior para incontinência urinária de esforço em mulheres que praticavam atividades extenuantes por 7,5 h durante a adolescência.[55]

Variáveis obstétricas

O risco para a ocorrência de prolapso de órgãos pélvicos até ou além do hiato urogenital é alto em mulheres com histórico de parto vaginal, variando entre um aumento de 5,6 a 9,7 vezes.[56,57] A instrumentalização do parto também pode ser um fator associado ao aumento do risco de até 7,5 vezes para a presença de prolapso dos órgãos pélvicos.[56]

Independentemente da via de parto, o tamanho de hiato urogenital é considerado um fator de risco ou fator preditivo para a ocorrência de prolapso de órgãos pélvicos. Mesmo em mulheres que tiveram o parto cesárea, o risco para prolapso de órgãos pélvicos é 2,7 vezes maior para mulheres com hiato urogenital de até 3 cm e 8,0 vezes maior para mulheres com hiato urogenital igual ou maior que 3,5 cm. Já o risco para a disfunção em mulheres submetidas ao parto vaginal espontâneo é 3 vezes maior para mulheres com hiato urogenital de até 3 cm, enquanto mulheres com hiato urogenital igual ou maior que 3,5 cm apresentaram aumento do risco para prolapso de órgãos pélvicos em 10,4 vezes. Aquelas submetidas ao parto vaginal instrumental apresentaram risco aumentado para prolapso de órgãos pélvicos em 4,5 e 9,8 vezes, quando o hiato urogenital era de 3 e 3,5 cm ou mais, respectivamente.[58]

Além disso, uma revisão sistemática concluiu que as mulheres submetidas ao parto vaginal instrumental apresentam menor força nos músculos do assoalho pélvico quando comparadas às mulheres submetidas à cesárea.[59]

Alguns fatores obstétricos podem aumentar a probabilidade de traumas ao músculo levantador do ânus e de sequelas obstétricas. Entre eles, a massa corporal do recém-nascido é apontada como um fator de risco ou fator preditivo de prolapso. Em um estudo realizado com mulheres suecas, os sintomas de prolapso de órgãos pélvicos subiram 3% a cada aumento de 100 g no peso do recém-nascido, demonstrando que o risco para disfunção aumentou em 1,03 vez. Estudo similar concluiu que mulheres de até 160 cm de estatura e com histórico de parto vaginal de recém-nascidos com peso igual ou superior a 4 kg tiveram o dobro de prevalência de sintomas de prolapso de órgãos pélvicos e risco 2,1 vezes maior para a disfunção quando comparadas às mulheres com recém-nascidos menores.[23]

Já a incontinência urinária de esforço é associada ao parto vaginal.[23,32,56] Em um estudo de coorte que avaliou mulheres 5 a 10 anos após o primeiro parto, o histórico de um ou mais partos vaginais foi associado a um risco 3 vezes maior para incontinência urinária de esforço e 1,7 vez maior para bexiga hiperativa.[26] Em outro estudo, realizado com mulheres suecas 20 anos após a realização de apenas um parto, o parto vaginal aumentou o risco de ocorrência de sintomas severos de incontinência urinária em 1,68 vez.[60] Similar a esse resultado, uma revisão sistemática concluiu que o parto vaginal aumentou o risco de incontinência urinária de urgência em 1,3 vez em comparação às mulheres que tiveram seus filhos via cesárea. Entretanto, o risco de viés dos estudos incluídos na revisão sistemática foi considerado alto.[61]

Ainda que se saiba que o parto vaginal aumenta o risco para incontinência urinária de esforço, a cesárea não é protetora para a prevalência de sintomas urinários. De fato, o risco de desenvolver incontinência urinária de esforço e de urgência é equivalente, independentemente da via de nascimento.[62] Um fator que parece influenciar a prevalência de incontinência urinária é a idade da mulher no primeiro parto.[63] Mulheres que tiveram o primeiro filho após os 30 anos de idade apresentam um risco aumentado de desenvolver incontinência urinária severa durante a meia-idade e parecem necessitar de mais intervenções cirúrgicas do que aquelas que deram à luz quando eram mais jovens.[64]

A comorbidade da incontinência dupla (fecal e urinária) está associada também à redução da qualidade de vida por limitação nas atividades sociais e físicas. Um estudo do tipo coorte prospectivo concluiu que o risco para a ocorrência da incontinência dupla (incontinência fecal e urinária) em puérperas um ano após o parto aumentou em 19,6 vezes. Os autores também observaram que mulheres que tiveram laceração de grau 3 ou 4 apresentaram 3,9 vezes maior risco de apresentar essa disfunção. Entretanto, a prevalência da disfunção foi reduzida no período pós-parto quando comparada ao período gestacional, passando de 13% na gestação para 8% após o parto.[65]

A prevalência da disfunção sexual em mulheres multíparas entre 45 e 65 anos de idade é de 30,8%.[66] De acordo com a literatura, mulheres que tiveram parto vaginal apresentam 2,3 vezes mais risco para disfunção sexual em comparação às mulheres submetidas à cesárea.[67]

No período pós-parto, outro fator relacionado à presença da disfunção sexual em mulheres pode ser o aleitamento. Uma pesquisa realizada no Brasil concluiu que as mulheres que estavam amamentando apresentaram um risco 2,5 vezes maior para disfunção sexual.[68] Além disso, os autores relataram um aumento do risco de 2,2 vezes para diminuição da frequência das relações sexuais em comparação ao período anterior à amamentação. O transtorno do desejo sexual hipoativo relacionado à má lubrificação e à dor durante a relação sexual pode estar associado aos elevados níveis de prolactina em lactantes. Além disso, os efeitos psicológicos da sobrecarga física e emocional relativos aos cuidados com o bebê também podem ser responsáveis pela diminuição do desejo e da excitação sexual. De acordo com a literatura, a diminuição da frequência de relações sexuais após o parto pode interferir negativamente na qualidade de vida.[68] É importante considerar que a sexualidade influencia a saúde física e mental e pode prejudicar tanto o relacionamento interpessoal como a qualidade de vida da própria mulher. Cabe aos profissionais de saúde incorporar investigações de disfunções sexuais à rotina do pré-natal e pós-natal, assim como esclarecer mitos e encaminhar as mulheres para atendimento com profissionais capacitados, caso seja necessário.[69-71]

Procedimentos cirúrgicos

O histórico de cirurgias prévias parece estar associado à presença de prolapso de órgãos pélvicos. Uma pesquisa prévia relatou que a realização de histerectomia[72] foi considerada fator de risco ou fator preditivo para sintomas do prolapso de órgãos pélvicos, levando ao aumento de 3,8 vezes do risco de prevalência.

Fatores apontados como prognósticos à eficácia da cirurgia de prolapso após um ano do procedimento cirúrgico foram: sensação pré-operatória de protuberância (diária ou igual ou maior que 1 a 3 vezes por semana); ocorrência de complicação pós-operatória grave; utilização da técnica de correção de colporrafia anterior e posterior; histerectomia prévia; ocorrência de infecção pós-operatória; anestesia local (em comparação com anestesia geral ou regional); e índice de massa corporal igual ou maior que 30 kg/cm^2. Alguns desses fatores são modificáveis, e pode-se reiterar a importância de dialogar com a paciente antes da realização da cirurgia.[73] Por exemplo, o pré-operatório de cirurgias de prolapso em estágio 3 ou 4 foram apontados como fatores de risco de recorrência de sintomas.[64] Resultado similar foi publicado em revisão sistemática, na qual o estágio 4 pareceu estar associado ao risco da recorrência do prolapso.[74]

A realização da histerectomia também parece contribuir para a presença de incontinência urinária,[5,10,75] aumentando o risco de incontinência urinária de esforço severa em 6,3 vezes em comparação às mulheres sem histerectomia.[76] Entretanto, os resultados dos estudos ainda são conflitantes. Enquanto um estudo não encontrou associação entre incontinência urinária e o procedimento,[77] outro autor descreveu a histerectomia como fator protetivo para sintomas urinários.[78]

De acordo com a literatura, 6 anos após a realização da correção primária de prolapso de órgãos pélvicos, 39% das mulheres eram sexualmente ativas e 15% se abstiveram da atividade sexual por causa de dor ou desconforto, sintoma que foi relatado por 42% das pesquisadas. Após análise de predição, foi identificado um risco 4,1 vezes maior para a presença de dor ou desconforto na atividade sexual, corrigido após ajuste do uso de estrogênio.[79]

Menopausa

O risco para prolapso dos órgãos pélvicos aumenta em 5,2 vezes no período pós-menopausa.[80] Resultados conflitantes foram encontrados em estudos que investigaram a menopausa como fator de risco para a incontinência urinária.[81,82]

Além disso, o envelhecimento é um fator que contribui para a prevalência de disfunções sexuais. A secura vaginal e a dispareunia são problemas comumente relatados por mulheres climatéricas. O risco de ocorrência de disfunção sexual foi 3,32 vezes maior em mulheres menopausadas;[15] outro estudo identificou um risco aumentado em 1,8 vez.[16] Resultados similares foram reportados em mulheres pós-menopausa na faixa etária entre 45 e 65 anos: o risco de disfunção sexual era menor em mulheres que faziam uso de terapia hormonal (risco de 0,3 vez) quando comparadas às mulheres que não faziam uso desse tipo de terapia.[66] Como o estrógeno é fundamental para promover a elasticidade e a umidade necessárias durante a relação sexual, a sua diminuição reduz a sensibilidade tátil vulvar e gera ressecamento vaginal e atrofia. Hipoestrogenismo e atrofia vulvovaginal são as possíveis causas para a disfunção sexual em mulheres na pós-menopausa, em virtude da dispareunia e, consequentemente, da redução da atividade sexual.[83,84]

Fatores sociais

A disfunção sexual também pode estar relacionada a fatores sociais, como duração do relacionamento, idade dos filhos, idade dos parceiros e menopausa.[14-16,67] Escolaridade, estado civil e dependência financeira também são fatores que podem estar relacionados à disfunção sexual. De acordo com a literatura, mulheres analfabetas apresentam risco 3,4 vezes maior de disfunção sexual, enquanto mulheres que completaram o ensino fundamental apresentam risco 1,5 vez maior e mulheres com ensino médio completo apresentam risco 1,3 vez maior quando comparadas às mulheres com ensino superior.[14]

Mulheres casadas apresentaram um risco 2,3 vezes maior de desejo sexual hipoativo quando comparadas às mulheres solteiras ou que moram sozinhas. Além disso, mulheres que se casaram mais cedo apresentam um risco aumentado em 1,9 vez de apresentarem dependência financeira; ainda, mulheres que dependem financeiramente dos parceiros apresentam um risco 1,6 vez maior de terem desejo sexual hipoativo.[14]

Ingesta de cafeína e tabagismo

Resultados conflitantes foram encontrados em estudos que investigaram a associação da incontinência urinária com a ingesta de álcool e cafeína e a ingesta geral de líquidos.[75] Apesar da hipótese de que a ingesta de cafeína pode estar relacionada a sintomas urinários, um estudo longitudinal prévio (*Nurses' Health Study*) não encontrou associação entre o consumo de cafeína e o aumento da chance de apresentar progressão dos sintomas urinários. O resultado se manteve quando os autores analisaram a chance de mulheres apresentarem incontinência urinária de urgência de acordo com a quantidade de cafeína consumida (grupos que consumiam alta quantidade de cafeína comparados a mulheres que apresentavam baixos índices de consumo de cafeína tiveram 0,84 vez mais chance de apresentar o sintoma). Altos índices de consumo de cafeína também não aumentaram a chance de as mulheres apresentarem incontinência urinária de estresse ou incontinência mista.[85] Já o tabagismo foi associado como fator de risco para sintomas urinários, uma vez que mulheres fumantes mais jovens apresentaram risco 1,3 vez maior de sofrerem de incontinência urinária em comparação às não fumantes. Entre as mulheres mais velhas, o risco de progressão de incontinência urinária grave foi de 1,6 vez.[11]

Presença de doenças uroginecológicas

Presença de doenças e disfunções pélvicas, como inflamação de órgãos reprodutivos, mioma uterino, adenomiose, incontinência urinária e dor pélvica crônica, são fatores de risco para disfunção sexual. Em um estudo conduzido em 2017, foi possível observar um risco 1,2 vez maior para disfunção sexual em mulheres com dor pélvica crônica. Além disso, em virtude de lesões dos nervos pélvicos ou inflamações e fibroses causadas por procedimentos cirúrgicos, mulheres que foram submetidas à cirurgia pélvica possuem 1,6 vez mais risco de apresentarem disfunção sexual.[67]

Função da musculatura do assoalho pélvico

A função da musculatura do assoalho pélvico pode ser considerada um fator preditivo para a incontinência urinária de esforço em mulheres primíparas após o parto vaginal. O ponto de corte de 35 cmH$_2$O, determinado por meio da avaliação de uma contração voluntária máxima, utilizando o manômetro Peritron, foi classificado como fator principal para a ocorrência de sintomas urinários em mulheres primíparas no pós-parto. De acordo com os resultados do estudo, 96% das mulheres com um valor superior a 35 cmH$_2$O durante a avaliação não apresentavam incontinência urinária de esforço.[86]

Pesquisadores de Amsterdam avaliaram 519 mulheres por meio da manometria anorretal e endossonografia anorretal e encontraram associação entre os sintomas e algumas variáveis, como idade, frequência para evacuar, fezes líquidas, incontinência urinária e número de partos vaginais. Por meio de uma análise de regressão, os autores também concluíram que as mulheres com incontinência fecal que relataram evacuar fezes líquidas apresentaram menores valores de pressão basal máxima e de pressão basal de compressão (avaliadas por manometria anorretal), além de menor comprimento de esfíncter, capacidade retal reduzida e defeitos do esfíncter anal.[87] Em outro estudo prospectivo com pacientes, o risco de incontinência fecal foi 1,1 vez maior com o aumento da idade; 1 vez maior de acordo com a diminuição da pressão de repouso; 1,1 vez maior com o aumento do volume para a primeira sensação; e 1 vez maior com a diminuição do volume de urgência. Na comparação com indivíduos saudáveis, os riscos de constipação foram 8,8 vezes maiores para mulheres e 1,1 vez maior com o aumento do volume para a primeira sensação. De acordo com os autores, a incontinência fecal é multifatorial; quanto maior a idade, menor é o canal anal. Além disso, a pressão de repouso e a alteração da sensação retal aumentam o risco de incontinência.[88]

Autoeficácia e adesão ao tratamento

O tratamento fisioterapêutico de disfunções da musculatura do assoalho pélvico apresenta menos efeitos colaterais e complicações quando comparado ao tratamento cirúrgico. Entretanto, mulheres que não tiveram melhora dos sintomas após completarem o tratamento fisioterapêutico podem se sentir frustradas com o resultado.[89] Por isso, predizer a eficácia do tratamento fisioterapêutico pode auxiliar o profissional durante a aplicação de técnicas conservadoras, de acordo com as práticas baseadas em evidências, considerando a perspectiva da paciente em relação ao tratamento, a autoeficácia e a adesão à terapia.

Um estudo concluiu que a autoeficácia é preditora da adesão ao tratamento fisioterapêutico de sintomas urinários. Os autores reportaram uma associação entre o aumento de 1 unidade na escala utilizada para avaliar a autoeficácia e o aumento de 0,11 vez na aderência das participantes.[90]

Uma pesquisa constatou que a severidade de sintomas urinários (mensurada pelo *International Consultation on Incontinence Questionnaire – Short Form*

[ICIQ-UI-SF]) e a altura do colo da bexiga (mensurada por meio do ultrassom transperineal) são preditores da cura dos sintomas urinários em mulheres que realizam o treinamento dos músculos do assoalho pélvico.[91] Por outro lado, outro estudo reportou a associação de três variáveis independentes (duas ou mais perdas de urina por dia antes de iniciar o tratamento, uso contínuo de medicamentos psicotrópicos e resultado positivo ao teste da tosse durante o exame físico) com a diminuição da eficácia do treinamento dos músculos do assoalho pélvico durante o tratamento da incontinência urinária de esforço.[92]

De forma similar, uma pesquisa concluiu que a adesão ao tratamento diminuiu a frequência de perda urinária em 1,8 vez, além de apresentar melhora no domínio mental, no questionário de qualidade de vida. Os autores ainda observaram que as mulheres que apresentam menor força nos músculos do assoalho pélvico no início do tratamento possuem maior chance de abandonar o tratamento (risco 2,1 vezes maior) após 3 meses do início do protocolo de intervenção. Os autores concluíram que a dificuldade de lembrar de realizar o treinamento dos músculos do assoalho pélvico foi preditiva para a adesão ao tratamento em 0,2 vez.[93]

Considerações finais

A avaliação de fatores preditivos demonstra a importância de investigar e incorporar intervenções direcionadas principalmente para fatores de risco modificáveis, com ênfase na educação da paciente, com o intuito de aprimorar medidas de autocontrole e autoeficácia que podem incentivar mudanças comportamentais e dos hábitos de vida.

Apesar de outros fatores prognósticos e preditivos serem apontados na literatura, a escassez de estudos científicos que comprovem a associação entre os fatores e os sintomas de disfunções da musculatura do assoalho pélvico torna-se um impeditivo para concluir sua real relação. Entretanto, é necessário instigar clínicos e pesquisadores a analisarem esses fatores durante a avaliação de seus pacientes.

A assistência multiprofissional em saúde pode beneficiar mulheres que apresentam fatores de risco modificáveis, assim como auxiliar o tratamento de desordens psicológicas e nutricionais, o aumento do nível de atividade física e o controle de doenças crônicas não transmissíveis.[2]

Referências bibliográficas

1. Ruberg SJ, Shen L. Personalized medicine: four perspectives of tailored medicine. Stat Biopharm Res. 2015;7:214-229.
2. Hendriks EJM, Kessels AGH, de Vet HCW, Bernanrds ATM, de Bie RA. Prognostic indicators of poor short-term outcome of physiotherapy intervention in women with stress urinary incontinence. Neurourol Urodyn. 2010;29(3):336-343.

3. Whitcomb EL, Rortveit G, Brown JS, Creasman JM, Thom DH, van den Eeden SK et al. Racial differences in pelvic organ prolapse. Obstet Gynecol. 2009;114(6):1271-1277.

4. Komesu YM, Schrader RM, Ketai LH, Rogers RG, Dunivan GC. Epidemiology of mixed, stress & urgency urinary incontinence in mid-aged/older women: importance of incontinence history. Int Urogynecol J. 2016;27(5):763-772.

5. Danforth KN, Townsend MK, Lifford K, Curhan GC, Resnick NM, Grodstein F. Risk factors for urinary incontinence among middle-aged women. Am J Obstet Gynecol. 2006;194(2):339-345.

6. Nygaard I, Barber MD, Burgio KL, Kenton K, Meikle S, Schaffer J et al. Prevalence of symptomatic pelvic floor disorders in US women. JAMA. 2008;300(11):1311-1316.

7. Waetjen LE, Xing G, Johnson WO, Melnikow J, Gold EB; Study of Women's Health Across the Nation (SWAN). Factors associated with seeking treatment for urinary incontinence during the menopausal transition. Obstet Gynecol. 2015;125(5):1071-1079.

8. Maserejian NN, Chen S, Chiu GR, Araujo AB, Kupelian V, Hall SA et al. Treatment status and progression or regression of lower urinary tract symptoms among adults in a general population sample. J Urol. 2014;191(1):107-113.

9. Swift S, Woodman P, O'Boyle A, Kahn M, Valley M, Bland D et al. Pelvic Organ Support Study (POSST): the distribution, clinical definition, and epidemiologic condition of pelvic organ support defects. Am J Obstet Gynecol. 2005;192(3):795-806.

10. Fenner DE, Trowbridge ER, Patel DL, Fultz NH, Miller JM, Howard D et al. Establishing the Prevalence of Incontinence (EPI) study: racial differences in women's patterns of urinary incontinence. J Urol. 2008;179(4):1455-1460.

11. Hagan KA, Erekson E, Austin A, Minassian VA, Townsend M, Bynum JPW et al. A prospective study of the natural history of urinary incontinence in women. Am J Obstet Gynecol. 2018;218(5):502.e1-502.e8.

12. Kang H-W, Jung H-K, Kwon K-J, Song E-U, Choi J-Y, Kim S-E et al. Prevalence and predictive factors of fecal incontinence. J Neurogastroenterol Motil. 2012;18(1):86-93.

13. Horng S-S, Chou Y-J, Huang N, Fang Y-T, Chou P. Fecal incontinence epidemiology and help seeking among older people in Taiwan: FI Epidemiology and Help Seeking. Neurourol Urodyn. 2014;33(7):1153-1158.

14. Safarinejad MR. Female sexual dysfunction in a population-based study in Iran: prevalence and associated risk factors. Int J Impot Res. 2006;18(4):382-395.

15. Ishak IH, Low W-Y, Othman S. Prevalence, risk factors, and predictors of female sexual dysfunction in a primary care setting: a survey finding. J Sex Med. 2010;7(9):3080-3087.

16. Aslan E, Beji NK, Gungor I, Kadioglu A, Dikencik BK. Prevalence and risk factors for low sexual function in women: a study of 1,009 women in an outpatient clinic of a university hospital in Istanbul. J Sex Med. 2008;5(9):2044-2052.

17. Lammers K, Lince SL, Spath MA, van Kempen LCLT, Hendriks JCM, Vierhout ME et al. Pelvic organ prolapse and collagen-associated disorders. Int Urogynecol J. 2012;23(3):313-319.

18. Li L, Sun Z, Chen J, Zhang Y, Shi H, Zhu L. Genetic polymorphisms in collagen-related genes are associated with pelvic organ prolapse. Menopause. 2020;27(2):223-229.

19. Ward RM, Velez Edwards DR, Edwards T, Giri A, Jerome RN, Wu JM. Genetic epidemiology of pelvic organ prolapse: a systematic review. Am J Obstet Gynecol. 2014;211(4):326-335.

20. Cartwright R, Mangera A, Tikkinen KAO, Rajan P, Pesonen J, Kirby A et al. Systematic review and meta-analysis of candidate gene association studies of lower urinary tract symptoms in men. Eur Urol. 2014;66(4):752-768.

21. Hunskaar S. A systematic review of overweight and obesity as risk factors and targets for clinical intervention for urinary incontinence in women. Neurourol Urodyn. 2008;27(8):749-757.

22. Greer WJ, Richter HE, Bartolucci AA, Burgio KL. Obesity and pelvic floor disorders: a review of the literature. Obstet Gynecol. 2008;112(2 Pt 1):341-349.

23. Gyhagen M, Bullarbo M, Nielsen T, Milsom I. Prevalence and risk factors for pelvic organ prolapse 20 years after childbirth: a national cohort study in singleton primiparae after vaginal or caesarean delivery: pelvic organ prolapse 20 years after childbirth. BJOG. 2013;120(2):152-160.

24. Myers DL, Sung VW, Richter HE, Creasman J, Subak LL. Prolapse symptoms in overweight and obese women before and after weight loss. Female Pelvic Med Reconstr Surg. 2012;1(1):55-59.

25. Pomian A, Lisik W, Kosieradzki M, Barcz E. Obesity and pelvic floor disorders: a review of the literature. Med Sci Monit. 2016;22:1880-1886.
26. Hallock JL, Handa VL. The epidemiology of pelvic floor disorders and childbirth: an update. Obstet Gynecol Clin North Am. 2016;43(1):1-13.
27. Kudish BI, Iglesia CB, Sokol RJ, Cochrane B, Richter HE, Larson J et al. Effect of weight change on natural history of pelvic organ prolapse. Obstet Gynecol. 2009;113(1):81-88.
28. Hendrix SL, Clark A, Nygaard I, Aragaki A, Barnabei V, McTiernan A. Pelvic organ prolapse in the Women's Health Initiative: gravity and gravidity. Am J Obstet Gynecol. 2002;186(6):1160-1166.
29. Washington BB, Erekson EA, Kassis NC, Myers DL. The association between obesity and stage II or greater prolapse. Am J Obstet Gynecol. 2010;202(5):503.e1-503.e4.
30. Fornell EU, Wingren G, KjØlhede P. Factors associated with pelvic floor dysfunction with emphasis on urinary and fecal incontinence and genital prolapse: an epidemiological study. Acta Obstetr Gynecol Scand. 2004;83:383-389.
31. Cuicchi D, Lombardi R, Cariani S, Leuratti L, Lecce F, Cola B. Clinical and instrumental evaluation of pelvic floor disorders before and after bariatric surgery in obese women. Surg Obes Relat Dis. 2013;9(1):69-75.
32. Handa VL, Pierce CB, Muñoz A, Blomquist JL. Longitudinal changes in overactive bladder and stress incontinence among parous women: longitudinal changes in urinary symptoms. Neurourol Urodyn. 2015;34(4):356-361.
33. Ashton-Miller JA, DeLancey JOL. Functional anatomy of the female pelvic floor. Ann N Y Acad Sci. 2007;1101:266-296.
34. Osborn DJ, Strain M, Gomelsky A, Rothschild J, Dmochowski R. Obesity and female stress urinary incontinence. Urology. 2013;82(4):759-763.
35. Lamerton TJ, Torquati L, Brown WJ. Overweight and obesity as major, modifiable risk factors for urinary incontinence in young to mid-aged women: a systematic review and meta-analysis: obesity and urinary incontinence in women. Obesity Rev. 2018;19(12):1735-1745.
36. Kuh D, Cardozo L, Hardy R. Urinary incontinence in middle aged women: childhood enuresis and other lifetime risk factors in a British prospective cohort. J Epidemiol Community Health. 1999;53(8):453-458.
37. Townsend MK, Danforth KN, Rosner B, Curhan GC, Resnick NM, Grodstein F. Body mass index, weight gain, and incident urinary incontinence in middle-aged women. Obstet Gynecol. 2007;110(2 Pt 1):346-353.
38. Subak LL, King WC, Belle SH, Chen J-Y, Courcoulas AP, Ebel FE et al. Urinary incontinence before and after bariatric surgery. JAMA Intern Med. 2015;175(8):1378-1387.
39. Palleschi G, Pastore AL, Rizzello M, Cavallaro G, Silecchia G, Carbone A. Laparoscopic sleeve gastrectomy effects on overactive bladder symptoms. J Surg Res. 2015;196(2):307-312.
40. Burgio KL, Richter HE, Clements RH, Redden DT, Goode PS. Changes in urinary and fecal incontinence symptoms with weight loss surgery in morbidly obese women. Obstet Gynecol. 2007;110(5):1034-1040.
41. Subak LL, Franklin F, West DS, Franklin F, Vittinghoff E, Creasman JM et al. Weight loss to treat urinary incontinence in overweight and obese women. N Engl J Med. 2009;360(5):481-490.
42. de Oliveira MCE, de Oliveira de Lima VC, Pegado R, Silva Filho EM, Fayh APT, Micussi MT. Comparison of pelvic floor muscle training isolated and associated with weight loss: a randomized controlled trial. Arch Gynecol Obstet. 2019;300(5):1343-1351.
43. Bø K, Nygaard IE. Is physical activity good or bad for the female pelvic floor? A narrative review. Sports Med 2020;50:471-484.
44. Braekken I, Majida M, Ellström Engh M, Holme IM, Bø K. Pelvic floor function is independently associated with pelvic organ prolapse: factors associated with pelvic organ prolapse. BJOG. 2009;116(13):1706-1714.
45. Nygaard IE, Shaw JM, Bardsley T, Egger MJ. Lifetime physical activity and pelvic organ prolapse in middle-aged women. Am J Obstet Gynecol. 2014;210(5):477.e1-477.e12.
46. Ali-Ross N, Smith A, Hosker G. The effect of physical activity on pelvic organ prolapse. BJOG. 2009;116:824-828.
47. Middlekauff ML, Egger MJ, Nygaard IE, Shaw JM. The impact of acute and chronic strenuous exercise on pelvic floor muscle strength and support in nulliparous healthy women. Am J Obstet Gynecol. 2016;215(3):316.e1-316.e7.
48. Devore EE, Minassian VA, Grodstein F. Factors associated with persistent urinary incontinence. Am J Obstet Gynecol. 2013;209(2):145.e1-145.e6.

49. Morrisroe SN, Rodriguez LV, Wang P-C, Smith AL, Trejo L, Sarskisian CA. Correlates of 1-year incidence of urinary incontinence in latino seniors enrolled in a community-based physical activity trial. J Am Geriatr Soc. 2014;62(4):740-746.

50. Townsend MK, Danforth KN, Rosner B, Curhan G, Resnick NM, Grodstein F. Physical activity and incident urinary incontinence in middle-aged women. J Urol. 2008;179(3):1012-1017.

51. Nygaard IE. Does prolonged high-impact activity contribute to later urinary incontinence? A retrospective cohort study of female Olympians. Obstet Gynecol. 1997;90(5):718-722.

52. Bø K, Sundgot-Borgen J. Are former female elite athletes more likely to experience urinary incontinence later in life than non-athletes? Scand J Med Sci Sports. 2010;20(1):100-104.

53. Teixeira RV, Colla C, Sbruzzi G, Mallmann A, Paiva LL. Prevalence of urinary incontinence in female athletes: a systematic review with meta-analysis. Int Urogynecol J. 2018;29(12):1717-1725.

54. Lourenco TRM, Matsuoka PK, Baracat EC, Haddad JM. Urinary incontinence in female athletes: a systematic review. Int Urogynecol J. 2018;29(12):1757-1763.

55. Nygaard IE, Shaw JM, Bardsley T, Egger MJ. Lifetime physical activity and female stress urinary incontinence. Am J Obstet Gynecol. 2015;213(1):40.e1-40.e10.

56. Handa VL, Blomquist JL, Knoepp LR, Hoskey KA, McDermott KC, Muñoz AI. Pelvic floor disorders 5-10 years after vaginal or cesarean childbirth. Obstet Gynecol. 2011;118(4):777-784.

57. Quiroz LH, Muñoz A, Shippey SH, Gutman RE, Handa VL. Vaginal parity and pelvic organ prolapse. J Reprod Med. 2010;55(3-4):93-98.

58. Blomquist JL, Muñoz A, Carroll M, Handa VL. Association of delivery mode with pelvic floor disorders after childbirth. JAMA. 2018;320(23):2438-2447.

59. Driusso P, Beleza ACS, Mira DM, Sato TO, Cavalli RC, Ferreira CHJ et al. Are there differences in short-term pelvic floor muscle function after cesarean section or vaginal delivery in primiparous women? A systematic review with meta-analysis. Int Urogynecol J. 2020;31(8):1497-1506.

60. Gyhagen M, Bullarbo M, Nielsen T, Milsom I. A comparison of the long-term consequences of vaginal delivery versus caesarean section on the prevalence, severity and bothersomeness of urinary incontinence subtypes: a national cohort study in primiparous women. BJOG. 2013;120(12):1548-1555.

61. Tähtinen RM, Cartwright R, Tsui JF, Aaltonen R, Aoki Y, Cárdenas JL et al. Long-term impact of mode of delivery on stress urinary incontinence and urgency urinary incontinence: a systematic review and meta-analysis. Eur Urol. 2016;70(1):148-158.

62. Burgio KL, Borello-France D, Richter HE, Fitzgerald MP, Whitehead W, Handa VL et al. Risk factors for fecal and urinary incontinence after childbirth: the childbirth and pelvic symptoms study. Am J Gastroenterol. 2007;102(9):1998-2004.

63. Sensoy N, Dogan N, Ozek B, Karaaslan L. Urinary incontinence in women: prevalence rates, risk factors and impact on quality of life. Pak J Med Sci. 2013;29(3):818-822.

64. Rahn DD, Carberry C, Sanses TV, Mamik MM, Ward RM, Meriwether KV et al. Vaginal estrogen for genitourinary syndrome of menopause. Obstet Gynecol. 2014;124(6):1147-1156.

65. Johannessen HH, Stafne SN, Falk RS, Stordahl A, Wibe A, Mørkved S. Prevalence and predictors of double incontinence 1 year after first delivery. Int Urogynecol J. 2018;29(10):1529-1535.

66. Omodei MS, Delmanto LRMG, Carvalho-Pessoa E, Schmitt EB, Nahas GP, Nahas EAN et al. Association between pelvic floor muscle strength and sexual function in postmenopausal women. The Journal of Sexual Medicine. 2019;16(12):1938-1946.

67. Lou W-J, Chen B, Zhu L, Han S-M, Xu T, Lang J-H et al. Prevalence and factors associated with female sexual dysfunction in Beijing, China. Chin Med J (Engl). 2017;130(12):1389-1394.

68. Fuentealba-Torres M, Cartagena-Ramos D, Fronteira I, Lara LA, Arroyo LH, Arcoverde MAM et al. What are the prevalence and factors associated with sexual dysfunction in breastfeeding women? A Brazilian cross-sectional analytical study. BMJ Open. 2019;9(4):e025833.

69. Guendler JA, Katz L, Flamini MEDM, Lemos A. Prevalence of sexual dysfunctions and their associated factors in pregnant women in an outpatient prenatal care clinic. Rev Bras Ginecol Obstet. 2019;41(9):555-563.

70. Gökyildiz Ş, Beji NK. The effects of pregnancy on sexual life. J Sex Marital Ther. 2005;31(3):201-215.

71. Afshar M, Mohammad-Alizadeh-Charandabi S, Merghti-Khoei E-S, Yavarikia P. The effect of sex education on the sexual function of women in the first half of pregnancy: a randomized controlled trial. J Caring Sci. 2012;1(4):173-181.

72. Altman D, Falconer C, Cnattingius S, Granath F. Pelvic organ prolapse surgery following hysterectomy on benign indications. Am J Obstet Gynecol. 2008;198(5):572.e1-572.e6.

73. Bohlin KS, Ankardal M, Nüssler E, Lindkvist H, Milsom I. Factors influencing the outcome of surgery for pelvic organ prolapse. Int Urogynecol J. 2018;29(1):81-89.

74. Lince SL, van Kempen LC, Vierhout ME, Kluivers KB. A systematic review of clinical studies on hereditary factors in pelvic organ prolapse. Int Urogynecol J. 2012;23(10):1327-1336.

75. Troko J, Bach F, Toozs-Hobson P. Predicting urinary incontinence in women in later life: a systematic review. Maturitas. 2016;94:110-116.

76. Heydari F, Motaghed Z, Abbaszadeh S. Relationship between hysterectomy and severity of female stress urinary incontinence. Electron Physician. 2017;9(6):4678-4682.

77. de Tayrac R, Chevalier N, Chauveaud-Lambling A, Gervaise A, Fernandez H. Is vaginal hysterectomy a risk factor for urinary incontinence at long-term follow-up? Eur J Obst Gynecol Reprod Biol. 2007;130(2):258-261.

78. Miller J-JR, Botros SM, Beaumont JL, Aschkenazi SO, Gamble T, Sand P et al. Impact of hysterectomy on stress urinary incontinence: an identical twin study. Am J Obstet Gynecol. 2008;198(5): 565.e1-565.e4.

79. Crafoord K, Sydsjö A, Johansson T, Brynhildsen J, Kjølhede P. Factors associated with symptoms of pelvic floor dysfunction six years after primary operation of genital prolapse. Acta Obstet Gynecol Scand. 2008;87(9):910-915.

80. Yeniel AÖ, Ergenoglu AM, Askar N, Itil IM, Meseri R. How do delivery mode and parity affect pelvic organ prolapse? Acta Obstet Gynecol Scand. 2013;92(7):847-851.

81. Vergeldt TFM, Weemhoff M, IntHout J, Kluivers K. Risk factors for pelvic organ prolapse and its recurrence: a systematic review. Int Urogynecol J. 2015;26(11):1559-1573.

82. Mishra GD, Cardozo L, Kuh D. Menopausal transition and the risk of urinary incontinence: results from a British prospective cohort. BJU Int. 2010;106(8):1170-1175.

83. Palacios S, Castelo-Branco C, Currie H, Mijatovic V, Nappi RE, Simon J et al. Update on management of genitourinary syndrome of menopause: a practical guide. Maturitas. 2015;82(3):308-313.

84. Nappi ProfRE, Cucinella L, Martella S, Rossi M, Tiranini L, Martini E. Female sexual dysfunction (FSD): prevalence and impact on quality of life (QoL). Maturitas. 2016;94:87-91.

85. Townsend MK, Resnick NM, Grodstein F. Caffeine intake and risk of urinary incontinence progression among women. Obstet Gynecol. 2012;119(5):950-957.

86. Baracho SM, da Silva LB, Baracho E, Silva Filho AL, Sampaio RF, Figueiredo EM. Pelvic floor muscle strength predicts stress urinary incontinence in primiparous women after vaginal delivery. Int Urogynecol J. 2012;23(7):899-906.

87. Lam TJ, Kuik DJ, Felt-Bersma RJF. Anorectal function evaluation and predictive factors for faecal incontinence in 600 patients: anorectal function evaluation and predictive factors. Colorectal Dis. 2012;14(2):214-223.

88. Ciriza-de-los-Ríos C, Ruiz-de-León-San-Juan A, García MDR, Tomás-Moros E, García-Durán F, Muñoz-Yagüe T et al. Differences in the pressures of canal anal and rectal sensitivity in patients with fecal incontinence, chronic constipation and healthy subjects. Rev Esp Enferm Dig. 2010;102(12):683-690.

89. Ashworth P, Hagan M. Some social consequences of non-compliance with pelvic floor exercises. Physiotherapy. 1993;7(10):465-471.

90. Sacomori C, Berghmans B, de Bie R, Mesters I, Cardoso FLI. Predictors for adherence to a home-based pelvic floor muscle exercise program for treating female urinary incontinence in Brazil. Physiotherapy Theory and Practice. 2020;36(1):186-195.

91. Brooks KCL, Varette K, Harvey M-A, Robert M, Brison RJ, Day A et al. A model identifying characteristics predictive of successful pelvic floor muscle training outcomes among women with stress urinary incontinence. Int Urogynecol J. 2021;32(3):719-728.

92. Cammu H, Van Nylen M, Blockeel C, Kaufman L, Amy J-J. Who will benefit from pelvic floor muscle training for stress urinary incontinence? Am J Obst Gynecol. 2004;191(4):1152-1157.

93. Borello-France D, Burgio KL, Goode PS, Ye W, Weidner AC, Lukacz ES et al. Adherence to behavioral interventions for stress incontinence: rates, barriers, and predictors. Phys Ther. 2013;93(6):757-773.

Avaliação da musculatura do assoalho pélvico por telefisioterapia

Jéssica Cordeiro Rodrigues
Raissa Fernanda de Oliveira

Introdução

A Organização Mundial da Saúde (OMS) declarou, em 11 de março de 2020, a pandemia do novo coronavírus, denominado SARS-CoV-2.[1] Como medida de enfrentamento ao covid-19, doença causada por esse vírus, o Conselho Federal de Fisioterapia e Terapia Ocupacional (COFFITO) regulamentou a teleconsulta, o telemonitoramento e a teleconsultoria por meio da Resolução n. 516, de 20 de março de 2020.[2]

A implementação da telefisioterapia ocorreu, a princípio, para auxiliar o fisioterapeuta na assistência remota de indivíduos em processo de reabilitação motora e que habitassem lugares de difícil acesso ou regiões sem profissionais da área.[3]

Entretanto, dadas as circunstâncias da pandemia, a telefisioterapia teve como objetivo diminuir/impedir a propagação e a transmissão do vírus, viabilizando a adoção de medidas de isolamento social necessárias à época[2] e tornando o acompanhamento a distância uma opção para a manutenção do cuidado em saúde.[4]

A telefisioterapia pode ser utilizada de forma síncrona ou assíncrona, isto é, realizada em tempo real ou não, por meio da gravação de áudios e/ou vídeos pelo fisioterapeuta, para que o paciente possa realizar as orientações no momento mais conveniente.[2] Nessas duas configurações de atendimento, os dispositivos eletrônicos (telefone celular, *tablet* e/ou computador) são ferramentas imprescindíveis para viabilizar a assistência fisioterapêutica do paciente.[5]

É importante ressaltar que o acompanhamento por meio digital trouxe uma série de vantagens para os profissionais e pacientes. Os benefícios são vários: acesso à saúde ampliado, agilidade para o agendamento e o atendimento, redução dos custos de saúde, incentivo à independência e à autonomia do paciente, estímulo para o fisioterapeuta trabalhar de maneira inovadora, entre outros.[6]

No entanto, a modalidade de acompanhamento terapêutico a distância permanece alvo de constantes discussões, especialmente no que concerne à privacidade e à proteção de dados pessoais.[7] Destaca-se o sigilo do conteúdo exposto pelo paciente durante a assistência fisioterapêutica como uma obrigação ética em qualquer meio de comunicação, exceto quando o paciente autorizar sua divulgação.[8]

É importante estar ciente do risco ao eleger a plataforma para o atendimento. Também é necessário levar em consideração a facilidade de acesso, tanto do paciente como do fisioterapeuta, a familiaridade com a ferramenta e a capacidade de entender os recursos disponíveis, dadas as restrições tecnológicas para a obtenção de alguns meios de comunicação.[7,9]

Além disso, o acompanhamento fisioterapêutico a distância também expressa outras desvantagens, como o impedimento de uma avaliação física apropriada do paciente, a inviabilidade de elaboração de um diagnóstico fisioterapêutico completo e o risco de realizar procedimentos e/ou orientações sem uma avaliação ou diagnóstico preciso.[10]

Esses importantes aspectos acerca dos benefícios e das limitações demonstram a ausência de respostas esclarecedoras sobre a implementação, eficácia e limites éticos e legais do atendimento fisioterapêutico a distância.

Diante do exposto, o capítulo tratará da avaliação da musculatura do assoalho pélvico por meio da telefisioterapia. A seguir, serão apresentados os procedimentos para a realização da avaliação fisioterapêutica da musculatura do assoalho pélvico a distância, assim como as implicações éticas e legais a respeito dessa modalidade de atendimento.

É necessário ressaltar que, independentemente do tipo de atendimento, a avaliação e o tratamento fisioterapêuticos devem ser pautados por evidências científicas, pela experiência clínica do profissional e pela escolha informada da paciente.[11]

Avaliação da musculatura do assoalho pélvico por telefisioterapia

A Associação Brasileira de Fisioterapia na Saúde da Mulher (ABRAFISM) publicou documentos[12,13] com orientações sobre a telefisioterapia em saúde da mulher durante a pandemia da covid-19, nos quais preconiza que a realização do acompanhamento fisioterapêutico a distância deverá ser analisada conforme as condições físicas, sociais e emocionais do paciente.[14]

A avaliação da mulher com disfunção da musculatura do assoalho pélvico por telefisioterapia deve englobar a anamnese e o exame físico.[12] A anamnese ajudará o fisioterapeuta a planejar e a implementar a sua assistência. Nela, devem constar os dados pessoais do paciente, a queixa principal, a história ginecológica e obstétrica, os hábitos miccionais e fecais, os hábitos alimentares e a atividade sexual.[15]

O uso de questionários simplificados e específicos também é recomendado para auxiliar o fisioterapeuta na investigação de sinais e sintomas das disfunções do assoalho pélvico. Escalas de dor, satisfação e percepção global podem ser aplicadas durante o atendimento, a fim de acompanhar a eficácia da conduta fisioterapêutica escolhida.[12]

O exame físico irá apontar as condições de saúde geral da paciente para o fisioterapeuta. No acompanhamento fisioterapêutico a distância, para o exame físico, é recomendado realizar a aferição dos sinais vitais (temperatura, pressão arterial, frequência cardíaca e frequência respiratória), levando-se em consideração a disponibilidade de recursos que a paciente possui para o automonitoramento. O resultado e o acompanhamento dessas medidas devem ser ponderados conforme a escolha dos exercícios terapêuticos.[12]

A avaliação postural e os testes específicos podem ser realizados por vídeo ou por foto. A paciente deve ser orientada a utilizar roupas que permitam a visualização das estruturas anatômicas, em um ambiente iluminado e com bom posicionamento da câmera. O uso de roupas largas e com muitas estampas, a falta de iluminação e uma baixa qualidade das imagens podem prejudicar a avaliação fisioterapêutica.[14,16]

Caso o profissional tenha necessidade de adquirir fotos ou gravar vídeos do exame físico, a paciente deve ser comunicada. A imagem deve ser tratada e/ou editada para que a identidade da mulher seja preservada, na hipótese de vazamento ou compartilhamento de dados.[16] É possível pedir à paciente a concessão desse conteúdo por meio do termo de consentimento livre e esclarecido, como garantia de segurança para o fisioterapeuta. Nesse documento, todos os procedimentos de avaliação e/ou tratamento da musculatura do assoalho pélvico devem estar detalhados.

Não é recomendado solicitar fotos ou vídeos da região genital para a avaliação funcional da musculatura do assoalho pélvico, tampouco das mamas. O fisioterapeuta pode instruir a paciente sobre como realizar a inspeção e a palpação dessa área em local privativo, longe da câmera. No entanto, o relato da paciente durante a autopalpação deverá ser considerado com cautela, mesmo sob a orientação do fisioterapeuta responsável.[16]

Evidências apontam que há baixa concordância entre o exame realizado pelo fisioterapeuta e a autopalpação realizada pelas mulheres na avaliação da função dos músculos do assoalho pélvico por meio da escala modificada de Oxford.[17] Justifica-se, portanto, a importância de a inspeção e a palpação vaginal serem realizadas preferencialmente pelo fisioterapeuta, de modo presencial.[16]

Por fim, é importante enfatizar a obrigatoriedade do registro em prontuário das atividades assistenciais prestadas pelo fisioterapeuta à paciente por telefisioterapia.

A descrição da evolução do estado de saúde, o tratamento realizado em cada atendimento e as intercorrências são alguns exemplos de informações que devem constar no prontuário.[8]

A síntese das recomendações da avaliação fisioterapêutica da musculatura do assoalho pélvico por telefisioterapia está exposta no Quadro 1.

Quadro 1 Recomendações para a avaliação da musculatura do assoalho pélvico por telefisioterapia.

Momento	O que fazer
Entrevista inicial	Uso de questionários simplificados e específicos[12] Anamnese detalhada[15]
Exame físico	Aferição dos sinais vitais, levando em consideração os recursos que a paciente dispõe[14,15] Avaliação física por foto/vídeo em local bem iluminado e privativo[12,16] O armazenamento de fotos e vídeos deve ter o consentimento da paciente por escrito, e o material deve ser editado, a fim de preservar a identidade da paciente[16]
Avaliação da musculatura do assoalho pélvico	Não é recomendado solicitar fotos e vídeos da região genital[16] A autopalpação pode ser orientada, para que a paciente a realize longe das câmeras, em um local com privacidade[16] Os resultados da autopalpação devem ser considerados com cautela[16]
Conduta profissional	Solicitar termo de consentimento, com descrição da avaliação e/ou do tratamento da musculatura do assoalho pélvico[8] Registro das atividades em prontuário (estado físico geral, conduta e intercorrências)[8]

Ética e proteção de dados

O atendimento na área de Fisioterapia em Saúde da Mulher é singular, principalmente pela possibilidade de exposição da região genital, quando necessário. O fisioterapeuta deve estar atento quanto às suas condutas, com a finalidade de garantir a privacidade e os direitos da paciente. Mesmo nos atendimentos a distância, é necessário observar o Código de Ética e Deontologia da Fisioterapia e as demais normas do COFFITO.

O artigo 32 do Código de Ética e Deontologia da Fisioterapia[8] proíbe o fisioterapeuta de:

I – revelar, sem justa causa, fato sigiloso de que tenha conhecimento em razão do exercício de sua profissão;

II – negligenciar na orientação de seus colaboradores, quanto ao sigilo profissional;

III – fazer referência a casos clínicos identificáveis, exibir cliente/paciente/usuário ou sua imagem em anúncios profissionais ou na divulgação de assuntos fisioterapêuticos em qualquer meio de comunicação, salvo quando autorizado pelo cliente/paciente/ usuário ou seu responsável legal, observando a dignidade da profissão e do paciente.

§ Único – compreende-se como justa causa: demanda judicial ou qualquer previsão legal que determine a divulgação.

Os profissionais devem estar cientes da importância e da responsabilidade que têm sobre os dados pessoais das pacientes e da avaliação fisioterapêutica, sobretudo por meio digital. Assim, é necessário reforçar mecanismos para intensificar a segurança dessas informações.[2]

Se exercida de maneira ética e legal, a telefisioterapia não viola a relação fisioterapeuta-paciente. O acompanhamento a distância não objetiva substituir a prática fisioterapêutica presencial. Essa nova modalidade, na verdade, amplia as possibilidades de assistência em saúde, entendimento que deve ser difundido para preparar os fisioterapeutas para essa nova realidade.[5]

Além disso, uma revisão sistemática relativa à telessaúde na reabilitação da disfunção do assoalho pélvico feminino aponta que, apesar da necessidade de mais estudos, o acompanhamento fisioterapêutico a distância promove a melhora da função da musculatura do assoalho pélvico, reduzindo o número de episódios de incontinência urinária e aumentando a qualidade de vida da população feminina.[18]

Considerações finais

O acompanhamento a distância, independentemente das medidas de enfrentamento da pandemia do novo coronavírus, permite ao fisioterapeuta realizar a assistência da paciente com a garantia de confidencialidade, privacidade e sigilo profissional, de maneira semelhante ao atendimento presencial. Além disso, o acompanhamento a distância também aumenta o acesso aos cuidados de saúde.

Referências bibliográficas

1. World Health Organization (WHO). Coronavirus disease pandemic [Internet]. Disponível em: https://www.who.int/emergencies/diseases/novel-coronavirus-2019. Acesso em: 03 jul. 2022.
2. Conselho Federal de Fisioterapia e Terapia Ocupacional (COFFITO). Resolução n. 516, de 20 de março de 2020. Teleconsulta, telemonitoramento e teleconsultoria. Diário Oficial da União, 12 jun. 2020. Disponível em: https://www.coffito.gov.br/nsite/?p=15825. Acesso em: 03 jul. 2022.
3. Cuervo MC, Olaya AFR, Salamanca RMG. Biomechanical motion capture methods focused on tele-physiotherapy. IEEE Expert. 2013;1(1):1-6.
4. Rayburn WF. The role of telemedicine in improving women's health care. Obstet Gynecol Clin North Am. 2020;47(2):xiii-xiv.

5. Prvu Bettger J, Thoumi A, Marquevich V, de Groote W, Rizzo Battistella L, Imamura M et al. Covid-19: main-taining essential rehabilitation services across the care continuum. BMJ Global Health. 2020;5(5):e002670.
6. Dantas LO, Barreto RPG, Ferreira CHJ. Digital physical therapy in the COVID-19 pandemic. Braz J Phys Ther. 2020;24(5):381-383.
7. Scott Kruse C, Karem P, Shifflett K, Vegi L, Ravi K, Brooks M. Evaluating barriers to adopting telemedicine worldwide: a systematic review. J Telemed Telecare. 2018;24(1):4-12.
8. Conselho Federal de Fisioterapia e Terapia Ocupacional (COFFITO). Resolução n. 424, de 08 de julho de 2013. Estabelece o Código de Ética e Deontologia da Fisioterapia. Diário Oficial da União, 01 ago. 2013; n. 147, seção 1. Disponível em: https://www.coffito.gov.br/nsite/?p=3187. Acesso em: 03 jul. 2022.
9. Peretti A, Amenta F, Tayebati SK, Nittari G, Mahdi SS. Telerehabilitation: review of the state-of-the-art and areas of application. JMIR Rehabil Assist Technol. 2017;4(2):e7.
10. Fioratti I, Fernandes LG, Reis FJ, Saragiotto BT. Strategies for a safe and assertive telerehabilitation practice. Braz J Phys Ther. 2021;25(2):113-116.
11. Silva TM, Costa LCM, Garcia AN, Costa LOP. What do physical therapists think about evidence-based practice? A systematic review. Man Therapy. 2015;20(3):388-401.
12. Associação Brasileira de Fisioterapia em Saúde da Mulher (ABRAFISM). Fisioterapia por meio digital/tele-consulta e telemonitoramento na fisioterapia em saúde da mulher e uro-proctologia. Disponível em: https://crefito7.gov.br/abrafism-publica-recomendacoes-sobre-fisioterapia-por-meio-digital-teleconsulta-e-tele-monitoramento/. Acesso em: 03 jul. 2022.
13. Ferreira CHJ, Driusso P, Haddad JM, Pereira SB, Fernandes ACNL, Porto D et al. A guide to physiotherapy in urogynecology for patient care during the COVID-19 pandemic. Int Urogynecol J. 2021;32(1):203-210.
14. McCue M, Fairman A, Pramuka M. Enhancing quality of life through telerehabilitation. Phys Med Rehabil Clin N Am. 2010;21(1):195-205.
15. Brasil. Ministério da Saúde. Protocolos de atenção básica: saúde das mulheres. 2016. Disponível em: https://bvsms.saude.gov.br/bvs/publicacoes/protocolos_atencao_basica_saude_mulheres.pdf. Acesso em: 03 jul. 2022.
16. Associação Brasileira de Fisioterapia em Saúde da Mulher (ABRAFISM). Recomendações da ABRAFISM sobre fisioterapia em uroginecologia e coloproctologia em tempos de Covid-19. 2020. Disponível em: https://www.febrasgo.org.br/images/2020-Recomendaes-ABRAFISM---Fisioterapia-em-uroginecologia-e-coloproctolo-gia-Covid-19.pdf. Acesso em: 03 jul. 2022.
17. Uechi N, Fernandes ACNL, Bø K, de Freitas LM, de la Ossa AMP, Bueno SM et al. Do women have an accurate perception of their pelvic floor muscle contraction? A cross-sectional study. Neurourol Urodyn. 2020;39(1):361-366.
18. da Mata KRU, Costa RCM, Carbone ESM, Gimenez MM, Bortolini MAT, Castro RA et al. Telehealth in the reha-bilitation of female pelvic floor dysfunction: a systematic literature review. Int Urogynecol J. 2021;32(2):249-259.